Maria-Anna Schoppmeyer

Anatomie und Physiologie

Maria-Anna Schoppmeyer

Anatomie und Physiologie

Prüfungswissen für Pflegeberufe

Gustav Fischer Verlag
Lübeck · Stuttgart · Jena · Ulm

Zuschriften und Kritiken an:
Gustav Fischer Verlag, Lektorat Pflege, Königstraße 10, D-23552 Lübeck

Wichtiger Hinweis

Die Erkenntnisse der Medizin unterliegen laufendem Wandel durch Forschung und klinische Erfahrungen. Die Autorin dieses Werkes hat große Sorgfalt darauf verwendet, daß die gemachten (therapeutischen) Angaben – insbesondere hinsichtlich Indikation, Dosierung und unerwünschten Wirkungen – dem derzeitigen Wissensstand entsprechen. Das entbindet den Benutzer aber nicht von der Verpflichtung, anhand der Beipackzettel zu verschreibender Präparate zu überprüfen, ob die dort gemachten Angaben von denen in diesem Buch abweichen, und seine Verordnung in eigener Verantwortung zu bestimmen.

Die Deutsche Bibliothek – CIP-Einheitsaufnahme

Schoppmeyer, Maria-Anna:
Anatomie und Physiologie : Prüfungswissen für Pflegeberufe / Maria-Anna Schoppmeyer. – 1. Aufl. – Lübeck ; Stuttgart ; Jena ; Ulm : G. Fischer, 1996
(Graue Reihe)
ISBN 3-437-45070-0

1. Auflage November 1996

Satz: SRP GmbH, Lübeck
Lektorat: Ulrike Hartmann, Lübeck
Layout & Gestaltung: Tanja Lange, Lübeck; Michael Gneiting, Lübeck
Grafik: Gerda Raichle, Ulm; Tanja Lange, Lübeck; Susanne Adler, Lübeck
Umschlag: Werner Spieß, SRP GmbH Ulm
Titelfoto: Bordis/Mauritius, Frankfurt
Druck: Druckhaus Schwaben, Heilbronn

Printed in Germany

Vorwort

Im vorliegenden Buch ist der Examensstoff der Physiologie und Anatomie in stark komprimierter, jedoch präziser und verständlicher Form dargestellt. Zu diesem Zweck habe ich mich am Lernzielkatalog des Landes Bayern für die Krankenpflegeausbildung orientiert, um so alle wichtigen Themengebiete zu erfassen. Um den – leider zu Unrecht – häufig als trocken und langweilig erscheinenden Stoff der Physiologie und Anatomie für die Krankenpflege lebendig werden zu lassen, sind an entsprechenden Stellen Pflegehinweise eingefügt. Weiterhin finden sich nach jedem Kapitel Übungsfragen, die eine Lernkontrolle ermöglichen. Für die rasche Wiederholung kurz vor dem Prüfungstermin dient die blau unterlegte Randleiste.

Danken möchte ich den Lektorinnen Frau Ulrike Hartmann und Frau Dr. Martina Steinröder für ihre Anregungen und Hilfe beim Schreiben dieses Kompendiums sowie allen weiteren Mitarbeitern des Gustav Fischer Verlages, die im Hintergrund an der Erstellung dieses Buches mitgewirkt haben.

Frau Tanja Lange, Herrn Michael Gneiting und Herrn Julian Chun von SRP GmbH Lübeck danke ich für die Gestaltung des Buches und die Bearbeitung der Abbildungen.

Ein besonderer Dank gilt meiner Familie, die mir immer mit Rat und Tat zur Seite gestanden hat.

Ich freue mich über jede Anregung von Seiten der Leser, ob Themen in einer nächsten Auflage ausführlicher oder weniger ausführlich dargestellt werden sollten oder vielleicht eine zusätzliche Abbildung das Verständnis erleichtert und über alle weiteren kritischen Hinweise.

Für die anstehenden Prüfungen wünsche ich allen Examenskandidaten gute Nerven (☞ 2.4), kein Herzflattern (☞ 11.3) oder gar Magenverstimmungen (☞ 7.2.1) und viel Erfolg.

Leipzig, im September 1996 — Dr. Maria-Anna Schoppmeyer

Wegweiser

Warum Sie mit diesem Buch effektiv lernen können

Alle Bände aus der Grauen Reihe werden speziell für die Vorbereitung auf das Krankenpflegeexamen und andere Prüfungen innerhalb der Ausbildung erstellt. Die Auswahl der Themen richtet sich nach der Ausbildungs- und Prüfungsverordnung für Krankenpflegeberufe. Neben der kurzen und übersichtlichen Darstellung des jeweiligen Faches haben wir gezielte Hilfen für das Lernen und Wiederholen erarbeitet:

- Die Sprache des Textes ist klar und leicht verständlich.
- Kurze Sätze und Stichworte in der Randleiste wiederholen wichtige Fakten und Definitionen aus dem Text.
- Zahlreiche Abbildungen erhöhen die Anschaulichkeit und das Verständnis von schwierigen Zusammenhängen.
- Übungsfragen am Ende der Abschnitte helfen Ihnen, das Verständnis des Gelesenen zu überprüfen.
  Die Antworten auf die Fragen finden Sie anhand der Ziffern (z.B. ❼) im Text.
- Hinweise auf pflegerische Handlungen und Beobachtungen stellen die Verbindung von der Krankheitslehre zur Pflegepraxis her.
- Wiederkehrende Symbole erleichtern die Orientierung im Text.

Die Symbole und ihre Bedeutung

hebt die Hinweise zur Pflege hervor

Merke Diese Kästen enthalten besonders wichtige Hinweise

!? kennzeichnet Übungsfragen am Ende der Kapitel

Das Lektorat Pflege wünscht allen zukünftigen Krankenschwestern und -pflegern viel Spaß und Erfolg beim Lernen der Grauen Reihe.

Abkürzungsverzeichnis

®	Handelsname
☞	siehe (Verweis)
↑	hoch, erhöht
↓	tief, erniedrigt
→	daraus folgt
ACTH	Adrenocorticotropes Hormon
ADH	Antidiuretisches Hormon
ASR	Achillessehnenreflex
ATP	Adenosintriphosphat
A.	Arteria
Aa.	Arteriae
BSR	Bizepssehnenreflex
C_n	Cervicales spinales Segment
DNS	Desoxyribonukleinsäure
ER	Endoplasmatisches Retikulum
FSH	Follikelstimulierendes Hormon
GFR	Glomeruläre Filtrationsrate
Gn-RH	Gonadotropin-releasing-Hormon
IH	inhibiting hormon
K^+	Kalium
LH	Luteinisierendes Hormon
L_n	Lumbales spinales Segment
M.	Musculus
Mm.	Musculi
mRNS	messenger Ribonukleinsäure
ms	Millisekunde
mV	Millivolt
Na^+	Natrium
N.	Nervus
Nn.	Nervi
NNR	Nebennierenrinde
O_2	chemisches Zeichen für Sauerstoff
pH	pondus Hydrogenii, Maß u. Potenz der Wasserstoffionenkonzentration
PSR	Patellarsehnenreflex
RH	releasing hormon
S_n	Sakrales spinales Segment
STH	Somatotropes Hormon
Th_n	Thorakales spinales Segment
TRH	Thyreotropin releasing Hormon
TSH	Thyroidea stimulierendes Hormon
T_3	Trijodthyronin
T_4	Thyroxin
TRS	Trizepssehnenreflex
UV	Ultraviolett
V.	Vena
Vv.	Venae
ZVD	Zentraler Venendruck

Inhaltsverzeichnis

1 Die Zelle

Zellen sind kleinste Bau- und Funktionseinheiten.

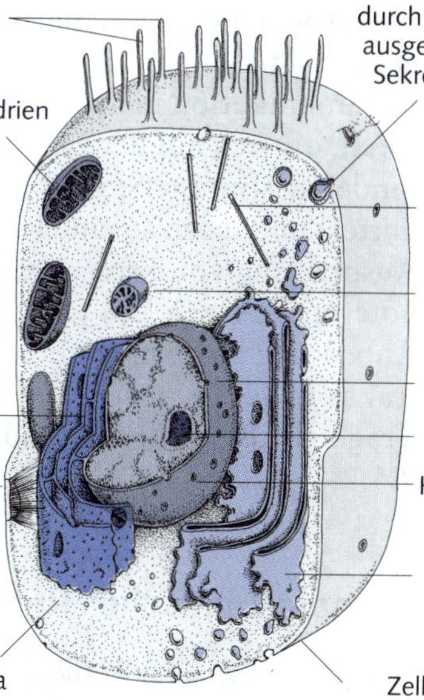

Abb. 1.1 Aufbau der Zelle

Alle Lebewesen bestehen aus Zellen.

Zellen sind die kleinsten Bau- und Funktionseinheiten des menschlichen Organismus. Abhängig von ihren Leistungen innerhalb eines Gewebeverbandes unterscheiden sie sich in Größe, Gestalt und Funktion.

Der prinzipielle Bauplan jeder Zelle ist jedoch einheitlich (Abb. 1.1).

1.1 Aufbau der Zelle

Zellorganellen:

- Endoplasmatisches Retikulum
- Ribosomen
- GOLGI-Apparat
- Mitochondrien
- Zentriolen.

❶ Jede Zelle ist von ihrer Umgebung durch eine Zellmembran *(Plasmalemm)* getrennt. Innerhalb der Zelle kann lichtmikroskopisch der Zellkern *(Nukleus)* vom Zelleib *(Zytoplasma)* unterschieden werden. Mit Hilfe des Elektronenmikroskops lassen sich weitere Zellorganellen innerhalb des Zytoplasmas erkennen: *Endoplasmatisches Retikulum, Ribosomen, GOLGI-Apparat, Mitochondrien, Zentriolen.* Ferner besitzt jede Zelle ein *Zytoskelett,* und im Gewebeverband bestehen Kontakte zu ihren Nachbarzellen.

1.1.1 Zellmembran

- Trennt Intra- und Extrazellulärraum
- Besteht aus einer Lipiddoppelschicht
- Besitzt vielfältige Aufgaben.

❷ Die Zellmembran (Abb. 1.1) grenzt das innere Milieu der Zellen, den *Intrazellulärraum,* vom äußeren Milieu, dem *Extrazellulärraum,* ab. Sie besteht aus einer *Doppelschicht von Lipiden* (Fetten), deren wasserabweisende (hydrophobe) Teile sich in der Membranmitte gegenüberstehen, während die wasseranziehenden (hydrophilen) Teile nach außen zeigen.

Die Zellmembran hat verschiedene Aufgaben:

- Aufnahme und Abgabe von Stoffen mit Hilfe von Transportproteinen oder Kanälen, die in die Zellmembran eingebaut sind
- Kommunikation mit dem Gesamtorganismus über Rezeptoren, die sich auf der Zellmembran befinden. Rezeptoren binden bestimmte Stoffe (z.B. Hormone oder Neurotransmitter) und lösen so eine Reaktion der Zelle aus
- Ausbreitung von Erregungen, Weiterleitung von Aktionspotentialen (☞ 2.4.2)
- Anpassung an Formveränderungen der Zelle z.B. bei Kontraktionen
- Träger der Blutgruppen- und Antigeneigenschaften (☞ 9.3, 9.5.2).

1.1.2 Endoplasmatisches Retikulum

Aufgaben des ER:

- Stofftransport innerhalb der Zelle
- Lipidsynthese
- Hormonsynthese
- Kalziumspeicher im Muskelgewebe.

Das Endoplasmatische Retikulum (ER, Abb. 1.1) ist ein Labyrinth aus Gängen im Inneren der Zelle. Es ist aus röhrenförmigen Membranen aufgebaut und dient dem Stofftransport innerhalb der Zelle. Außerdem ist es am Aufbau von Fetten (Lipidsynthese) und Hormonen beteiligt. Im Muskelgewebe dient es als Kalziumspeicher. Man unterscheidet das *rauhe* vom *glatten ER*. Die Membran des rauhen ERs ist an ihrer Außenseite mit Ribosomen besetzt.

1.1.3 Ribosomen

Ribosomen sind an der Proteinbiosynthese beteiligt.

Ribosomen (Abb. 1.1) sind annähernd runde Partikelchen, die an das ER gebunden sind und kettenförmig oder in freier Form innerhalb der Zelle vorliegen. Sie bestehen aus Ribonukleinsäuren und Proteinen und sind am Aufbau von Proteinen (Proteinbiosynthese ☞ 1.3) beteiligt.

1.1.4 GOLGI-Apparat

Der GOLGI-Apparat transportiert Substanzen innerhalb der Zelle.

Der GOLGI-Apparat (Abb. 1.1) besteht aus scheibenförmigen Säckchen, die jeweils einen Spalt begrenzen und in Stapeln aufeinanderliegen. Sie sind aus Membranen aufgebaut, von denen sich Vesikel abschnüren, die bestimmte Substanzen transportieren.

1.1.5 Mitochondrien

Mitochondrien sind die »Kraftwerke« der Zelle.

❸ Mitochondrien (Abb. 1.1) haben eine ovale Form und sind aus einer inneren und einer äußeren Membran aufgebaut. Die innere Membran bildet zahlreiche, ins Innere des Mitochondriums gerichtete Ausstülpungen *(Cristae)*. Mitochondrien dienen der Energiegewinnung der Zelle. Dementsprechend besitzen Zellen mit hohem Energiebedarf viele, Zellen mit geringem Energiebedarf wenige Mitochondrien.

1.1.6 Zytoskelett und Zentriolen

Das Zytoskelett stabilisiert die Form der Zelle.

Das **Zytoskelett** verleiht der Zelle ihre jeweilige charakteristische Gestalt. Feine Proteinfäden, *Filamente* und *Mikrotubuli* (Abb. 1.1), durchspannen und stabilisieren die Zelle. Zu diesen Filamenten gehört z.B. das Aktin-Myosin-System (☞ 2.3.1) der Muskelzelle.

Zentriolen sind an der Zellteilung beteiligt.

Die **Zentriolen** (Zentralkörperchen, Abb. 1.1) sind rundliche Körperchen, die aus Mikrotubuli aufgebaut sind. Sie spielen eine wichtige Rolle bei der Zellteilung (☞ 1.2.2), indem sie die Teilungsrichtung der Zelle festlegen.

1.1.7 Interzellulärraum und Zellkontakte

Zellkontakte
- festigen das Gewebe
- transportieren Stoffe
- übertragen elektrische Signale.

Zwischen den einzelnen Zellen liegt der **Interzellulärraum.** Er ist je nach Gewebe unterschiedlich groß. Beim Epithelgewebe (☞ 2.1) ist er z.B. ein schmaler Spalt, während er beim Binde- und Stützgewebe (☞ 2.2) aufgrund der Interzellularsubstanzen weit ist.

Zellkontakte (Abb. 1.1) verbinden die Zellen untereinander. Ihre Funktionen sind, das Gewebe zu festigen, Stoffe von Zelle zu Zelle zu transportieren und elektrische Signale zu übertragen.

1.1.8 Oberflächendifferenzierungen

Oberflächendifferenzierungen werden häufig an spezialisierten Zellen gefunden. Sie werden zur Ausführung besonderer Aufgaben benötigt. Zu ihnen gehören:

- **Mikrovilli** (Abb. 1.1): Fingerförmige Ausstülpungen der Zelle zur Zelloberflächenvergrößerung, z.B. an den Dünndarmepithelzellen
- **Flimmerhärchen** *(Kinozilien):* Bewegliche Oberflächendifferenzierungen, die länger sind als Mikrovilli. An ihrer Oberfläche wird Schleim oder Flüssigkeit transportiert, z.B. das Flimmerepithel der Luftröhre
- **Sinneshaare:** Sie gleichen den Flimmerhärchen und kommen an einigen Rezeptorzellen vor, z.B. im Hörorgan (☞ 5.2.1) und im Gleichgewichtsorgan (☞ 5.2.2).

1.1.9 Zellkern

Beinhaltet:
- 46 Chromosomen
- Kernkörperchen
- Kernsaft.

❹ Der Zellkern *(Nukleus,* Abb. 1.1) ist vom Zytoplasma durch zwei Membranen getrennt, die von zahlreichen Poren zur Kommunikation mit der Zelle durchsetzt sind. Der Zellkern enthält:

- **46 Chromosomen,** die die Erbsubstanz in Form von Desoxyribonukleinsäure (DNS) enthalten
- ein oder mehrere **Kernkörperchen** *(Nukleoli)*
- **Kernsaft** *(Karyolymphe),* der verschiedene Enzyme und Ionen enthält.

Chromosomen

Jede Zelle enthält 46 Chromosomen:
- 44 Autosome
- 2 Gonosome (XY bzw. XX).

❺ Jede menschliche Zelle enthält 46 Chromosomen (Ausnahme Geschlechtszellen, ☞ 1.4) von denen 23 Chromosomen von der Mutter und 23 Chromosomen vom Vater stammen. 44 der 46 Chromosomen lassen sich zu 22 Paaren zusammenstellen. Diese 22 Paare werden als *Autosomen* bezeichnet. Dabei haben die zwei jeweils zusammengelagerten Chromosomen ein identisches Aussehen. Sie werden homologe Chromosomen genannt. Daneben gibt es die zwei Geschlechtschromosomen *(Gonosomen, Heterosomen),* die beim Mann ein ungleiches Paar bilden *(X- und Y-Chromosom).* Bei der Frau liegen dagegen zwei gleichgroße X-Chromosomen beieinander.

DNS:
- Spiralförmiger Bau
- Bauplan sämtlicher Proteine.

Wichtigster Bestandteil der Chromosomen sind zwei schraubenartig umeinander gewundene Ketten, deren Einzelglieder aus jeweils einer stickstoffhaltigen Base *(Adenin, Thymin, Guanin* und *Cytosin)* sowie aus Zucker- (Desoxyribose) und Phosphatmolekülen bestehen (Abb. 1.3). In dieser Form bilden sie die **Desoxyribonukleinsäure (DNS),** die als Strang jedes Chromosom durchzieht und den Bauplan sämtlicher Proteine (☞ 1.3) liefert. Eine wichtige Eigenschaft der Chromosomen ist ihre Fähigkeit zur identischen Verdoppelung *(Reduplikation)*. Dies ist Voraussetzung für die Zellteilung und die Weitergabe (Vererbung) der jeweiligen Zelleigenschaften an die Nachfolgezellen.

!? Übungsfragen

❶ Welche Zellorganellen finden sich innerhalb des Zytoplasmas?

❷ Welche Aufgaben hat die Zellmembran?

❸ Was ist die Aufgabe der Mitochondrien?

❹ Was beinhaltet der Zellkern?

❺ Beschreiben Sie den Aufbau eines Chromosoms!

1.2 Zellzyklus

Eine Zelle teilt sich in zwei erbgleiche Tochterzellen.

Phasen des Zellzyklus:
- Interphase (G_1-, S-, G_2-Phase)
- Mitose (Pro-, Meta-, Ana- und Telophase).

❶ Die meisten Zellen des menschlichen Organismus haben eine begrenzte Lebensdauer (z.B. Erythrozyten 120 Tage, Darmepithelzellen 1–2 Tage) und müssen daher laufend erneuert werden. Das geschieht durch die Teilung bereits vorhandener Zellen. Dabei teilt sich eine *Mutterzelle* innerhalb eines Zellzyklus in zwei *erbgleiche Tochterzellen*. Jede teilungsfähige Zelle durchläuft einen Zellzyklus (Abb. 1.2) der aus verschiedenen Phasen besteht. G_1-, S-, und G_2-Phase werden als Interphase (die Zeit zwischen den Zellteilungen) zusammen-

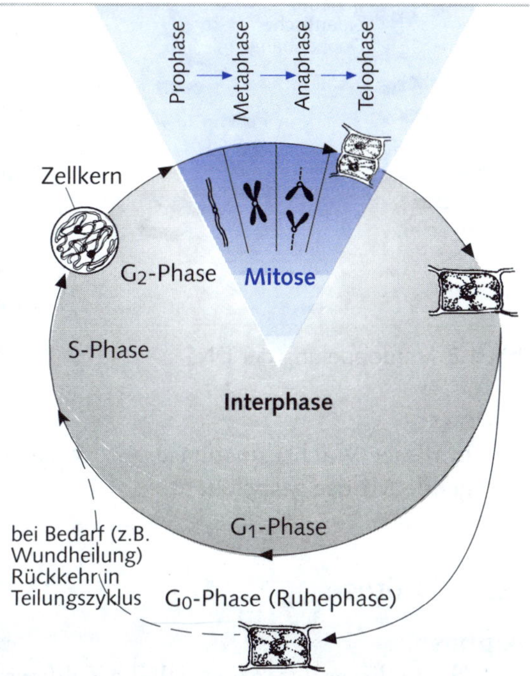

Abb. 1.2 Der Zellzyklus

gefaßt. Darauf folgt die eigentliche Zellteilung, die Mitose, die in Pro-, Meta-, Ana- und Telophase eingeteilt wird.

1.2.1 Interphase

Wachstum der Zelle, Proteinbiosynthese.

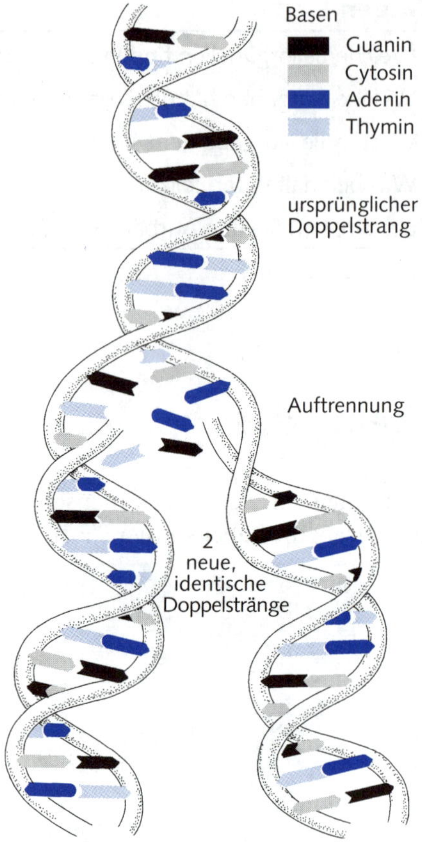

Abb. 1.3 Verdoppelung der DNS

G_1-Phase

In dieser Phase wächst die Zelle zu ihrer festgelegten Größe heran und entwickelt die für sie typischen Aktivitäten. In der Regel steht die Proteinbiosynthese (☞ 1.3) im Vordergrund.

Verdoppelung der DNS.

S-Phase

In dieser Synthesephase findet die Verdoppelung der DNS im Zellkern statt (Abb. 1.3). Dafür wird die doppelsträngige DNS wie ein Reißverschluß in der Mitte aufgetrennt. Die zwei so entstandenen Einzelstränge werden jeweils erneut zu einem Doppelstrang vervollständigt. Es liegen nun zwei Doppelstränge vor, die mit dem ursprünglichen völlig identisch sind. Aus einem Chromosom sind zwei *Chromatiden* entstanden.

Energiespeicherung für die Mitose.

G_2-Phase

In dieser Wachstumsphase wird vermehrt Energie für die folgende Mitose gespeichert.

1.2.2 Mitose

Zellkernhülle löst sich auf.

Prophase

❷ In dieser Phase löst sich die Zellkernhülle langsam auf. Die beiden Zentriolenpaare im Zytoplasma wandern zu den entgegengesetzten Zellpolen. Zwischen ihnen bildet sich die Mitose-

Zentriolen verdoppeln sich.

spindel aus, die zusammen mit den Zentriolen die nachfolgenden Bewegungen der Chromatiden steuert.

Metaphase

Die Chromatiden ordnen sich in der Mittelebene.

Die noch zusammenhängenden Chromatiden ordnen sich in der Mittelebene der Zelle an.

Anaphase

- Chromatiden wandern zu den Zellpolen.
- Zelleib teilt sich.

Jeweils zwei identische Chromatiden trennen sich und wandern zu den entgegengesetzten Zellpolen. Sie werden nun wieder als Chromosomen bezeichnet. In der späten Anaphase beginnt auch die Teilung des Zelleibs, bei der zwei gleich große Tochterzellen mit eigenem Zytoplasma und Zellorganellen entstehen.

Telophase

Kernhüllen bilden sich.

Der jeweils an einem Pol der Zelle befindliche Chromosomensatz wird erneut von einer Kernhülle umgeben. Die Mitosespindel verschwindet und die Nukleoli werden wieder sichtbar. Die Teilung des Zelleibs wird beendet. Im Anschluß an die Telophase durchlaufen die beiden Tochterzellen erneut den Zellzyklus.

G_0-Phase: Ruhephase der Zelle.

Nerven- und Herzmuskelzellen können sich nicht teilen. Sie verharren in der **G_0-Phase,** der Ruhephase des Zellzyklus. Auch teilungsfähige Zellen können in die G_0-Phase eintreten und erst auf einen speziellen Reiz hin den Zellzyklus erneut durchlaufen.

!? Übungsfragen

❶ In welche Phasen kann der Zellzyklus eingeteilt werden?

❷ Was passiert während der Mitose?

1.3 Proteinbiosynthese

Proteine
- sind aus Aminosäuren aufgebaut
- erfüllen vielfältige Aufgaben für den Organismus.

❶ **Proteine** (Eiweiße, ☞ 7.5.2) sind für die Struktur und die Funktion der einzelnen Zelle, eines Gewebes und damit des gesamten menschlichen Organismus von herausragender Bedeutung. Proteine
- katalysieren (beschleunigen) als Enzyme Stoffwechselvorgänge,
- bilden als Kollagen (☞ 2.2.1) den Grundbaustein von Knorpel, Knochen, Sehnen u.a.,

- sind als Aktin und Myosin Hauptbestandteil des Muskels (☞ 2.3.1),
- sind an der Immunabwehr beteiligt (Immunglobuline ☞ 9.6.2),
- werden für den Transport von Stoffen in und aus der Zelle benötigt, z.B. Hämoglobin für den Sauerstofftransport (☞ 9.3),
- kontrollieren als Hormone (☞ 8) Stoffwechsel, Wachstum und Reproduktionsvorgänge (z.B. Insulin, Parathormon).

Die Herstellung der Proteine, die sogenannte Proteinbiosynthese, ist eine wesentliche Aufgabe der Zellen des Organismus. Proteine sind aus einer Vielzahl verschiedener **Aminosäuren** zusammengesetzt. Art und Reihenfolge der Aminosäuren für den Aufbau eines bestimmten Proteins sind durch die DNS genetisch exakt festgelegt. Die Gesamtheit der genetischen Information *(Genotyp)* wird in den Aufbau von Proteinen umgesetzt, die dann in das Stoffwechselgeschehen eingreifen können und zur Ausbildung von Eigenschaften wie Haarfarbe oder Geschlecht beitragen *(Phänotyp)*.

Genotyp: Gesamtheit der genetischen Information eines Individuums.

Die Proteinbiosynthese findet in den Ribosomen statt. Da sich die genetische Information über den Aufbau eines Proteins allerdings im Zellkern befindet, wird von der DNS eine Kopie angefertigt, die **mRNS** (messenger Ribonukleinsäure). Dieser Vorgang wird als **Transkription** bezeichnet. Die **mRNS** gelangt durch die Kernporen ins Zytoplasma zu den Ribosomen. Das Ribosom wandert nun entlang der einzelsträngigen mRNS und übersetzt den mRNS-Code in eine Aminosäuresequenz. Dabei enthalten jeweils drei benachbarte Basen der mRNS (Triplett, Kodon) die genetische Information für eine Aminosäure. So entsteht eine wachsende Aminosäurekette, die schließlich ein fertiges Protein ergibt. Dieser Vorgang wird als **Translation** bezeichnet. Der Abschnitt der DNS, der die genetische Information für den Aufbau *eines* Proteins enthält, ist ein **Gen.**

Schritte der Proteinbiosynthese:
- Transkription
- Translation.

Ein Gen enthält die Informationen für den Aufbau eines Proteins.

Daneben werden Proteine auch mit der Nahrung aufgenommen (☞ 7.5.2).

Übungsfrage

1. Beschreiben Sie die Proteinbiosynthese!

1.4 Meiose

Ei- und Samenzelle
- enthalten jeweils 23 Chromosomen
- sind haploid.

Zygote
- aus Verschmelzung von Ei- und Samenzelle
- enthält 46 Chromosomen
- ist diploid.

Bei der Gametogenese wird aus dem diploiden ein haploider Chromosomensatz.

Die Meiose verläuft in zwei Schritten.

❶ Die **Geschlechtszellen** (Ei- und Samenzelle) enthalten im Gegensatz zu den somatischen Zellen des Organismus lediglich 23 Chromosomen. Erst durch die **Befruchtung** (Verschmelzung von Ei- und Samenzelle) entsteht eine Zelle (Zygote), die wie jede andere Körperzelle 46 Chromosomen enthält. Dieser in jeder Körperzelle vorhandene Satz homologer Chromosomen wird als *diploid* (doppelt), der in den Geschlechtszellen vorliegende einfache Chromosomensatz als *haploid,* (einfach) bezeichnet.

Die Entwicklung der Geschlechtszellen *(Gametogenese)* erfolgt beim Mann als **Spermatogenese** *(Spermium* = Samenzelle) in den Hoden (☞ 14.2.1), bei der Frau als **Oogenese** *(Oozyte* = Eizelle) in den Eierstöcken (☞ 14.1.1). Bei der Reifung der Geschlechtszellen *(Gameten)* muß ein Prozeß stattfinden, durch den der diploide Chromosomensatz der unreifen Geschlechtszelle auf einen haploiden reduziert wird. Ansonsten würden in der Zygote und den daraus hervorgehenden Körperzellen 2 x 46 Chromosomen vorliegen. Dies geschieht durch zwei aufeinanderfolgende Kern- und Zellteilungen, bei denen der diploide Chromosomensatz einer unreifen Geschlechtszelle auf vier reife Geschlechtszellen mit haploidem Chromosomensatz verteilt wird. Dieser Vorgang wird als **Meiose** bezeichnet. Sie verläuft in zwei Schritten, der **1.** und der **2. Reifeteilung** (Abb. 1.4).

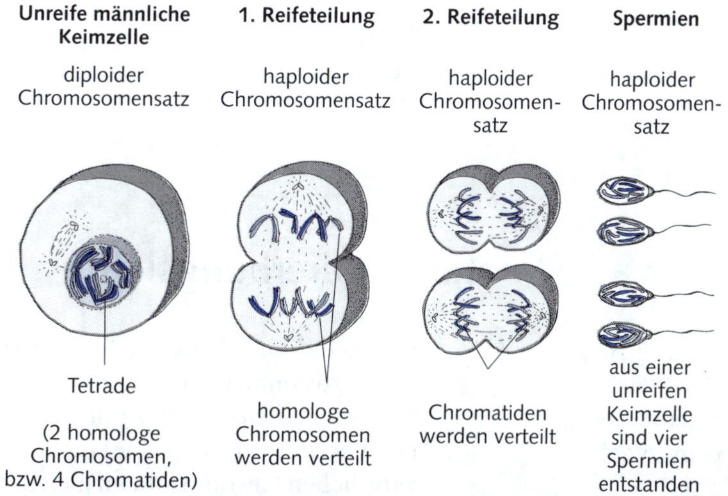

Abb. 1.4
Die Meiose am Beispiel der Spermatogenese

- Zufällige Verteilung der Chromosomen auf 2 Tochterzellen.
- Crossing over
- Rekombination.

1. Reifeteilung

In der unreifen Geschlechtszelle mit 46 Chromosomen werden die paarweise aneinandergelagerten homologen Chromosomen voneinander getrennt. Die Verteilung auf die zwei entstehenden Tochterzellen erfolgt dabei rein zufällig, so daß sie Chromosomen vom Vater und von der Mutter in unterschiedlicher Verteilung enthalten. Weiterhin kommt es in verschiedenem Ausmaß zum Austausch von Chromosomenteilen zwischen mütterlichen und väterlichen Chromosomen *(Crossing over)*. Diese Vorgänge führen zu einer Durchmischung der Chromosomen, zu der sogenannten **Rekombination,** auf der die Unterschiedlichkeit aller Lebewesen beruht.

Zufällige Verteilung der Chromatiden auf 2 weitere Tochterzellen, 4 haploide Gameten entstehen.

2. Reifeteilung

Bei der sich anschließenden 2. Reifeteilung werden die Chromatiden der in den zwei Tochterzellen vorhandenen 23 Chromosomen getrennt und wiederum auf zwei Tochterzellen verteilt. Nach Abschluß der Meiose liegen nun vier Geschlechtszellen mit haploidem Chromosomensatz vor. Das von Vater und Mutter kommende Genmaterial ist ausgetauscht und neu verteilt, wobei jedes Chromosom nur aus einem Chromatid besteht. Zwischen den Geschlechtern bestehen jedoch Unterschiede. Während beim Mann aus einer unreifen Geschlechtszelle vier reife Samenzellen entstehen, wird bei der Frau nur eine große Eizelle gebildet und drei kleine Polkörperchen, die absterben. Die Oogenese beginnt bereits während der Embryonalphase, während in den Hoden erst mit Beginn der Pubertät kontinuierlich Samenzellen heranreifen.

!? Übungsfrage

❶ Welche Zellen sind zu einer meiotischen Teilung befähigt?

1.5 Vererbungslehre

Unterscheidung:
- Gen – Allel
- heterozygot – homozygot.

Die Zellen des menschlichen Organismus enthalten 46 paarweise zusammenliegende Chromosomen. Dabei bildet je ein Chromosom der Mutter mit dem entsprechenden Chromosom des Vaters ein Paar. Gene, die auf dem mütterlichen und dem väterlichen Chromosom an gleicher Stelle lokalisiert sind, werden als **Allel** bezeichnet. Sind die beiden Allele völlig identisch, ist der Träger in diesem Merkmal *homozygot,* reinerbig. Unterscheiden sie sich, ist er *heterozygot,* mischerbig.

Die Vererbung bestimmter Merkmale erfolgt nach den 3 MENDELschen Regeln.

❶ Die Weitergabe der auf den Chromosomen liegenden Gene erfolgt nach bestimmten Gesetzmäßigkeiten. Diese wurden Mitte des letzten Jahrhunderts von GREGOR MENDEL aufgestellt und werden als MENDELsche Regeln bezeichnet. Es gelten die Uniformitätsregel (1. MENDELsche Regel), die Aufspaltungsregel (2. MENDELsche Regel) und die Unabhängigkeitsregel (3. MENDELsche Regel).

1.5.1 Uniformitätsregel (1. MENDELsche Regel)

Intermediärer Erbgang:
- In Bezug auf das Merkmal heterozygot
- Im Aussehen alle gleich.

Es werden zwei Pflanzen gekreuzt, die sich lediglich in ihrer Blütenfarbe Rot bzw. Weiß unterscheiden. Im Chromosomensatz der einen Geschlechtszelle liegt das Allel r(ot) vor, im Chromosomensatz der anderen das Allel w(eiß). Nach Verschmelzung der beiden Geschlechtszellen ist in der Körperzelle r immer mit w kombiniert. Alle Tochterorganismen sind daher in bezug auf die Blütenfarbe heterozygot mit den Allelen r und w. Wenn sich die beiden Allele r und w gleich stark durchsetzen, d.h. wenn sie **kodominant** sind, ist die Blütenfarbe der Tochterorganismen immer Rosa (Abb. 1.5). Dies

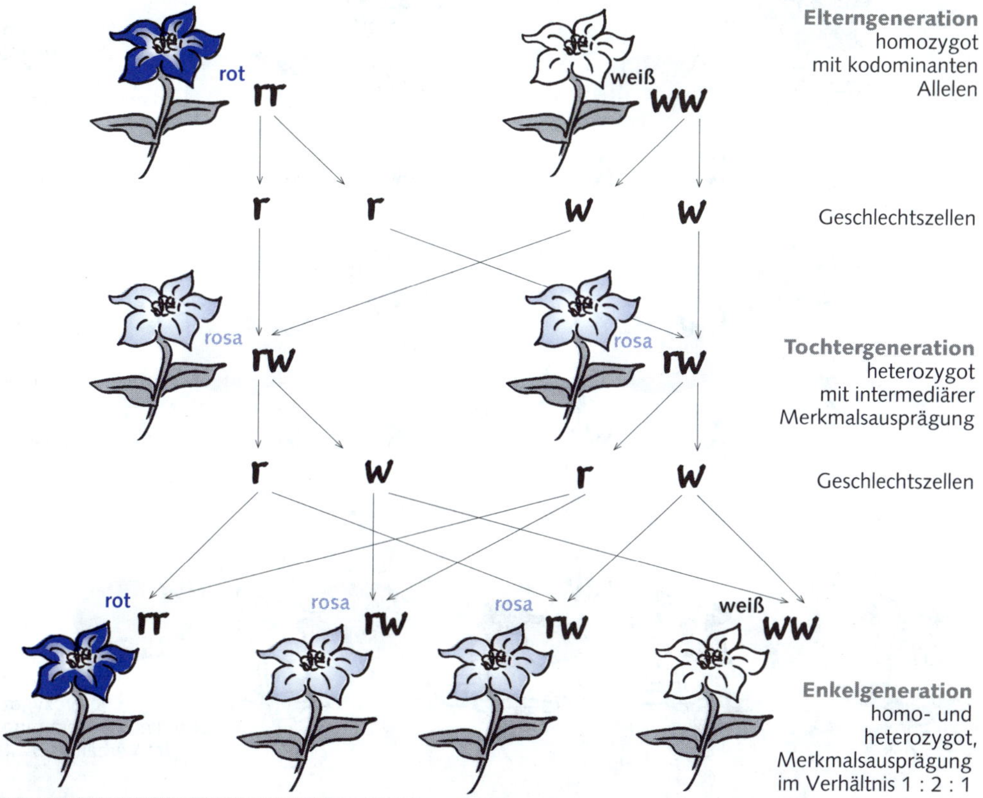

Abb. 1.5 Intermediärer Erbgang in der Tochtergeneration (Uniformitätsregel) [O 141]

Autosomal-dominanter Erbgang
- In Bezug auf das Merkmal heterozygot
- Im Aussehen entsprechend dem Merkmal des dominanten Allels.

entspricht einem *intermediären* (lat.: in der Mitte liegend) *Erbgang*.

Bei einem heterozygoten Allelpaar wie es in der Tochtergeneration vorliegt, ist jedoch häufig die Genwirkung eines Allels stärker als die des anderen. Das heißt, das eine Allel ist **dominant** und überdeckt die Wirkung des anderen, **rezessiven** Gens. Wird nun eine rotblühende homozygote Pflanze (RR) mit einer weißblühenden homozygoten Pflanze (ww) gekreuzt, und die Blütenfarbe Rot ist über die Blütenfarbe Weiß dominant, ist die Tochtergeneration einheitlich rotblühend, jedoch heterozygot (Aa, Abb. 1.5). Dies entspricht einem *autosomal dominanten Erbgang*.

1.5.2 Aufspaltungsregel (2. Mendelsche Regel)

Bei Kreuzung der Tochtergeneration ist die Aufspaltung beim

Bei der Kreuzung der Tochtergeneration aus dem intermediären Erbgang untereinander werden in der Meiose Geschlechtszellen gebildet, die entweder das Chromosom mit dem Gen r oder das

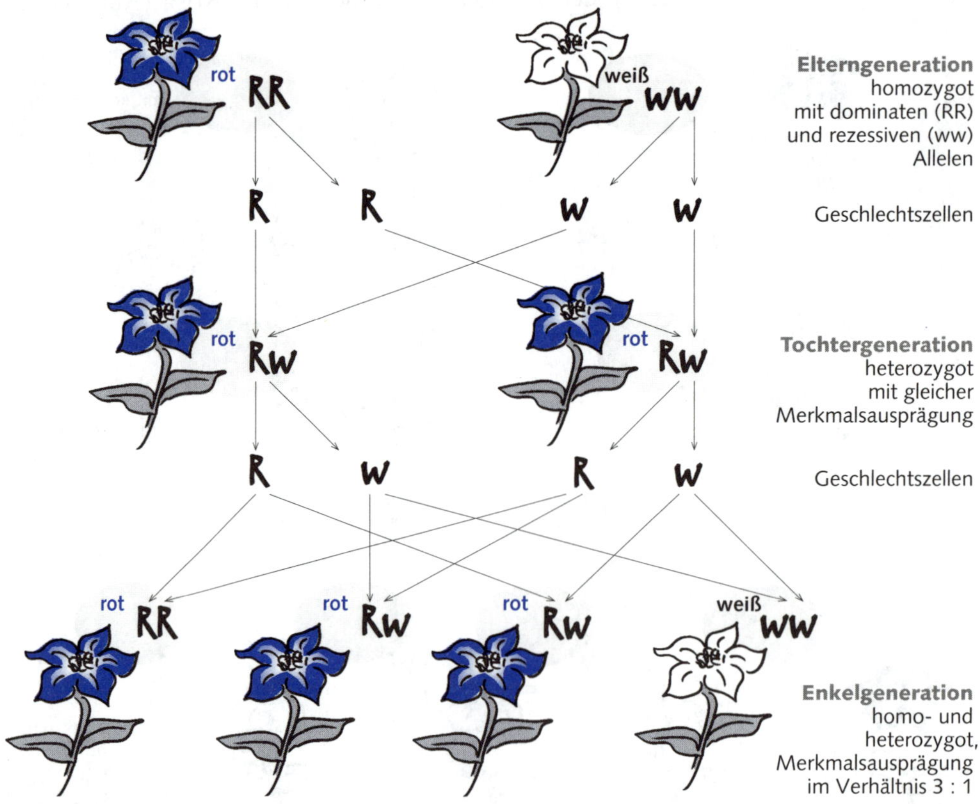

Abb. 1.6 Autosomal dominanter Erbgang (Aufspaltungsregel) [O 141]

- Intermediären Erbgang 1 : 2 : 1
- Autosomal-dominanten Erbgang 3 : 1.

Chromosom mit dem Gen w enthalten. Bei der Befruchtung entstehen in der Enkelgeneration jetzt Pflanzen mit den Allelkombinationen rr, rw, ww im Zahlenverhältnis 1 : 2 : 1 (Abb. 1.6).

Bei Kreuzung der Tochtergeneration aus dem autosomal-dominanten Erbgang spaltet sich die Enkelgeneration genotypisch im Verhältnis 1 : 2 : 1 auf. Im Phänotyp liegt jedoch ein Verhältnis von 3 : 1 vor (drei rotblühende, eine weißblühende, Abb. 1.6).

1.5.3 Unabhängigkeitsregel (3. MENDELsche Regel)

Bei Kreuzung einer Rasse, die sich in mehreren Merkmalen unterscheidet, werden die Merkmale unabhängig voneinander vererbt.

Werden Pflanzen mit mehreren Merkmalunterschieden (z.B. Farbe und Form) untereinander gekreuzt, wird jedes Merkmal aufgrund der Neuzusammenstellung des Erbguts während der Meiose zufällig verteilt. Daraus ergeben sich entsprechend viele neue Merkmalkombinationen. Voraussetzung ist allerdings, daß die Gene, die für die Ausprägung der untersuchten Merkmale verantwortlich sind, nicht auf dem gleichen Chromosom liegen.

1.5.4 Mutationen

Mutationen verändern
- das Erbmaterial
- die Anzahl oder Struktur der Chromosomen
- die Struktur eines Gens.

Mutationen sind Veränderungen im Erbmaterial. Sie treten meist ohne erkennbaren Grund auf und machen sich in einer Änderung eines Stoffwechselvorganges oder des Erscheinungsbildes des menschlichen Organismus bemerkbar. Beim Menschen haben sie häufig Krankheitswert. Es werden unterschieden:

- **Numerische Chromosomenmutationen:** Änderung der Zahl der Chromosomen (z.B. besteht bei der Trisomie 21, dem DOWN-Syndrom, das Chromosomenpaar 21 aus drei Chromosomen)
- **Strukturelle Chromosomenmutationen:** Die Struktur eines Chromosoms ist verändert, z.B. durch Abbruch oder Verdoppelung eines Teils
- **Genmutationen:** Punktuelle Veränderungen der DNS-Doppelspirale auf molekularer Ebene.

Übungsfrage

1. Was besagen die drei MENDELschen Regeln?

2 Die Gewebe des Körpers und ihre Funktion

4 Grundgewebe:
- Epithelgewebe
- Binde- und Stützgewebe
- Muskelgewebe
- Nervengewebe.

❶ Gewebe sind Zellverbände, die in der Regel gleich aufgebaut sind und die gleiche Funktion erfüllen. Es werden vier Grundgewebe unterschieden: *Epithelgewebe, Binde- und Stützgewebe, Muskelgewebe* und *Nervengewebe.* Diese Grundgewebe sind die Baumaterialien der Organe und sind in jedem Organ unterschiedlich verteilt.

Als **Parenchym** werden die Zellen eines Organs bezeichnet, die die eigentliche Aufgabe erfüllen. Demgegenüber besitzt das **Stroma** eines Organs überwiegend Stützfunktionen. Es besteht in der Regel aus Bindegewebe und enthält Blutgefäße und Nerven zur Versorgung der Zellen. Zwischen den Zellen eines Organs liegen die **Interzellulärräume** (Zwischenzellräume), die eine Rolle beim Stoffaustausch zwischen Zellen und Blut spielen. Die einzelnen Zellen sind über spezifische **Zellkontakte** miteinander verbunden (☞ 1.1.7).

!? Übungsfrage

❶ Welche vier Grundgewebe gibt es?

2.1 Epithelgewebe

- Oberflächenepithel
- Drüsenepithel.

Epithelgewebe bedeckt die äußere Oberfläche des menschlichen Körpers und kleidet seine Hohlräume aus. Es erfüllt unterschiedliche Funktionen und wird daher in **Oberflächenepithel** und **Drüsenepithel** unterteilt. Dies ist jedoch keine strenge Unterscheidung, da sowohl das Oberflächenepithel Substanzen sezernieren (abgeben) als auch das Drüsenepithel einen Oberflächenschutz bilden kann. Daneben gibt es Epithelzellen mit spezifischen Aufgaben, z.B. das Sinnesepithel im Auge (☞ 5.1.1).

2.1.1 Oberflächenepithel

Unterscheidung von Oberflächenepithelien durch:

- Zellhöhe
- Schichtenbildung
- Aussehen der freien Zelloberfläche.

Je nach Zellhöhe, Schichtenbildung und Aussehen der freien Zelloberfläche unterscheidet man verschiedene Oberflächenepithelien (Abb. 2.1):

- Einschichtig (besteht aus einer Zellage), mehrschichtig (besteht aus mehreren Zellagen), mehrreihig (alle Zellen haben Beziehung zur Basalmembran, dem Häutchen zwischen Epithel und Bindegewebe, nicht aber zur freien Oberfläche)
- Platt, kubisch (isoprismatisch), zylindrisch (hochprismatisch)
- Verhornt, unverhornt, mit und ohne Flimmerhärchen.

Verschiedene Epithelarten (Abb. 2.1)

Epithelart		Vorkommen
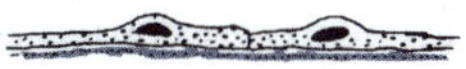	einschichtiges Plattenepithel	▪ Lungenbläschen ▪ Blutgefäße, Brust-, Bauchfell
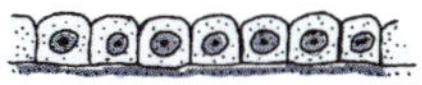	einschichtiges isoprismatisches Epithel	▪ Drüsenausführungsgänge
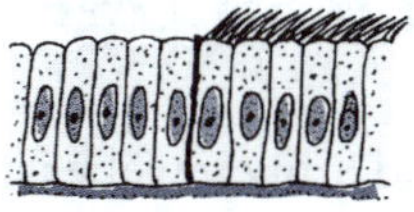	einschichtiges hochprismatisches Epithel; rechts Flimmerepithel	▪ Verdauungskanal (Magen bis Rektum) ▪ mit Flimmerepithel: Eileiter
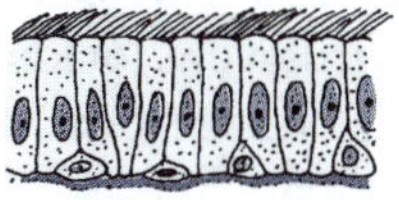	mehrreihiges, hochprismatisches Flimmerepithel	▪ Nasenhöhle ▪ Bronchien ▪ Luftröhre ▪ Eileiter
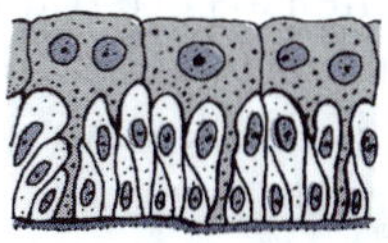	Übergangsepithel	▪ Nierenbecken ▪ Harnblase ▪ Harnleiter
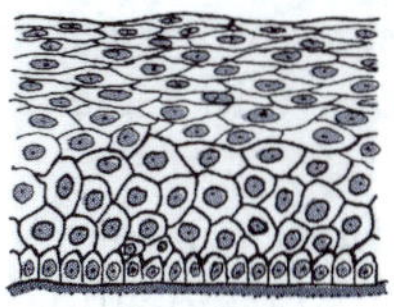	mehrschichtiges, unverhorntes Plattenepithel	▪ Verdauungskanal von Mundhöhle bis Speiseröhre ▪ Anus ▪ Vagina
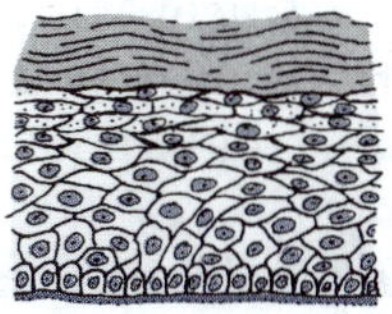	mehrschichtiges, verhorntes Plattenepithel	äußere Haut

2.1.2 Drüsenepithel

Es werden unterschieden:
- Exokrine Drüsen mit Ausführungsgängen
- Endokrine Drüsen geben ihr Sekret direkt an Blut- und Lymphgefäße ab.

Drüsen sind Zellkomplexe oder Einzelzellen, die Sekrete bilden und absondern (Resorption und Sekretion). Je nach Art der Ausscheidung werden *exokrine* von *endokrinen* Drüsen unterschieden.

Exokrine Drüsen besitzen einen Ausführungsgang, über den sie ihr Sekret an die Oberfläche von Haut (z.B. Schweißdrüsen) oder Schleimhaut (z.B. Becherzellen des Darmes) abgeben. Je nach Beschaffenheit dieses Sekrets unterscheidet man:
- *Seröse Drüsen,* die ein eiweißreiches, dünnflüssiges Sekret bilden
- *Muköse Drüsen,* die einen zähflüssigen Schleim bilden
- *Gemischte seromuköse Drüsen* mit serösen und mukösen Anteilen, die dementsprechend gemischtes Sekret bilden.

Endokrine Drüsen besitzen keinen Ausführungsgang. Sie bilden Hormone (☞ 8), die direkt in die Blut- oder Lymphbahn gelangen und so zu ihren Wirkungsorten transportiert werden.

2.2 Binde- und Stützgewebe

Das Binde- und Stützgewebe wird eingeteilt in:
- Lockeres Bindegewebe
- Straffes Bindegewebe
- Retikuläres Bindegewebe
- Fettgewebe
- Knorpel
- Knochen.

❶ Das Binde- und Stützgewebe ist entscheidend an der Formgebung und -gestaltung des menschlichen Organismus beteiligt. Das Bindegewebe wird in das lockere, das straffe, das retikuläre Bindegewebe und das Fettgewebe unterteilt. Zum Stützgewebe zählen Knorpel und Knochen. Alle diese Gewebe enthalten:
- **Bindegewebszellen** als ortsständige fixe Zellen (z.B. Fibroblasten, Chondrozyten, Osteozyten) und als bewegliche freie Zellen (z.B. Leukozyten, Plasmazellen, Makrophagen, Mastzellen)
- **Interzellularsubstanz** (Zwischenzellsubstanz) bestehend aus:
  - *Kollagenfasern:* finden sich im gesamten Körper, besonders in Sehnen und Gelenkbändern, haben eine hohe Zugfestigkeit
  - *Elastischen Fasern:* finden sich z.B. in Lunge und Arterien, sind sehr stark dehnbar
  - *Retikulären Fasern:* in Milz, Lymphknoten und zahlreichen anderen Organen, sind geringfügig dehnbar
  - *Grundsubstanz:* kittartige Masse aus Proteinen und Kohlenhydraten
  - *Interstitieller Flüssigkeit:* überwiegend an die Grundsubstanz gebunden, ähnlich zusammengesetzt wie das Blutplasma, wird über Lymphkapillaren abgeleitet (☞ 9.5.1).

Bindegewebszellen und Interzellularsubstanz liegen je nach Gewebetyp in unterschiedlicher Menge und Anordnung vor.

2.2.1 Lockeres Bindegewebe

Besteht aus:
- Kollagenfasern
- Grundsubstanz
- Freie Bindegewebszellen.

Das lockere Bindegewebe besteht aus *Kollagenfasern,* viel *Grundsubstanz* und *freien Bindegewebszellen.* Es füllt im Körper Hohlräume zwischen verschiedenen Organen sowie innerhalb eines Organes aus und umhüllt Nerven, Blut- und Lymphgefäße. Außerdem dient es sowohl als Verschiebeschicht als auch als Wasserspeicher und spielt eine wichtige Rolle bei Abwehrvorgängen.

2.2.2 Straffes Bindegewebe

Besteht aus:
- Kollagenfasern
- Grundsubstanz.

Das straffe Bindegewebe besteht überwiegend aus **Kollagenfasern,** weniger aus Zellen und Grundsubstanz. Es findet sich aufgrund seiner hohen mechanischen Belastbarkeit vor allem in Sehnen, Bändern und Organkapseln.

2.2.3 Retikuläres Bindegewebe

Besteht aus:
- Retikulären Fasern
- Retikulumzellen.

Das retikuläre Bindegewebe besteht aus **retikulären Fasern** und **Retikulumzellen,** die mit ihren langen Ausläufern ein weitmaschiges Netzwerk bilden. Es kommt vor allem in blutbildenden und lymphatischen Organen vor.

2.2.4 Fettgewebe

Besteht aus:
- Fettzellen
- Retikulären Fasern.

Das Fettgewebe ist eine Sonderform des retikulären Bindegewebes. Es besteht aus **Fettzellen,** die Fett speichern, und aus **retikulären Fasern,** die die Fettzellen umgeben. Fettgewebe hat mechanische Aufgaben, füllt den Raum zwischen den Organen aus und dient als Kaloriendepot und Kälteschutz. 15–20 % des menschlichen Organismus bestehen daraus.

Pflege

Die Kanüle zur i.m.-Injektion muß so gewählt werden, daß die Fettgewebeschicht durchdrungen wird, damit das Medikament auch wirklich intramuskulär gespritzt wird.

2.2.5 Knorpel

Besteht aus:
- Knorpelzellen
- Interzellular-substanz.

Knorpel besteht aus **Knorpelzellen** *(Chondrozyten)* und **Interzellularsubstanz.** Er ist gefäß- und nervenfrei und hat eine geringe Regenerationsfähigkeit. Aufgrund seiner Festigkeit zählt Knorpel zum Stützgewebe. Durch Druck und Zug verformt er sich, kehrt jedoch beim Nachlassen dieser Kräfte in seine Ausgangsform zurück. Je nach Zusammensetzung werden drei Knorpelarten unterschieden:

3 Knorpelarten:
- Hyaliner Knorpel
- Elastischer Knorpel
- Faserknorpel.

- **Hyaliner Knorpel** besteht hauptsächlich aus Kollagenfasern, Knorpelzellen und Grundsubstanz. Er ist in den Wänden von Luftröhre und Bronchien sowie an den Gelenken vorhanden.
- **Elastischer Knorpel** enthält neben Kollagenfasern und Knorpelzellen auch elastische Fasern. Er kommt in der Ohrmuschel und im Kehlkopfdeckel vor.
- **Faserknorpel** besteht aus einem dichten Flechtwerk von Kollagenfasern. Er findet sich in den Bandscheiben der Wirbelsäule und in den Meniski des Kniegelenks.

2.2.6 Knochen

Aufgaben des Skeletts:
- Stützfunktionen
- Schutz innerer Organe vor Verletzungen
- Speicherung (Ca^{2+} und Phosphat)
- Ansatzstelle von Muskeln u. Sehnen.

Der Mensch besitzt über 200 verschiedene Knochen. Die Gesamtheit dieser Knochen wird als **Skelettsystem** bezeichnet. Das Skelett gibt dem menschlichen Körper seine Form und übt wichtige Stützfunktionen aus. Daneben schützt es innere Organe vor Verletzungen, speichert lebensnotwendige Mineralien, insbesondere Kalzium und Phosphat, und dient als Ansatzstelle von Muskeln und Sehnen. Knochen ist stabil gegen Druck, Zug, Biegung und Drehung. Gemeinsam mit der Muskulatur (☞ 2.3.1) bildet das Skelettsystem den **Bewegungsapparat** (☞ 3).

❷ Die große Anzahl der Knochen läßt sich abhängig von ihrer Form in verschiedene Typen einteilen:

Knochentypen sind:
- Kurze Knochen
- Platte Knochen.

- **Röhrenknochen** (Abb. 2.2) besitzen einen langen röhrenförmigen Schaft *(Diaphyse)* und zwei meist verdickte Enden *(Epiphyse)*. Zwischen Dia- und Epiphyse liegt die *Metaphyse,* in der das Knochenwachstum stattfindet. Röhrenknochen bestehen außen aus einer dicken, kompakten Knochenschicht, der *Kompakta* (Knochenrinde), während sie innen eine aufgelockerte Struktur, die *Spongiosa* (Schwammknochen), besitzen. Typische Röhrenknochen sind z.B. der Oberschenkel- und Oberarmknochen.
- **Kurze Knochen** sind meist unregelmäßig oder würfelförmig. Sie besitzen eine dünne Kompakta, die ohne scharfe Grenze in die Spongiosa übergeht. Zu ihnen zählen z.B. Wirbelkörper und Handwurzelknochen.

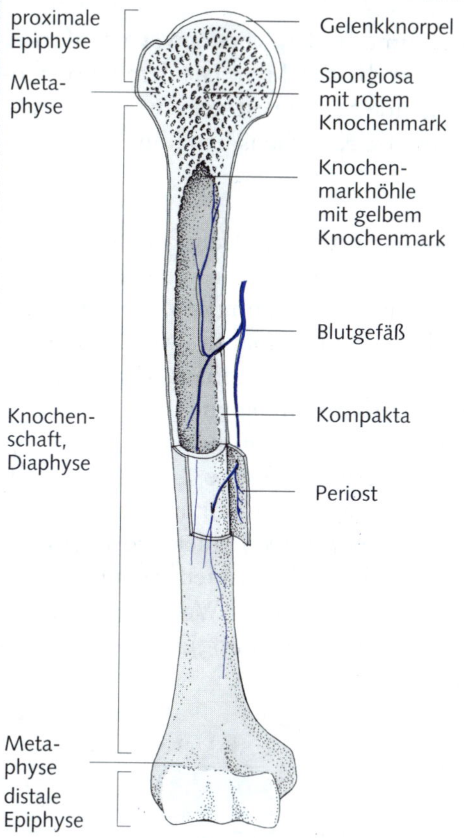

Abb. 2.2 Aufbau eines teilweise eröffneten Röhrenknochens

Es werden unterschieden:
- Osteoblasten
- Osteozyten
- Osteoklasten.

- **Platte Knochen** besitzen zwischen zwei dünnen Kompaktaschichten eine schmale Spongiosa. Zu ihnen zählen Brustbein, Schulterblatt, Rippen, Darmbeinschaufeln und Schädelknochen.

Knochen besteht aus:
- Knochengewebe (Kompakta u. Spongiosa)
- Knochenmark
- Knochenhaut (Periost).

Knochengewebe

Das Knochengewebe ist aus Knochenzellen und Interzellularsubstanz aufgebaut. Die **Interzellularsubstanz** enthält Kollagenfasern und eingelagert Kalksalze (Kalzium und Phosphat), die u.a. für die Härte des Knochens verantwortlich sind.

Die **Knochenzellen** sind für den Umbau des Knochens, d.h. Auf- und Abbau zuständig: *Osteoblasten* scheiden Stoffe für den Aufbau der Interzellularsubstanz aus. Dadurch mauern sie sich langsam selbst ein. Wenn sie ringsum von Interzellularsubstanz umgeben sind, schränken sie ihre Synthesetätigkeit ein und werden zu *Osteozyten*. Gegenspieler der Osteoblasten sind die *Osteoklasten*. Diese sind in der Lage, Knochen abzubauen. Zwischen dem Auf- und Abbau des Knochens besteht ein ständiges Gleichgewicht. Für dieses Gleichgewicht ist eine ausgewogene mechanische Belastung und eine ausreichende Versorgung des Knochens mit Blut und Nährstoffen erforderlich. Die versorgenden Blutgefäße verlaufen innerhalb des Knochens.

Knochenmark

❸ Das Knochenmark läßt sich nach Farbe und Funktion unterscheiden:
- **Rotes Knochenmark** enthält viele rote Blutkörperchen und deren Vorstufen. Es ist für die Blutbildung (☞ 9.3) verantwortlich und kommt beim Erwachsenen in den kurzen und platten Knochen sowie in den Epiphysen der Röhrenknochen vor.
- **Gelbes Knochenmark** ist reich an gelben Fettzellen und nicht an der Blutbildung beteiligt. Es findet sich in den Diaphysen der Röhrenknochen.

Knochenhaut

Die Knochenhaut *(Periost)* umgibt den Knochen strumpfartig. Sie besteht aus zwei Bindegewebsschichten. Die dem Knochengewebe unmittelbar anliegende Schicht ist nerven- und gefäßreich und an der Ernährung des Knochens beteiligt.

Feinbau des Knochens

Es werden unterschieden:
- Lamellenknochen
- Geflechtknochen.

Knochen lassen sich in Lamellen- und Geflechtknochen einteilen. Bei Erwachsenen besteht das Skelett vor allem aus **Lamellenknochen.** Im Zentrum enthalten sie Spongiosa, die von Kompakta umgeben ist. Spongiosa und Kompakta sind aus sehr feinen, dünnen Plättchen, den *Lamellen,* aufgebaut. Diese Lamellen sind innerhalb des Knochens abhängig von ihrer Belastung regelmäßig und in typischer Weise angeordnet.

Geflechtknochen besitzt diese typische Lamellenanordnung nicht. Er kommt beim Erwachsenen nur an wenigen Stellen vor (Ansatzstellen von Sehnen und Bändern sowie in der Umgebung der Schädelnähte). Außerdem ist jeder neugebildete Knochen Geflechtknochen (z.B. in den Wachstumsphasen beim Kind oder bei der Knochenbruchheilung), der dann in Lamellenknochen umgebaut wird.

!? Übungsfragen

1. Woraus besteht das Bindegewebe?
2. Welche Knochentypen werden unterschieden?
3. Was ist die Funktion des roten Knochenmarks?

2.3 Muskelgewebe

Es wird unterschieden:
- Glatte Muskulatur (Eingeweidemuskulatur)
- Quergestreifte Muskulatur (Skelett- und Herzmuskulatur).

Das Muskelgewebe ermöglicht die Bewegungen des Körpers, den Herzschlag und viele weitere lebensnotwendige Körperfunktionen. Es besteht aus **Muskelzellen** (auch Muskelfasern genannt), die von Bindegewebe umhüllt sind. Werden Muskelfasern durch Impulse des Nervensystems erregt, ziehen sie sich zusammen und ermöglichen so die **Kontraktion** eines Muskels. Man unterscheidet die *glatte* von der *quergestreiften* Muskulatur. Letztere gliedert sich in *Skelett-* und *Herzmuskulatur* (Abb. 2.4).

2.3.1 Skelettmuskulatur

Aufgaben der Skelettmuskulatur

Die Skelettmuskulatur kann sich kontrahieren (zusammenziehen), und ermöglicht die *aufrechte Haltung* sowie die *aktive Bewegung* des Körpers. Daneben wird bei jeder Muskelkontraktion *Wärme* erzeugt, die zur Regulation der Körpertemperatur eingesetzt wird. Um diese Aufgaben zu erfüllen, weist die Skelettmuskulatur einen hochspezialisierten Aufbau auf.

Aufbau der Skelettmuskulatur

Muskelfasern sind vielkernige Zellen.

❶ Die Skelettmuskulatur besteht aus bis zu 15 cm langen und 0,1 mm dicken, vielkernigen Zellen, den **Muskelfasern.** Diese liegen in Bündeln zusammen und werden von Bindegewebe umgeben. Innerhalb des Bindegewebes verlaufen die den Muskel versorgenden Nerven und Blutgefäße. Dieses Bindegewebe ermöglicht die Verschiebung der Muskelfaserbündel gegeneinander. Der gesamte Muskel ist von einer bindegewebigen Hülle, der **Muskelfaszie,** umgeben. Mit dem Skelett ist die Muskulatur durch **Sehnen** verbunden, die die Kraft auf den jeweiligen Knochen übertragen.

Feinbau der Skelettmuskelfaser

Typische Querstreifung durch Myofilamente. Das Sarkomer wird von Z-Streifen begrenzt.

Im Zytoplasma der Skelettmuskelfaser verlaufen parallel in Längsrichtung zahlreiche fadenförmige Proteine, die **Myofibrillen** (Abb. 2.3). Diese werden aus zwei **Myofilamenten** aufgebaut, die der Skelettmuskulatur die charakteristische Querstreifung verleihen:

- *Myosin(filament):* dickes Myofilament mit Ausläufern in Form von kleinen Köpfen
- *Aktin(filament):* dünnes Myofilament, das zwischen die Myosinfilamente ragt.

Die verschiedenen Querstreifen wiederholen sich stets in gleicher Reihenfolge und gliedern die Muskelfaser in viele aneinandergereihte funktionelle Untereinheiten, die **Sarkomere** (Abb. 2.3). Deren Begrenzung bilden die Z-Streifen.

Kontraktion des Skelettmuskels

- Aktinfilamente gleiten in Myosinfilamente
- Sarkomer verkleinert sich

Kontraktionen der Skelettmuskulatur werden vom zentralen Nervensystem gesteuert und sind dem Willen unterworfen. Die Kontraktion erfolgt durch die gleichzeitige Verkürzung zahlreicher Sarkomere. Dafür werden abhängig von der Stärke der Kontraktion die Aktinfilamente mehr oder weniger weit zwischen die Myosinfilamente gezogen, indem die Myosinköpfe an das Aktinfilament binden. Dabei bewegen sie sich wie die Ruder eines Bootes unter Verbrauch des Energielieferanten

- Steuerung über das ZNS
- Willkürlicher Vorgang.

ATP auf der Oberfläche des Aktinfilaments. Dadurch nähern sich die Z-Streifen einander, und das Sarkomer verkürzt sich (Abb. 2.3).

Die Verkürzung eines Muskels, bei der sich sein Spannungszustand (Muskeltonus) kaum verändert, wird als **isotonische Kontraktion** bezeichnet, z.B. die Kontraktion der Armmuskulatur beim Anheben eines Gewichtes. Demgegenüber steht die **isometrische Kontraktion,** bei der die Spannung des Muskels ansteigt, der Muskel sich jedoch nicht verkürzt. Diese Form der Kontraktion tritt z.B. beim Tragen eines Gewichtes am hängenden Arm auf.

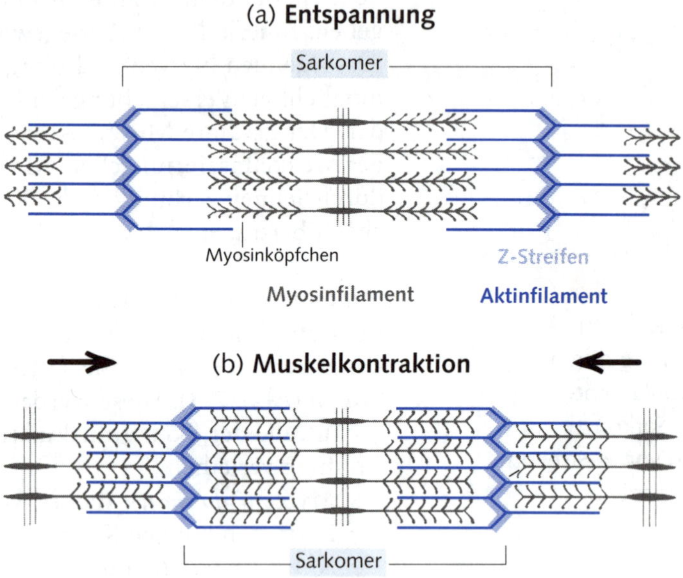

Abb. 2.3 Aufbau eines Sarkomers (a) im entspannten Zustand (b) im kontrahierten Zustand [M 100]

Pflege

Isometrische Übungen sind eine kreislaufschonende Form der Mobilisation, die von dem Patienten selbständig im Bett durchgeführt werden können.

2.3.2 Herzmuskulatur

Herzmuskulatur unterscheidet sich von Skelettmuskulatur durch feingewebliche und funktionelle Details.

❷ Die Herzmuskulatur *(Myokard,* ☞ 11.1.1) bildet den größten Teil der Herzwand und ist für die Pumpfunktion des Herzens verantwortlich. Herzmuskelzellen sind wie die Skelettmuskelzellen quergestreift, weisen jedoch einige Besonderheiten auf (Abb. 2.4):

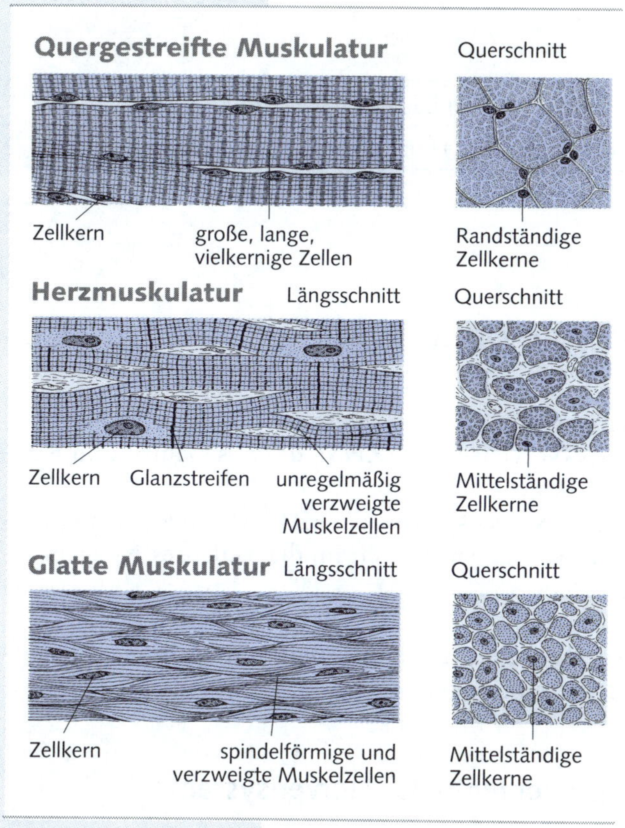

Abb. 2.4 Skelett-, Herz- und glatte Muskulatur

- Sie besitzen ein bis zwei zentral gelegene Zellkerne, sind etwa 1 mm lang, unregelmäßig verzweigt und bilden ein Netzwerk.
- Sie sind an ihren Enden jeweils durch sogenannte *Glanzstreifen* miteinander verbunden. Diese dienen u.a. der Befestigung der Myofibrillen.
- Sie kontrahieren sich spontan und regelmäßig. Die Kontraktion wird nicht durch Nerven ausgelöst, sondern ist Folge einer inneren Impulsbildung im Sinusknoten des Herzens (☞ 11.2.1).
- Sie verharren nach jeder Kontraktion in einer Ruhephase (ca. 300 ms), in der keine erneute Kontraktion stattfindet. Das ermöglicht die gleichmäßige und gleichzeitige Kontraktion der Herzmuskelzellen.

2.3.3 Glatte Muskulatur

- Gebündelte, verzweigte Muskelzellen
- Kleine Zellen mit einem Zellkern
- Ohne Querstreifung.

Kontraktion der glatten Muskulatur
- Aktin- und Myosinfilamente
- Unwillkürlicher Vorgang
- 5–500mal langsamer als Skelettmuskulatur.

Die glatte Muskulatur (Abb. 2.4) kommt in den Wänden von Hohlorganen wie Magen-Darm-Trakt, Urogenitalsystem und Gefäßen vor. Sie besteht aus in Bündeln zusammenliegenden spindeligen und verzweigten Muskelzellen. Im Gegensatz zur Skelettmuskulatur sind ihre Zellen sehr viel kleiner und enthalten jeweils nur einen Zellkern.

Auch in der glatten Muskulatur wird eine Kontraktion durch das Zusammenspiel von Aktin- und Myosinfilamenten hervorgerufen. Diese sind hier jedoch nicht in Sarkomeren angeordnet und weisen daher auch keine Querstreifung auf. Ausgelöst wird eine Kontraktion unwillkürlich durch das vegetative Nervensystem (☞ 4.3) oder durch lokale Faktoren wie Hormone oder Wanddehnung. Sie ist damit nicht dem Willen unterworfen. Die Kontraktion breitet sich wellenförmig von einer Muskelfaser auf die benachbarte aus und verläuft daher fünf- bis fünfhundertmal langsamer als die der quergestreiften Muskulatur.

Übungsfragen

1. Beschreiben Sie den Feinbau einer Skelettmuskelfaser!
2. Wie unterscheiden sich Herz- und Skelettmuskulatur?

2.4 Nervengewebe

Aufgaben des Nervengewebes:
- Informationsaufnahme
- Informationsweiterleitung
- Informationsverarbeitung.

Das Nervensystem läßt sich gliedern in:
- **Zentrales Nervensystem (ZNS),** das aus Gehirn und Rükkenmark besteht
- **Peripheres Nervensystem,** das sich ausgehend vom Rükkenmark mit seinen Nerven in alle Teile des Körpers erstreckt.

Das Nervengewebe dient der *Informationsaufnahme, -weiterleitung* und *-verarbeitung.*

2.4.1 Strukturelemente des Nervensystems

Die Aufgaben des Nervensystems werden von den hochspezialisierten **Nervenzellen** *(Neuronen)* – im menschlichen Gehirn ca. 100 Milliarden – übernommen. Daneben besteht das Nervengewebe aus **Gliazellen** (Stützzellen), die Ernährungs- und Stützfunktionen besitzen.

Nervenzelle

Die Nervenzelle setzt sich zusammen aus:
- Zellkörper (Zellkern, Zellorganellen)
- Zellfortsätzen (Axon, Dendrite).

Die Nervenzelle (Abb. 2.5) besteht aus dem **Zellkörper** *(Perikaryon)* mit dem Zellkern, weiteren Zellorganellen und zahlreichen **Zellfortsätzen:**
- **Axon,** auch Neurit genannt, das bis zu 1 m lang sein kann und die Verbindung zu anderen Nerven-, Muskel- oder Drüsenzellen herstellt. Eine Nervenzelle besitzt jeweils ein Axon, das von Hüllzellen umgeben ist. Die Einheit aus Axon und Umhüllung bildet eine *Nervenfaser.*
- **Dendriten,** die baumartig verzweigt sind und Signale von den Axonen anderer Nervenzellen aufnehmen und zum Zellkörper leiten. In der Regel besitzt eine Nervenzelle viele Dendriten.

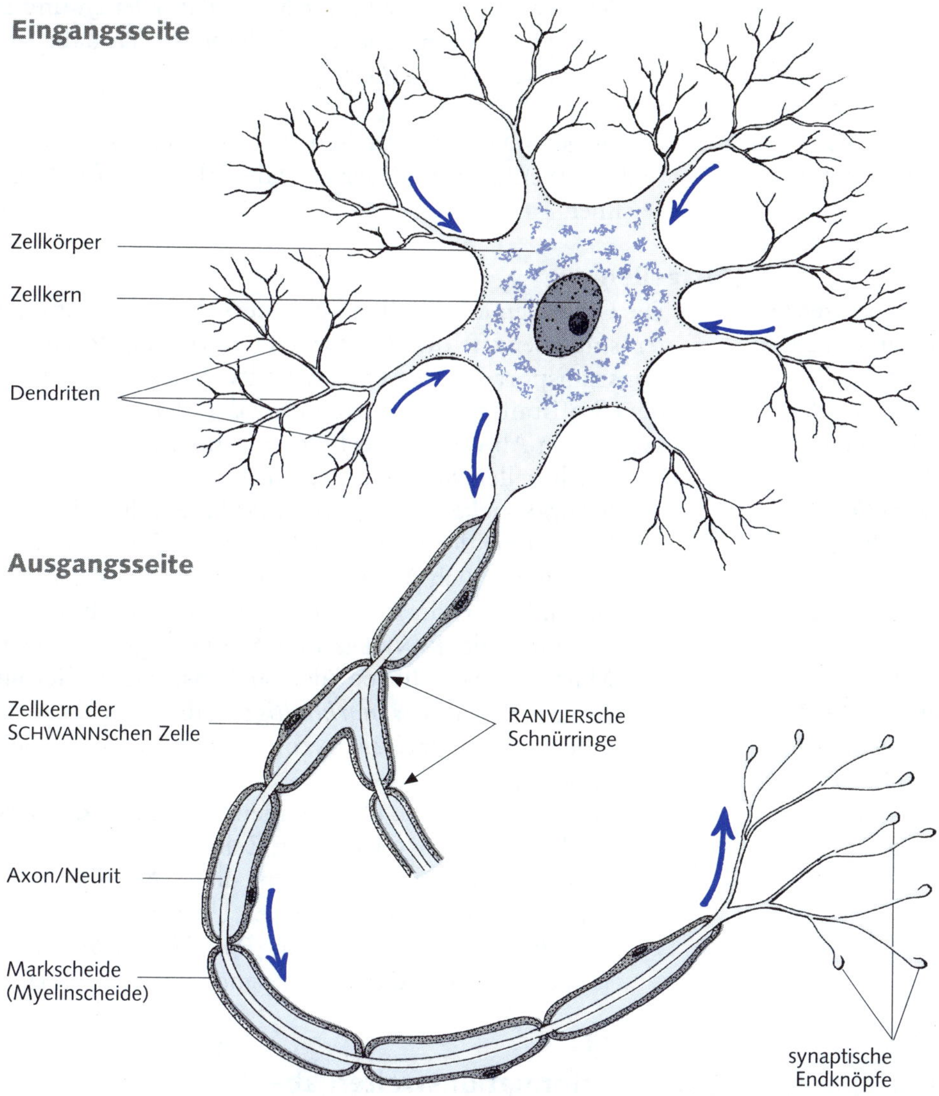

Abb. 2.5 Aufbau einer Nervenzelle

Nerv

Nerven verbinden die Körperperipherie mit dem ZNS.

❶ Nerven bestehen aus in Bündeln zusammenliegenden Nervenfasern, die von Bindegewebe umgeben sind. Sie verbinden die Körperperipherie mit dem ZNS. Abhängig von der Richtung ihrer Signalweiterleitung werden unterschieden:

- **Afferente Nervenfasern,** die Informationen aus der Körperperipherie (z.B. vom Auge, Haut, Zunge) zum ZNS leiten und so eine bewußte Empfindung ermöglichen. Es handelt sich dabei u.a. um *sensible* und *sensorische Nervenfasern.*

Afferente Nervenfasern
↓
ZNS
↓
Efferente Nervenfasern

- **Efferente Nervenfasern,** die Informationen vom ZNS zur Körperperipherie, z.B. zur Muskulatur leiten und so z.B. Bewegungen ermöglichen. Es handelt sich dabei u.a. um *motorische Nervenfasern.*

Die meisten Nerven enthalten sowohl afferente als auch efferente Nervenfasern und werden daher als *gemischte Nerven* bezeichnet.

Gliazellen

Gliazellen besitzen je nach ihrem speziellen Aufbau folgende Aufgaben:
- Stofftransport
- Ernährung der Nervenzellen
- Körpereigene Abwehr
- Beteiligung am raschen und reibungslosen Informationstransport der Nervenfasern
- Mechanische Aufgaben.

Die Gliazellen leiten selber keine nervalen Informationen weiter, sind aber z.T. für den raschen und reibungslosen Informationstransport der Nervenfasern mitverantwortlich. Sie dienen dem Stofftransport, der Ernährung der Nervenzellen, der körpereigenen Abwehr und erfüllen mechanische Aufgaben. Folgende Gliazellen werden unterschieden:

- **SCHWANNsche Zellen** (Abb. 2.5) bilden die schlauchartige Umhüllung der Axone außerhalb des ZNS. Diese Umhüllung wird auch *Mark-* oder *Myelinscheide* genannt. Die Umhüllung ist in Abständen von 2–3 mm durchbrochen, wodurch die *RANVIERschen Schnürringe* entstehen. Die Markscheiden dienen der elektrischen Isolierung des Axons. Es werden *markhaltige* Axone mit dicker Markscheide von *marklosen* Axonen ohne Markscheide unterschieden.
- **Oligodendrozyten** übernehmen innerhalb des ZNS die Funktion der SCHWANNschen Zellen.
- **Astrozyten** bilden im ZNS eine dichte Membran um Blutgefäße und beeinflussen so den Übertritt von Stoffen aus dem Blut in die Nervenzellen *(Blut-Hirn-Schranke).*
- **Weitere Zellen:** Mikroglia, Ependymzellen, Pituizyten.

2.4.2 Informationsweitergabe

Im Nervensystem werden Informationen in Form elektrischer Signale verschlüsselt und weitergeleitet. Voraussetzung dafür ist eine *elektrische Potentialdifferenz* an der Zellmembran. Diese elektrische Potentialdifferenz beträgt im Ruhezustand an der Nervenzellmembran –70 mV *(Ruhemembranpotential),* wobei das Zellinnere gegenüber dem Zelläußeren negativ geladen ist.

Ruhemembranpotential

Ungleiche Verteilung von K^+, Na^+, Cl^- und Proteinen erzeugt das

❷ Ursache des Ruhemembranpotentials von –70 mV ist eine ungleiche Verteilung kleinster negativ und positiv geladener Teilchen *(Ionen)* zwischen Zellinnerem und umgebendem Milieu. Eine wesentliche Rolle spielt dabei das positiv geladene

Ruhemembranpotential von –70 mV.

Kalium (K^+). Da die Zellmembran für K^+ gut durchlässig ist, strömen diese Ionen durch Diffusion (☞ 10.2.4) aus dem Zellinneren nach außen. Im Zellinneren entsteht dadurch ein Mangel an positiven Ladungen, was zu der erwähnten Potentialdifferenz führt. Dieses Ruhemembranpotential findet sich an praktisch allen Zellen des Körpers.

Aktionspotential

Aktionspotentiale als »Informationsträger« des Nervensystems.

Die Besonderheit der Nervenzellen beruht darauf, daß sie – im Gegensatz zu anderen Zellen – ihr Ruhemembranpotential verändern können. Die Abfolge solcher Membranpotentialschwankungen (Aktionspotentiale) sind die Signale, durch die das ZNS über Vorgänge in der Körperperipherie informiert wird, und über die das ZNS Informationen in die Peripherie schickt.

Der positive Na^+-Einstrom in die Zelle bewirkt eine Potentialänderung auf +30 mV.

Ursache der Aktionspotentiale ist eine kurzfristige (1–2 ms) Ladungsverschiebung, die durch die Ionen der Zelle hervorgerufen wird, so daß das Membranpotential von –70 mV in Ruhe auf Werte von bis zu +30 mV ansteigt (entspricht der *Depolarisationsphase* eines Aktionspotentials) und wieder zum Ausgangswert von –70 mV zurückkehrt (entspricht der *Repolarisationsphase* eines Aktionspotentials). Eine wesentliche Rolle spielt dabei das positiv geladene Ion *Natrium* (Na^+), das bei Reizung einer Nervenzelle massiv in das Zellinnere einströmt. Folge ist, daß jetzt das Zellinnere gegenüber dem Zelläußeren positiv geladen ist (im Ruhezustand ist es umgekehrt). Die entstandene Ladungsverschiebung wird als Aktionspotential über eine Nervenfaser zum Gehirn geleitet. Im Gehirn wird die Abfolge vieler Aktionspotentiale in eine bewußte Empfindung umgesetzt.

Der Prozeß der Aktionspotentialbildung ist hier stark vereinfacht dargestellt. Im menschlichen Körper wird er durch unzählige nicht erwähnte Prozesse beeinflußt und verändert.

Fortleitung des Aktionspotentials von Zelle zu Zelle

Aktionspotentiale wandern entlang der RANVIERschen Schnürringe.

Die in Aktionspotentialen verschlüsselten Informationen werden an den RANVIERschen Schnürringen entlang der Nervenfasermembran zur nächsten Nerven-, Muskel- oder Drüsenzelle weitergeleitet.

Synapsen als Kontaktstellen zu anderen Zellen.

Die Übermittlung auf diese Zellen erfolgt an speziellen Kontaktstellen der Nervenzelle, den **Synapsen** (Abb. 2.6).

❸ Synapsen bestehen aus:

- Den **präsynaptischen Endknöpfen** am Ende des vorgeschalteten Axons. Sie enthalten in kleinen Bläschen gespeicherte chemische Überträgersubstanzen, die sogenannten **Transmitter.**

Voraussetzung für die Informationsweitergabe:
- Spezifischer Transmitter
- Spezifischer Rezeptor.

- Dem **postsynaptischen Anteil,** der aus der Membran der nachgeschalteten Zelle besteht. Er trägt **Rezeptoren,** an die der Transmitter des präsynaptischen Endknopfes bindet.
- Dem **synaptischen Spalt** zwischen prä- und postsynaptischen Anteilen der Synapse.

Trifft ein Aktionspotential am präsynaptischen Endknopf ein, kommt es zur Ausschüttung des Transmitters in den synaptischen Spalt. Der Transmitter bindet an die Rezeptoren der postsynaptischen Membran. An dieser Membran liegt ein Ruhemembranpotential von –70 mV vor. Infolge der Bindung des Transmitters ändert sich das Membranpotential. Je nachdem welcher und wieviel chemischer Transmitter ausgeschüttet wird, verschiebt sich das Membranpotential in negative oder positive Richtung. Dies erfolgt über die Öffnung von Ionenkanälen innerhalb der postsynaptischen Membran, so daß bestimmte Ionen (z.B. K^+, Na^+) vermehrt die Membran passieren.

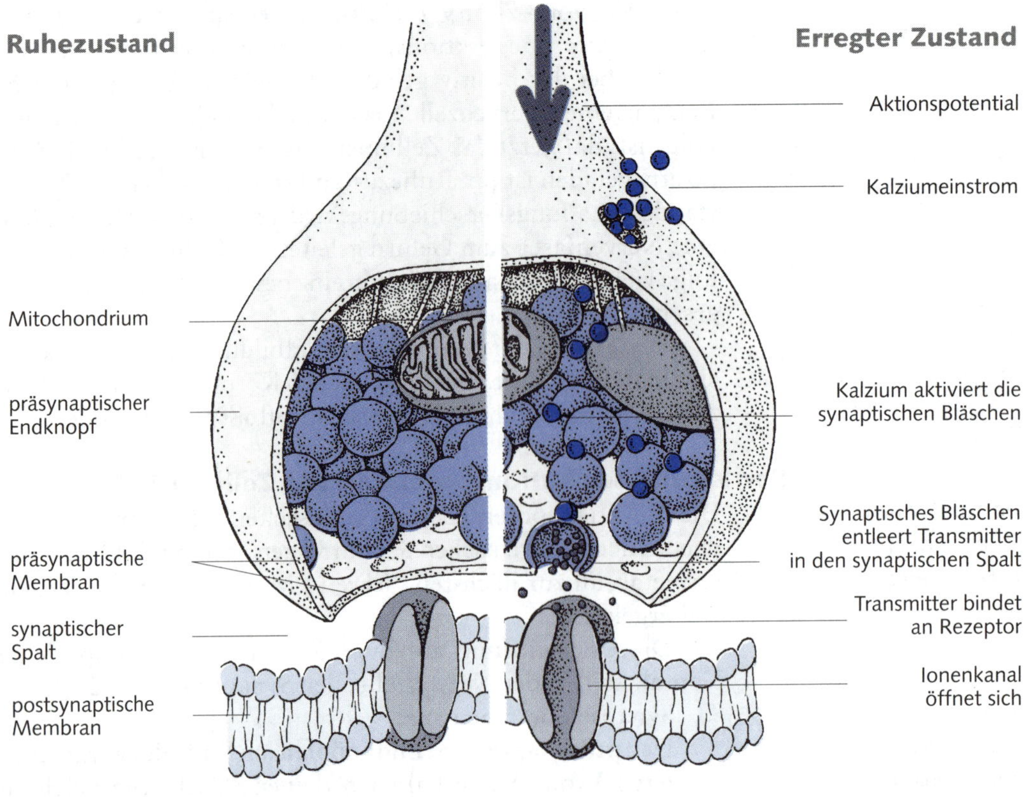

Abb. 2.6 Verhalten einer Synapse im Ruhezustand und bei Eintreffen eines Aktionspotentials

Dadurch wird die Entstehung neuer Aktionspotentiale an der postsynaptischen Membran gefördert (Verschiebung des Membranpotentials in positive Richtung) oder gehemmt (Verschiebung des Membranpotentials in negative Richtung). Transmitter wirken auf die postsynaptische Membranen entweder erregend wie Acetylcholin und Glutamat, oder hemmend wie Glycin.

Pflege

Die Berührung der Haut wird über afferente Nervenfasern an das ZNS gemeldet. Eine angenehme Berührung wird in der Regel postitiv wahrgenommen. Sie ist wichtig für den Heilungsprozeß und fördet den Kontakt zum Patienten.

Übungsfragen

1. Was ist die Aufgabe afferenter und efferenter Nervenfasern?
2. Was ist das Ruhemembranpotential?
3. Beschreiben Sie den Aufbau einer Synapse!

3 Der Bewegungsapparat

Bewegungsapparat
- Skelett und
- Muskulatur.

Der Bewegungsapparat setzt sich aus dem **Skelett** (☞ 3.4) und der **Muskulatur** (☞ 2.3) zusammen, die die einzelnen Skeletteile gegeneinander bewegt oder in einer bestimmten Stellung fixiert.

3.1 Richtungs- und Lagebezeichnungen

Lage und Richtung

medial	zur Mitte hin	**lateral**	seitlich, von der Mitte weg
proximal	näher zum Rumpf	**distal**	entfernter vom Rumpf
kranial	kopfwärts	**kaudal**	steißwärts
ventral	zum Bauch hin	**dorsal**	zum Rücken hin
anterior	der vordere	**posterior**	der hintere
superior	der obere	**inferior**	der untere

Um Lage und Richtung von Körperteilen genau definieren zu können, sind spezielle Fachbegriffe eingeführt worden.

3.2 Gelenke

Bewegungen in mindestens einer Ebene.

Bestehen aus
- Gelenkkapsel
- Gelenkhöhle
- Gelenkschmiere
- Gelenkknorpel
- Gelenkspalt.

Die verschiedenen Bewegungen des Körpers werden durch Gelenke ermöglicht. Nach ihrer Beweglichkeit werden sie in echte und unechte Gelenke unterteilt.

❶ **Echte Gelenke** *(Diarthrose)* erlauben je nach Konstruktion Bewegungen in mindestens einer Ebene. Eine Bindegewebskapsel, die *Gelenkkapsel,* umschließt dabei zwei Knochenenden und bildet so die *Gelenkhöhle.* Diese beinhaltet Gelenkschmiere *(Synovia),* die als Gleitmittel und zur Ernährung des gefäßlosen Knorpels dient. Die Gelenkkapsel wird durch *Bänder* verstärkt, um abnorme Bewegungen zu verhindern und das Gelenk zu stabilisieren. Die Knochenenden sind von hyalinem Knorpel (☞ 2.2.5) dem *Gelenkknorpel,* überzogen und durch den *Gelenkspalt* voneinander getrennt.

Unechte Gelenke:
- verbinden beteiligte Knochen durch Bindegewebe
- besitzen geringe Beweglichkeit
- werden eingeteilt in Syndesmosen, Synchondrosen, Synostosen.

Unechte Gelenke *(Synarthrosen)* verbinden die beteiligten Knochen durch Bindegewebe, so daß ihre Beweglichkeit sehr gering ist. Es werden unterschieden:
- *Syndesmosen* bestehen aus straffem kollagenen Bindegewebe (☞ 2.2.2), z.B. an den Schädelnähten
- *Synchondrosen* bestehen aus knorpeligen Verbindungen, z.B. an der Symphyse
- *Synostosen* bestehen aus knöchernen Verwachsungen benachbarter Knochen, z.B. die Verknöcherung des Kreuzbeines aus fünf Wirbelkörpern.

5 verschiedene Gelenkgrundformen .

Gelenke besitzen unterschiedliche Bewegungsmöglichkeiten. Je nach Form ihrer Gelenkoberfläche sind Bewegungen um bis zu drei Bewegungsachsen möglich. Man unterscheidet verschiedene Gelenkgrundformen (☞ Tabelle und Abb. 3.1).

Pflege

Bei der Lagerung muß auf die physiologische Stellung (mittlere Funktionsstellung) der Gelenke geachtet werden. Sind Gelenke falsch gelagert oder werden nicht regelmäßig bewegt, schrumpfen die Bänder, die Gelenkflüssigkeit verringert sich, und es kommt zu Kontrakturen.

Übungsfrage

1. Was ist der Unterschied zwischen echten und unechten Gelenken?

3.3 Mechanik des Skelettmuskels

Sehnen
- verbinden Muskeln und Knochen
- übertragen die Muskelkraft.

Ein Skelettmuskel zieht über ein oder mehrere Gelenke. Mit den jeweiligen Knochen ist er über *Sehnen* verbunden. Als *Ursprung* eines Muskels wird die Anheftungsstelle am weniger beweglichen Skeletteil bezeichnet, als *Ansatz* eines Muskels die am stärker beweglichen Skeletteil. Der Muskelteil zwischen Ursprung und Ansatz wird *Muskelbauch* genannt.

Agonisten und Antagonisten ermöglichen kontrollierte Bewegungen.

Die Sehnen übertragen die bei einer Kontraktion des Muskels entstehenden Kräfte, so daß es zu einer Bewegung im betroffenen Gelenk kommt. Für eine kontrollierte Bewegung ist in der Regel das Zusammenspiel zweier gegensätzlich wirkender Muskeln notwendig: Der **Agonist** (Spieler) führt die Bewegung aus, während der **Antagonist** (Gegenspieler) für die entgegengesetzte Bewegung verantwortlich ist (Abb. 3.2).

Die Gelenkgrundformen mit ihren Bewegungsmöglichkeiten (Abb. 3.1)

Gelenkform	Beispiel	Aufbau	Bewegungen
Kugelgelenk 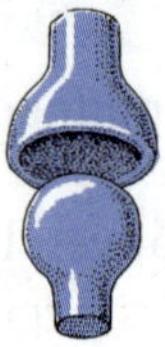	**Hüftgelenk,** Schultergelenk 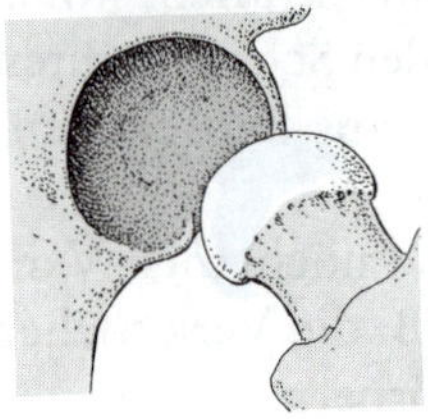	Kugelförmiger Gelenkkopf mit entsprechend geformter Gelenkpfanne	▪ Innen- und Außenrotation ▪ Beugung und Streckung ▪ Seithebung und Seitsenkung
Eigelenk 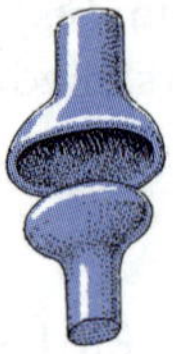	**proximales Handgelenk** 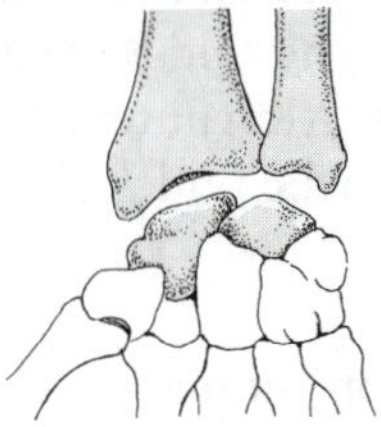	Eiförmiger Gelenkkopf mit entsprechend geformter Gelenkpfanne	▪ Beugung und Streckung ▪ Seithebung und Seitsenkung
Sattelgelenk 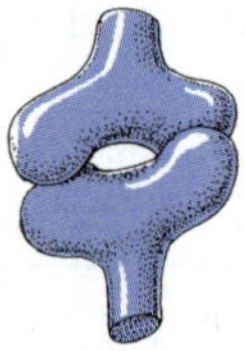	**Daumengrundgelenk** 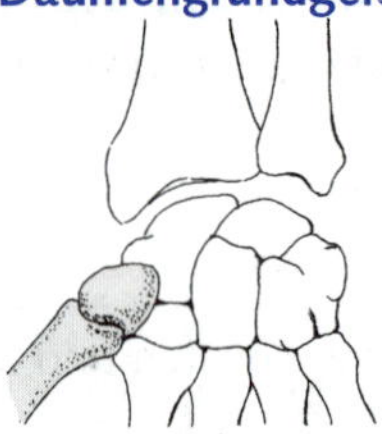	Die Gelenkflächen besitzen jeweils die Form eines Reitsattels	▪ Um eine Gelenkachse
Scharniergelenk 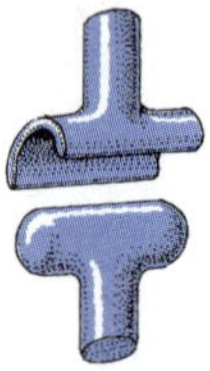	**Ellenbogengelenk,** (Finger-, Zehengelenke) 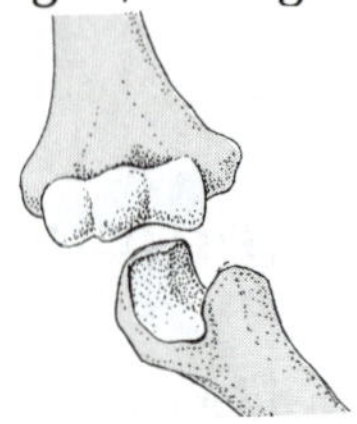	Eine nach außen gewölbte Gelenkfläche in Rollenform wird von einer nach innen gewölbten Gelenkfläche schalenförmig umgriffen	▪ Seitwärts-, Vorwärts-, und Rückwärtsbewegungen
Zapfengelenk 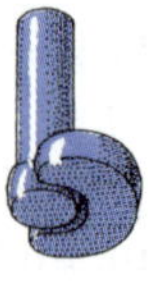	**Radioulnargelenk,** (Atlantoaxialgelenk) 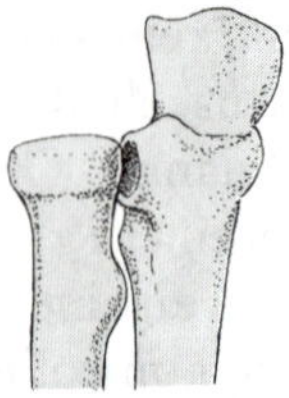	Eine nach außen gewölbte zylindrische Gelenkfläche wird von einer nach innen gewölbten Gelenkfläche schalenförmig umgriffen	▪ Um eine Gelenkachse
Ebenes Gelenk	Hand-, Fußwurzelgelenke, Sternoclaviculargelenk	Die Gelenkflächen sind flach und werden durch Bänder zusammengehalten	▪ Seitliche Verschiebungen ▪ Gleitbewegung

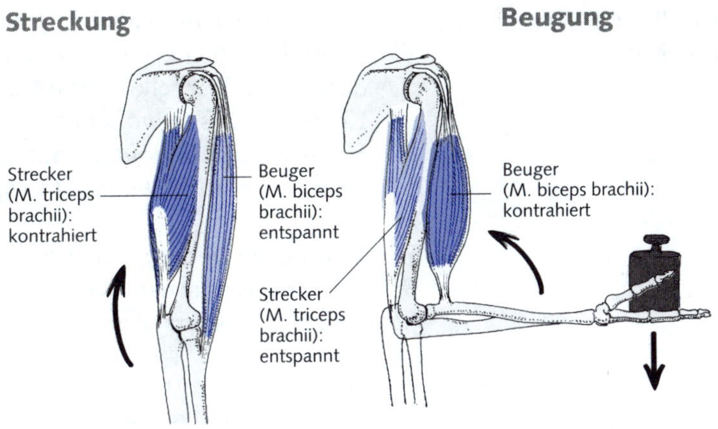

Abb. 3.2 Zusammenspiel von Agonist und Antagonist am Beispiel von Beuger (M. biceps brachii) und Strecker (M. triceps brachii) des Oberarms

3.4 Das Skelett

6 verschiedene Knochengruppen.

Das Skelett kann in verschiedene Knochengruppen eingeteilt werden:

- **Schädel** mit Gesichts- und Hirnschädel
- **Rumpf** mit Brustraum (Thorax) u. Bauchraum (Abdomen)
- **Schultergürtel**
- **obere Extremitäten**
- **Becken**
- **untere Extremitäten.**

Das Skelett verleiht dem Körper seine Stabilität und ermöglicht gemeinsam mit Muskeln, Sehnen und Gelenken seine Beweglichkeit.

3.5 Schädel

Am Schädel werden zwei Anteile unterschieden, der **Hirnschädel** *(Neurocranium)* u. der **Gesichtsschädel** *(Viscerocranium)*.

3.5.1 Hirnschädel

Der Hirnschädel (Abb. 3.3) besteht aus **acht** Knochen:

- **Stirnbein** *(Os frontale)*, das die Stirnhöhlen enthält
- Paarige **Scheitelbeine** *(Ossa parietalia)*

8 Knochen des Hirnschädels bilden Schädelkalotte und Schädelbasis.

- Paarige **Schläfenbeine** *(Ossa temporalia)*, die Hör- und Gleichgewichtsorgane beinhalten und mit dem Unterkiefer das Kiefergelenk bilden
- **Hinterhauptbein** *(Os occipitale)*, das durch ein Gelenk mit dem ersten Wirbelkörper (☞ 3.6.1) verbunden ist
- **Keilbein** *(Os sphenoidale)*
- **Siebbein** *(Os ethmoidale)* mit der oberen und mittleren Nasenmuschel *(Concha nasalis superior und medialis)*.

Diese Knochen bilden gemeinsam die *Schädelkalotte* und die *Schädelbasis*. Eine scharfe Grenze zwischen Schädelkalotte und Schädelbasis existiert nicht.

Schädelkalotte

Schädelkalotte:
- 4 Schädelnähte
- Kleine und große Fontanelle.

Die Knochen der Schädelkalotte bilden das Dach des Schädels. Sie sind durch **Schädelnähte** (Abb. 3.3) voneinander getrennt:

- **Kranznaht** *(Sutura coronalis)* zwischen Stirnbein und den beiden Scheitelbeinen
- **Lambdanaht** *(Sutura lambdoidea)* zwischen Hinterhauptbein und den beiden Scheitelbeinen
- **Pfeilnaht** *(Sutura sagitalis)* zwischen den beiden Scheitelbeinen, verbindet die große mit der kleinen Fontanelle
- **Schuppennaht** *(Sutura squamosa)* jeweils zwischen Schläfen- und Scheitelbein.

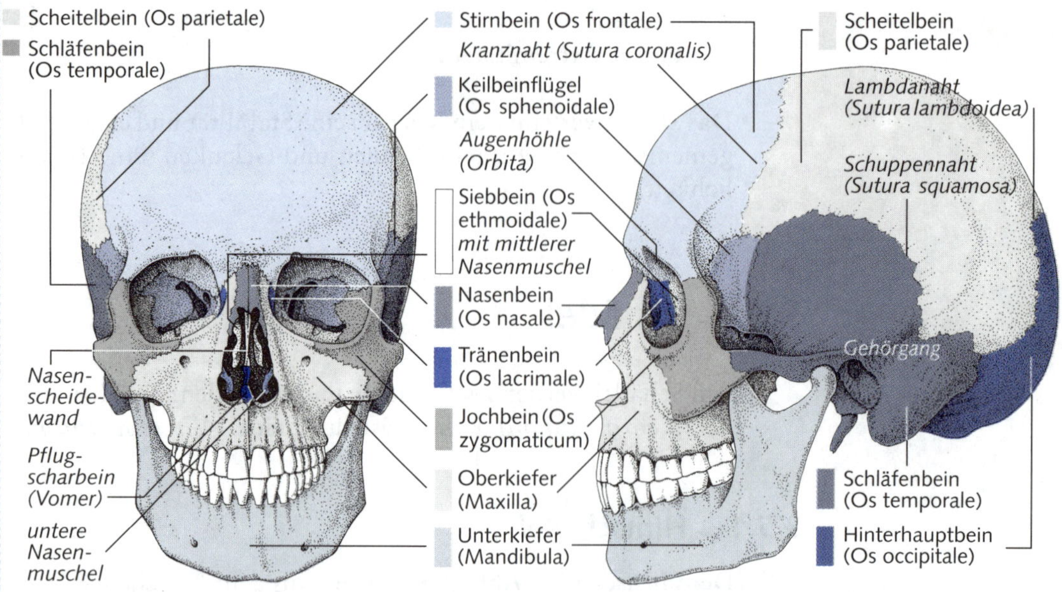

Abb. 3.3 Schädel in der Vorderansicht und Seitenansicht

❶ Dort, wo mehr als zwei Schädelknochen aneinandergrenzen, weiten sich die Schädelnähte zu den **Fontanellen** aus. Im Verlauf der Pfeilnaht sind dies:

- **Große Fontanelle:** Hier grenzen die beiden Scheitelbeine und das Stirnbein aneinander
- **Kleine Fontanelle** oder Hinterhauptfontanelle: Hier grenzen die beiden Scheitelbeine und das Hinterhauptbein aneinander.

Sowohl Schädelnähte als auch Fontanellen sind beim Neugeborenen lediglich durch Bindegewebe verschlossen. Die kleine Fontanelle verschließt sich etwa im 3. Lebensmonat, während die große Fontanelle bis zum 2. Lebensjahr geöffnet sein kann. Ein Teil der Schädelnähte ist erst im Erwachsenenalter verknöchert, so daß ein ungestörtes Größenwachstum des Gehirns und der Schädelknochen besonders im 1. Lebensjahr möglich ist.

Schädelbasis

❷ Die Schädelbasis (Abb. 3.4) besteht aus drei stufenförmigen Abschnitten:

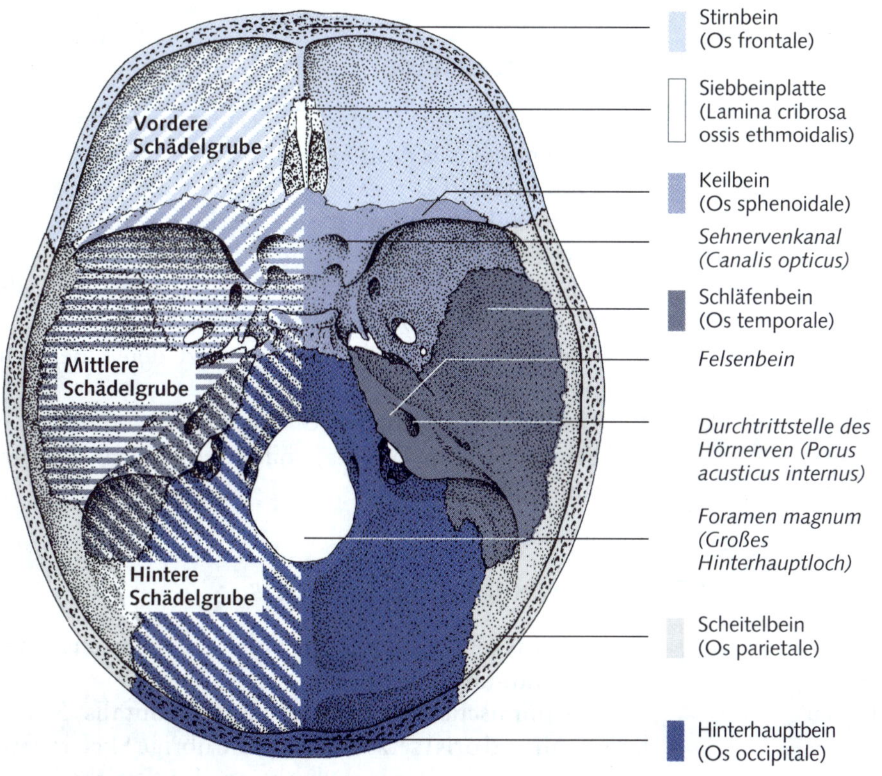

Abb. 3.4 Schädelbasis

- 3 Schädelgruben.
- Durchtrittstellen für Gefäße und Nerven.

- **Vordere Schädelgrube:** Sie wird von Teilen des Stirnbeins, des Siebbeins und des Keilbeins gebildet und nimmt den Stirnlappen der Großhirnrinde auf (☞ 4.1.1)
- **Mittlere Schädelgrube:** Sie wird von Teilen des Keilbeins und Siebbeins gebildet und beinhaltet die Schläfenlappen (☞ 4.1.1) und die Hypophyse (☞ 4.1.2)
- **Hintere Schädelgrube:** Sie wird vom Hinterhauptbein und Teilen des Schläfenbeins und Keilbeins gebildet und beinhaltet das Kleinhirn (☞ 4.1.7). Durch das *Foramen magnum* (großes Hinterhauptloch) verläßt das verlängerte Mark (☞ 4.1.5) die hintere Schädelgrube.

Die Schädelbasis besitzt zahlreiche Öffnungen, durch die Blutgefäße und Nerven hindurchtreten, die das Gehirn mit dem Körper verbinden.

Pflege

Eine Vertiefung der großen Fontanelle weist auf eine Dehydrierung des Säuglings hin, z.B. durch Fieber.

Eine Fraktur der Schädelbasis ist unter anderem durch eine Blutung aus dem Ohr erkennbar.

3.5.2 Gesichtsschädel

Der Gesichtsschädel (Abb. 3.3) besteht aus **neun** Knochen:

- **Nasenbein** *(Os nasale)*
- **Oberkiefer** *(Os maxillare),* enthält die paarig angelegten Kieferhöhlen und trägt die Oberkieferzähne
- **Jochbein** *(Os zygomaticum)*
- **Unterkiefer** *(Os mandibulare),* trägt die Unterkieferzähne
- Paarige **Tränenbeine** *(Ossa lacrimalia)*
- **Gaumenbein** *(Os palatinum),* setzt den Oberkiefer nach hinten fort
- **Untere Nasenmuschel** *(Concha nasalis inferior)*
- **Pflugscharbein** *(Vomer),* bildet einen Teil des Nasenseptums.

3.5.3 Muskulatur des Schädels

Ansatzstelle der mimischen Muskulatur ist die Gesichtshaut.

Zu den Muskeln des Schädels zählen die mimische Muskulatur und die Kaumuskulatur.

Die **mimische Muskulatur** (u.a. M. frontalis, Mm. orbicularis oculi und oris) setzt nicht wie die übrige Skelettmuskulatur am Knochen an, sondern direkt an der Gesichtshaut. Daher kommt es bei ihrer Kontraktion zu Hautverschiebungen mit der Bildung von Falten, Runzeln und Grübchen, der Mimik.

Aufgabe der **Kaumuskulatur** (u.a. M. masseter, Mm. pterygoideus medialis und lateralis) ist die Bewegung des Unterkiefers gegenüber dem Oberkiefer. Dadurch wird Nahrung zerkleinert und das Sprechen ermöglicht.

Pflege

Mimik ist nonverbale Kommunikation. Sie gilt auch als Spiegel der Seele und ist daher ein wertvoller Bestandteil der Krankenbeobachtung.

Übungsfragen

1. Was sind Fontanellen?
2. Aus welchen Abschnitten setzt sich die Schädelbasis zusammen?

3.6 Rumpf

Thorax und Abdomen.

Der Rumpf besteht aus **Brustraum** *(Thorax)* und **Bauchraum** *(Abdomen)*. Seine Wand wird von Wirbelsäule, Rippen und Brustbein sowie der Rücken- und Bauchwandmuskulatur gebildet.

3.6.1 Wirbelsäule

Bewegliche Achse des Körpers, ermöglicht das Stehen und schützt das Rückenmark.

Die Wirbelsäule *(Columna vertebralis)* bildet die bewegliche Achse des menschlichen Körpers. Sie hält den Körper aufrecht und verleiht ihm seine umfangreiche Beweglichkeit. Geschützt innerhalb der Wirbelsäule, ausgehend vom Foramen magnum, verläuft das Rückenmark (☞ 4.1.8).

Abschnitte der Wirbelsäule

5 Abschnitte der Wirbelsäule.

1. Die Wirbelsäule besteht aus fünf Abschnitten (Abb. 3.4)

- **Halswirbelsäule** (HWS) mit 7 Halswirbeln (C_1–C_7)
- **Brustwirbelsäule** (BWS) mit 12 Brustwirbeln (Th_1–Th_{12})
- **Lendenwirbelsäule** (LWS) mit 5 Lendenwirbeln (L_1–L_5)
- **Kreuzbein** *(Os sacrum)*, bestehend aus 5 Sakralwirbeln, die zu einem Knochen verschmolzen sind
- **Steißbein** *(Os coccygis)*, bestehend aus 4 rudimentären Steißwirbeln, die zu einem Knochen verschmolzen sind.

Die Bandscheibe besteht aus:

- Nucleus pulposus
- Anulus fibrosus.

Aufbau eines Wirbels:

- Wirbelkörper
- Wirbelbogen
- Wirbelloch
- Wirbelgelenken
- Zwischenwirbellöcher.

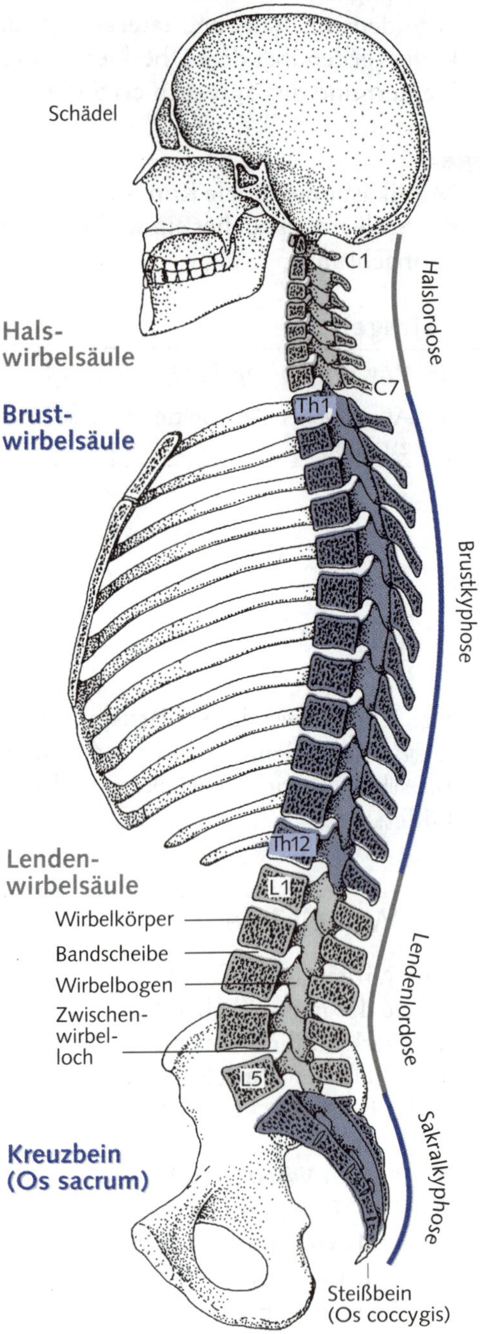

Abb. 3.5 Aufbau der Wirbelsäule im Längsschnitt

Aufbau der Wirbelsäule

Die **Wirbel** *(Vertebrae)* sind durch Gelenke miteinander verbunden und ermöglichen so Bewegungen der Wirbelsäule nach vorne und nach hinten, zur Seite und um die eigene Achse. Unterstützt werden die Bewegungen durch die zwischen je zwei Wirbeln liegenden **Bandscheiben.**

Diese bestehen aus dem faserknorpeligen Außenring *(Anulus fibrosus)* und einem gallertigen Kern *(Nucleus pulposus)*.

Die einzelnen Wirbel sind einander ähnlich aufgebaut. Der **Wirbelkörper** *(Corpus vertebrae)*, eine dicke »Knochenscheibe«, stellt den gewichttragenden Teil der Wirbelsäule dar.

Nach dorsal schließt sich ihm der **Wirbelbogen** *(Arcus vertebrae)* mit dem **Wirbelloch** *(Foramen vertebrale)* an. Durch das Wirbelloch verläuft das Rükkenmark, geschützt durch die Wirbelbögen. Jeder Wir-

Atlas (1. HW) und Axis (2. HW) sind besonders aufgebaut.

belbogen bildet mit den jeweils benachbarten Wirbelbögen die **Wirbelgelenke** sowie die **Zwischenwirbellöcher** *(Foramina intervertebralia)* für den Austritt der vom Rückenmark kommenden bzw. zum Rückenmark führenden Spinalnerven (☞ 4.1.8). Außerdem dient der Wirbelbogen als Ansatz für verschiedene Rückenmuskeln und Bänder.

Abhängig von ihrer Lage innerhalb der Wirbelsäule und ihrer dementsprechenden statischen Belastung unterscheiden sich die einzelnen Wirbelkörper in ihrem Bau. Größere Unterschiede weisen der erste und der zweite Halswirbel auf:

- Der **erste Halswirbel** *(Atlas)* besitzt keinen Wirbelkörper, sondern besteht lediglich aus einem knöchernen Ring. Er bildet die Verbindung zum Hinterhauptbein (☞ 3.5.1) und ermöglicht durch ein entsprechendes Gelenk die Nickbewegung des Kopfes.
- Der **zweite Halswirbel** *(Axis)* besitzt einen in den Knochenring des Atlas hineinragenden Knochenzahn *(Dens axis)*, der mit diesem ein Gelenk bildet, das die Drehbewegungen des Kopfes ermöglicht.

Verbindung des Kreuzbeins
- Mit Hüftknochen durch das Iliosakralgelenk
- Mit LWS durch das Lumbosakralgelenk.

Das **Kreuzbein** ist ein dreieckiger, schaufelförmiger Knochen und besteht aus den fünf im Laufe der Kindheit miteinander verschmolzenen Sakralwirbeln. Er ist durch ein sehr unbewegliches, unechtes Gelenk, dem *Iliosakralgelenk,* mit den beiden Hüftknochen verbunden. Außerdem ist er nach kranial mit dem 5. Lendenwirbelkörper über das *Lumbosakralgelenk,* und nach kaudal mit dem nur noch rudimentär ausgebildeten **Steißbein** über ein straffes Gelenk verbunden.

Krümmungen der Wirbelsäule

Krümmungen der Wirbelsäule:
- Lordose (ventral)
- Kyphose (dorsal).

❷ Die Wirbelsäule weist beim Blick von der Seite charakteristische Krümmungen auf (Abb. 3.5). Die Krümmungen nach ventral im Bereich der Hals- und Lendenwirbelsäule heißen *Hals-* bzw. *Lendenlordose,* die Krümmungen nach dorsal im Bereich der Brustwirbelsäule und des Kreuzbeines *Brust-* bzw. *Sakralkyphose.*

3.6.2 Rückenmuskulatur

Rückenmuskulatur:
- Medialer und lateraler Trakt
- Aufrechthaltung der Wirbelsäule.

Die Rückenmuskulatur *(M. erector spinae)* hält die Wirbelsäule gestreckt und ermöglicht Seitwärtsbewegungen und Drehungen um die eigene Achse. Sie wird von kräftigen Muskelfaserzügen gebildet, die vom Kreuzbein und den Hüftknochen zu den einzelnen Wirbelbögen und teilweise bis zum Hinterhauptbein ziehen. Entsprechend ihrer Lage wird die Rückenmuskulatur in einen **medialen** und einen **lateralen Trakt** unterteilt.

Bewegung des Kopfes durch die tiefe Nackenmuskulatur.

Zur Regulation der Stellung des Kopfes und seiner verschiedenen Bewegungen sind am Übergang von der Wirbelsäule zum Schädel auf beiden Seiten jeweils vier kurze Muskeln vorhanden, die **tiefe Nackenmuskulatur.**

Pflege

Die Wirbelsäule wird bei Pflegepersonen stark beansprucht. Um Schmerzen und frühzeitigen Abnuntzungserscheinungen vorzubeugen, sollten eine rückenschonende Arbeitsweise und Sport (zur Stärkung der Rückenmuskulatur z.B. Schwimmen, Gymnastik) ausgeübt werden.

3.6.3 Knöcherner Thorax

- Brustbein
- 12 Rippenpaare (echte und unechte Rippen)
- Brustwirbelsäule.

❸ Der knöcherne Thorax (Brustkorb, Abb. 3.6) wird vom **Brustbein** *(Sternum)*, den **zwölf Rippenpaaren** *(Costae)* und der **Brustwirbelsäule** gebildet. Er umgibt schützend den Brustraum mit Herz und Lunge.

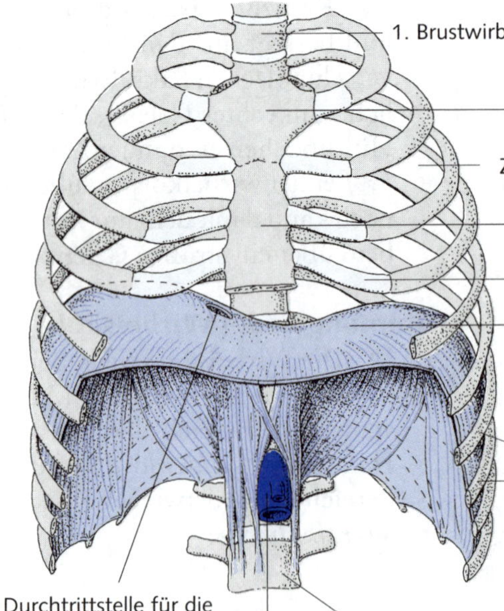

Abb. 3.6
Knöcherner Thorax

Brustbein

Das Brustbein *(Sternum,* Abb. 3.6) ist ein platter Knochen. Es besteht aus drei Teilen:

- **Brustbeinhandgriff** *(Manubrium sterni)*, der mit dem Schlüsselbein *(Clavicula*, Abb. 3.6) und dem 1. Rippenpaar über ein Gelenk verbunden ist. Faserknorpel bildet die Übergangsstelle zum
- **Brustbeinkörper** *(Corpus sterni)*. Dieser besitzt Gelenkflächen für das 3.–7. Rippenpaar. Das 2. Rippenpaar ist mit dem Brustbein an der o.g. Übergangsstelle verbunden.
- **Schwertfortsatz** *(Processus xiphoideus)* schließt sich nach kaudal an.

Rippen

❹ Auch die Rippen *(Costae*, Abb. 3.6) gehören zu den platten Knochen. Jede der zwölf Rippen besteht aus einem langen knöchernen Anteil, der über ein Gelenk mit der BWS verbunden ist, und einem kurzen knorpeligen Anteil, der teilweise über ein Gelenk mit dem Brustbein verbunden ist. Je nach dieser Verbindung werden unterschieden:

- 7 echte Rippen
- 5 falsche Rippen.

- **Echte Rippen** *(Costae verae)*. Sie setzen mit ihren knorpeligen Enden über ein Gelenk direkt an das Brustbein an. Dies gilt für die 1.–7. Rippe.
- **Falsche Rippen** *(Costae spuriae)*. Sie sind entweder indirekt oder gar nicht mit dem Brustbein verbunden. Die knorpeligen Enden der 8.–10. Rippe sind jeweils mit dem knorpeligen Abschnitt der darüberliegenden Rippe und so auch indirekt mit dem Brustbein verbunden. Dadurch entsteht der tastbare *Rippenbogen*.
  Die 11. und 12. Rippe enden frei in der Bauchmuskulatur.

Pflege

Rippenfrakturen sind äußerst schmerzhaft. Patienten neigen zur Schonatmung und sind deshalb stark pneumoniegefährdet. Durch einen Kompressionsverband wird der Thorax stabilisiert und z.B. das Atemtraining und die Mobilisation erleichtert.

3.6.4 Atemmuskulatur

Atemmuskulatur:
- Zwerchfell
- Zwischenrippenmuskulatur
- Atemhilfsmuskulatur an Rücken, Hals und Brust.

❺ Die Atemmuskulatur erweitert den knöchernen Thorax bei der **Einatmung** *(Inspiration)* und verkleinert ihn bei der **Ausatmung** *(Exspiration)*. Dafür stehen verschiedene Muskeln zur Verfügung.

Zwerchfell

Das Zwerchfell *(Diaphragma*, Abb. 3.6) ist der wichtigste Atemmuskel. Es ist kuppelförmig zwischen dem Brustbein, der 7.–12. Rippe und der LWS verspannt und bildet eine 3–5 mm dicke Trennwand zwischen Brust- und Bauchraum. An verschiedenen Stellen treten u.a. Aorta, untere Hohlvene und Speiseröhre durch das Zwerchfell in den Bauchraum.

Bei Kontraktion des Zwerchfells senkt sich seine Kuppel nach kaudal. Dies führt zu einer Vergrößerung des Brustraumes. Durch den entstehenden Unterdruck strömt Luft in die Lunge (Einatmung). Bei der Ausatmung findet durch die Erschlaffung des Zwerchfells der entgegengesetzte Bewegungsablauf statt.

Zwischenrippenmuskulatur

Mm. intercostales **ex**terni heben die Rippen → **In**spiration
Mm. intercostales **in**terni senken die Rippen → **Ex**piration.

Die Zwischenrippenmuskeln *(Interkostalmuskeln)* verlaufen im Zwischenrippenraum (Interkostalraum). Je nach Verlauf heben *(Mm. intercostales externi)* oder senken *(Mm. intercostales interni)* sie die Rippen. Bei Hebung der Rippen kommt es zu einer Erweiterung des Brustraums und der Lunge und damit zur Einatmung. Bei Senkung der Rippen findet die Ausatmung mit umgekehrtem Bewegungsablauf statt.

Atemhilfsmuskulatur

Bei verstärkter Atemtätigkeit werden verschiedene Atemhilfsmuskeln eingesetzt. Diese sind am Rücken *(Mm. serratus posterior superior* und *posterior inferior),* am Hals *(Mm. scaleni, M. sternocleidomastoideus)* und an der Brust *(Mm. pectorales major* und *minor, M. serratus anterior,* Abb. 3.6) vorhanden. Auch die Bauchwandmuskulatur (☞ 3.6.5) unterstützt den Atemvorgang.

Pflege

Die Atemhilfsmukulatur wird durch einen aufrechten Oberkörper mit Abstützen der Arme (Kutschersitz) eingesetzt. So wird die Atmung z.B. bei einem Asthmaanfall erleichtert.

3.6.5 Bauchwandmuskulatur

Bauchwandmuskulatur:
- 4 platte, übereinanderliegende Muskeln
- Bauchdeckenspannung
- Bauchpresse
- Rumpfbewegungen.

Die Bauchwandmuskulatur (Abb. 3.7) schließt den Bauchraum nach ventral und lateral ab. Sie ist für die Spannung der Bauchdecke, z.B. bei der Atmung, oder bei verschiedenen Füllungszuständen des Magen-Darm-Traktes verantwortlich. Weiterhin ist sie an der *Bauchpresse* (Erhöhung des Druckes im Bauchraum durch Einziehen des Bauches z.B. bei Darm- und Harnblasenentleerung) sowie an der Beugung, Seitwärtsneigung und Drehung des Rumpfes beteiligt. Die Bauchwand besteht aus mehreren platten, schichtweise übereinanderliegenden Muskeln:

Rektusscheide: vorderer und hinterer Anteil.

- **M. rectus abdominis** (gerader Bauchmuskel), zieht beidseitig vom 5.–7. Rippenknorpel nach kaudal zum Schambein. Er liegt in einer derben Bindegewebshülle, der *Rektusscheide*. Die Rektusscheide umgibt den Muskel mit einem vorderen und einem hinteren Blatt.
- **M. obliquus externus abdominis** (schräger äußerer Bauchmuskel), zieht beidseitig schräg von lateral-oben nach medial-unten und setzt am vorderen Blatt der Rektusscheide an. Er wird unterkreuzt vom

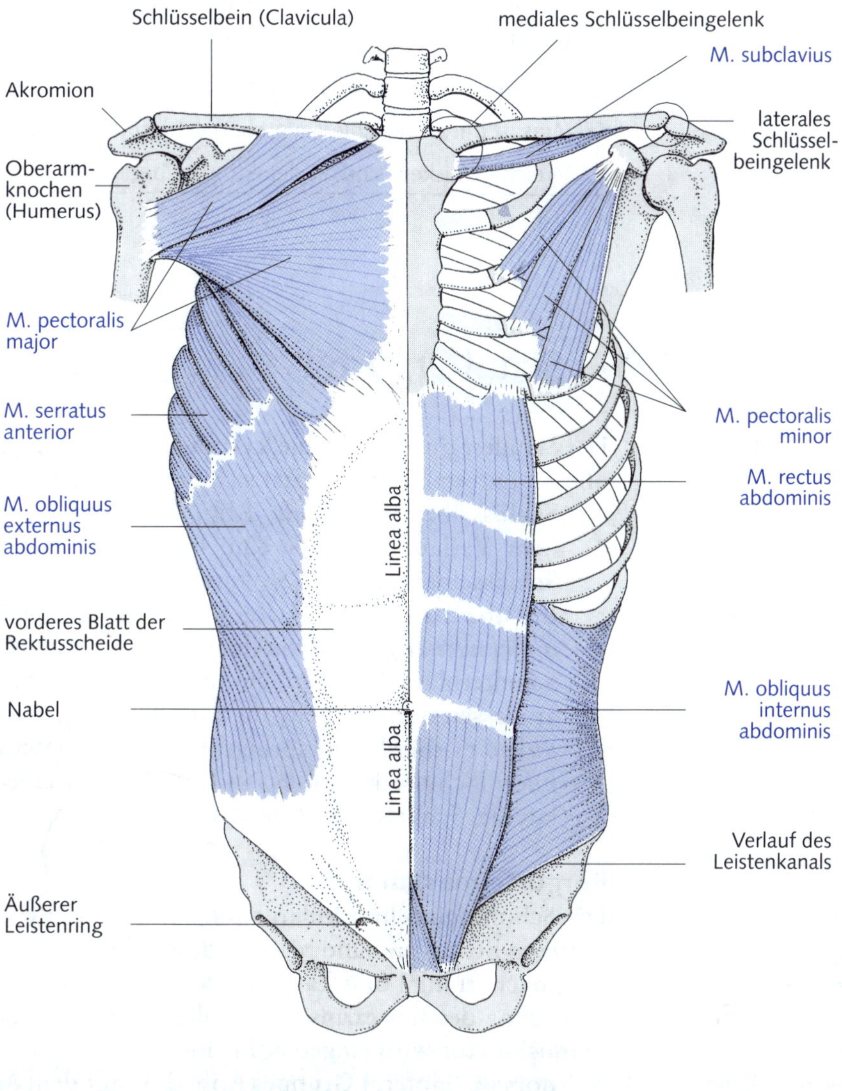

Abb. 3.7 Bauchwandmuskulatur und vordere Schultergürtelmuskulatur, auf der linken Körperseite ist die obere Muskelschicht abgetragen

- **M. obliquus internus abdominis** (schräger innerer Bauchmuskel). Dieser zieht beidseitig fächerförmig vom Beckenkamm nach medial und setzt am vorderen und hinteren Blatt der Rektusscheide an.
- **M. transversus abdominis** (querer Bauchmuskel) bildet die tiefste Schicht der Bauchwandmuskulatur und verläuft beidseitig gürtelförmig von lateral nach medial. Er setzt am hinteren Blatt der Rektusscheide an.

!? Übungsfragen

1. Aus welchen Abschnitten setzt sich die Wirbelsäule zusammen?
2. Welche Krümmungen besitzt die Wirbelsäule?
3. Aus welchen Knochen besteht der knöcherne Thorax?
4. Was ist der Unterschied zwischen echten und falschen Rippen?
5. Welche Muskeln sind an der Atmung beteiligt?

3.7 Schultergürtel

- Schlüsselbein und Schulterblatt
- Gelenkige Verbindung mit Brustbein und Oberarmknochen.

Der Schultergürtel bildet die Verbindung zwischen Rumpf und oberen Extremitäten. Er setzt sich beidseitig zusammen aus:

- **Schlüsselbein** *(Clavicula,* Abb. 3.8), ein S-förmiger in seinem Verlauf tastbarer Knochen, der über das mediale Schlüsselbeingelenk *(Sternoclaviculargelenk)* mit dem Brustbein und über das laterale Schlüsselbeingelenk *(Akromioclaviculargelenk)* mit dem Schulterblatt verbunden ist.
- **Schulterblatt** *(Scapula),* ein dreieckiger, platter Knochen, an dessen dorsaler Seite die Schulterblattgräte *(Spina scapulae)* tastbar hervorspringt. Diese endet lateral im *Akromion* (Schulterhöhe), das mit dem Schlüsselbein über das laterale Schlüsselbeingelenk verbunden ist.

Schultergürtelmuskulatur

Ermöglicht Bewegungen des Schulterblattes, so daß der Oberarm im Schultergelenk bewegt werden kann.

Die Schultergürtelmuskulatur fixiert das Schulterblatt an der hinteren Brustwand und bewirkt dessen Drehung sowie dessen Zug nach kranial und kaudal. Dies ist Voraussetzung für die Bewegung des Oberarms im Schultergelenk. Die Schultergürtelmuskulatur wird eingeteilt in eine:

- **dorsale** (hintere) **Gruppe** (Abb. 3.8) mit dem *M. trapezius* (Kapuzenmuskel), den *Mm. rhomboidei major* und *minor* (großer und kleiner Rautenmuskel), dem *M. levator scapu-*

Bewegungen im Schultergelenk

Bewegung	Muskeln
Abduktion (Armhebung)	M. deltoideus
Adduktion (Anziehung = Arm senken)	M. pectoralis major M. latissimus dorsi Mm. teres major et minor M. deltoideus
Anteversion (Vorführung)	M. deltoideus M. pectoralis major M. coracobrachialis
Retroversion (Rückführung)	M. deltoideus M. latissimus dorsi M. teres major
Innenrotation (Einwärts-drehung)	M. subscapularis M. pectoralis major M. deltoideus M. teres major M. latissimus dorsi
Außenrotation (Auswärts-drehung)	M. infraspinatus M. teres minor M. deltoideus

lae (Schulterblattheber) und dem *M. serratus anterior* (vorderer Sägezahnmuskel)

- **ventrale** (vordere) **Gruppe** (Abb. 3.8) mit dem *M. subclavius* (Unterschlüsselbeinmuskel) und dem *M. pectoralis minor* (kleiner Brustmuskel).

An der lateralen oberen Ecke des Schulterblattes befindet sich die Schultergelenkspfanne, die zusammen mit dem Kopf des Oberarmknochens das *Schultergelenk* bildet.

Schultergelenk

❶ Das Schultergelenk ist ein Kugelgelenk, das von einer Kapsel und der ausgeprägten **Schultermuskulatur** umgeben ist. Diese sichert die Führung des Gelenkes. Die Schultermuskulatur entspringt an Schlüsselbein und Schulterblatt und setzt am Oberarmknochen an. Sie ermöglicht Bewegungen des Oberarmes in sechs verschiedene Richtungen (☞ Tabelle). Der genaue Verlauf dieser Muskeln ist in Abb. 3.8 dargestellt.

Das Schultergelenk ist ein Kugelgelenk. Die Schultermuskulatur
- schützt das Schultergelenk
- ermöglicht Bewegungen des Oberarms in 6 Richtungen.

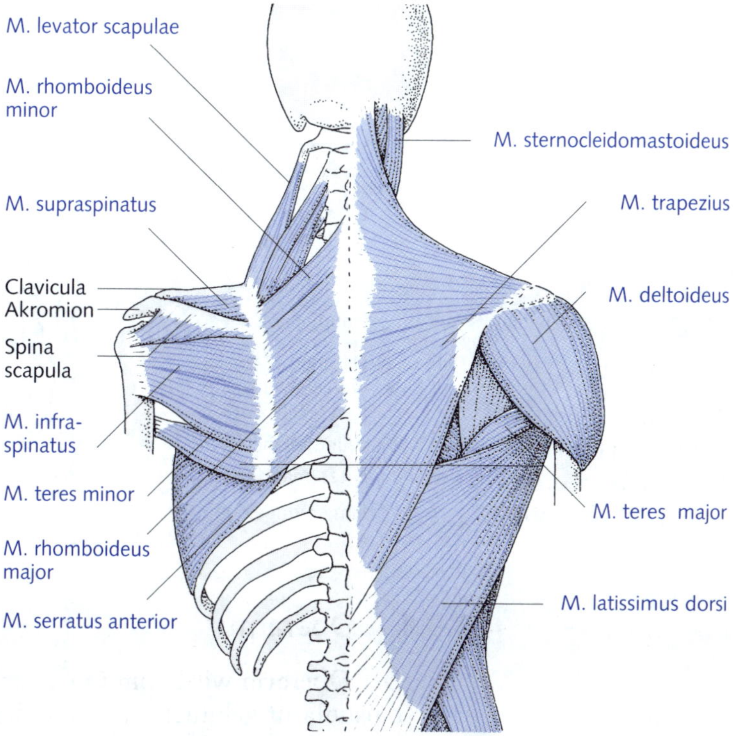

Abb. 3.8 Schultermuskulatur und hintere Schultergürtelmuskulatur, auf der linken Körperseite ist die obere Muskelschicht abgetragen

!? Übungsfrage

❶ Welche Bewegungen sind im Schultergelenk möglich?

3.8 Obere Extremitäten

Die oberen Extremitäten (Abb. 3.9) sind mit dem Schultergürtel über das Schultergelenk verbunden. Sie bestehen aus *Oberarm, Unterarm* und *Hand.*

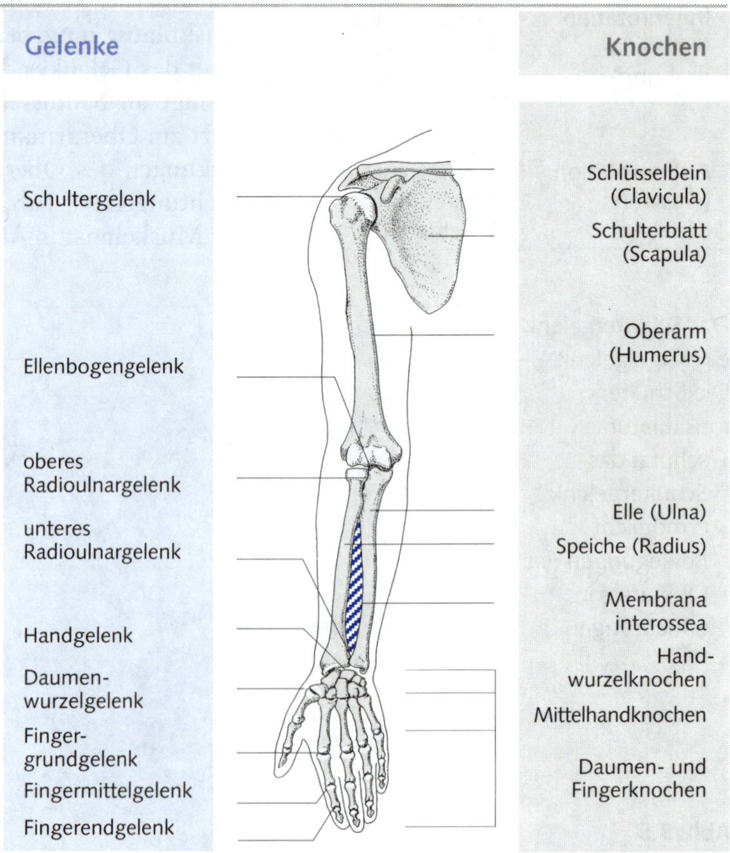

Abb. 3.9 Knochen und Gelenke der oberen Extremität von vorne

3.8.1 Oberarm

Der Oberarm wird vom Oberarmknochen und der Oberarmmuskulatur gebildet. Er ist mit dem Unterarm über das Ellenbogengelenk verbunden.

Oberarmknochen

Ein Röhrenknochen.

Er besteht aus:
- Caput humeri
- Corpus humeri
- Trochanter major und minor
- Tuberositas deltoidea
- Trochlea humeri
- Capitulum humeri
- Epicondylus medialis und lateralis.

Der Oberarmknochen *(Humerus,* Abb. 3.9) ist ein Röhrenknochen, der mit seinem Kopf *(Caput humeri)* in der Schultergelenkspfanne liegt. Dem Kopf schließt sich der Oberarmschaft *(Corpus humeri)* an, der mehrere Knochenvorsprünge *(Trochanter major* und *minor, Tuberositas deltoidea)* für den Ansatz verschiedener Oberarmmuskeln besitzt. Distal verbreitert sich der Oberarmknochen, um die Gelenkflächen für das Ellenbogengelenk zu bilden. Die medial gelegene Rolle des Oberarms *(Trochlea humeri)* ist dabei die Gelenkfläche für die Elle, das lateral gelegene Oberarmköpfchen *(Capitulum humeri)* die für die Speiche. Distal am Oberarmknochen liegen beiderseits außerhalb des Ellenbogengelenks die tastbaren Ellenbogenknorren *(Epikondylus medialis* und *lateralis),* an denen verschiedene Unterarmmuskeln entspringen.

Ellenbogengelenk

- Oberarm – Elle: Beugen, Strecken
- Speiche – Elle: Drehen
- Oberarm – Speiche: Beugen, Stecken, Drehen.

❶ Das Ellenbogengelenk (Abb. 3.9) ist ein kombiniertes **Drehscharniergelenk.** In ihm finden
- *Scharnierbewegungen,* d.h. Beugung und Streckung zwischen Oberarmknochen und Elle und Speiche statt sowie
- *Drehbewegungen* von Elle und Speiche um ihre Längsachse, die Umwendebewegungen des Unterarms und der Hand entsprechen.

Beuger:
- M. biceps
- M. brachialis.

Strecker: M. triceps.

Der wichtigste Beugemuskel des Ellenbogengelenks ist der *M. biceps* (zweiköpfiger Armmuskel). Unterstützt wird er vom *M. brachialis* (Armbeuger). Beide Muskeln verlaufen an der ventralen Seite des Oberarms. Für die Streckung im Ellenbogengelenk ist u.a. der *M. triceps* (dreiköpfiger Armmuskel) zuständig, der dorsal am Oberarm verläuft. M. biceps und M. triceps verhalten sich dabei antagonistisch (Abb. 3.9).

3.8.2 Unterarm

- Medial: Ulna (Elle)
- Lateral: Radius (Speiche).

Der Unterarm wird von der Unterarmmuskulatur und den zwei Unterarmknochen gebildet:
- Die medial gelegenen **Elle** *(Ulna,* Abb. 3.9), die proximal über das gut tastbare Olecranon mit dem Oberarmknochen durch ein Gelenk verbunden ist. Ihr Schaft, *Corpus ulnae,* hat eine dreieckige Form, an den sich der Ellenkopf *(Caput ulnae)* anschließt. Er bildet mit der Speiche das *untere Radioulnargelenk.*
- Die lateral gelegenen **Speiche** *(Radius,* Abb. 3.9), die proximal durch ihren Kopf *(Caput radii)* mit dem Oberarmknochen und der Elle gelenkig verbunden ist. An den Kopf

schließen sich Hals *(Collum radii)* und Schaft *(Corpus radii)* an. Distal verbreitert sich die Speiche zum Kontakt mit den Handwurzelknochen.

Die Unterarmknochen liegen nebeneinander und werden durch eine feste Membran miteinander verbunden *(Membrana interossea)*. Sie bilden miteinander das obere und untere Radioulnargelenk.

Oberes und unteres Radioulnargelenk

Aufgaben:
- Verbindung von Elle und Speiche
- Supination und Pronation von Unterarm u. Hand.

Supinatoren:
- M. supinator
- M. biceps.

Pronatoren:
- M. pronator teres
- M. pronator quadratus.

Im oberen und unteren Radioulnargelenk (Abb. 3.9) erfolgt die Umwendebewegung des Unterarms und der Hand. Dabei wird unterschieden:
- **Supinationsbewegung** u.a. durch den *M. supinator* und *M. biceps*. Die Handinnenfläche wird nach oben gedreht, der Daumen steht lateral.
- **Pronationsbewegung** u.a. durch den *M. pronator teres* und *M. pronator quadratus*. Die Handinnenfläche wird nach unten gedreht, dabei überkreuzt die Speiche die Elle. Der Daumen steht medial.

Weiterhin bilden Elle und Speiche distal mit den Handwurzelknochen das Handgelenk.

Handgelenk

Beugemuskeln:
- Mm. flexor carpi radialis und ulnaris
- M. palmaris longus.

Streckmuskeln:
- Mm. extensor carpi radialis longus und brevis
- M. extensor carpi ulnaris.

Im Handgelenk finden folgende Bewegungen statt:
- **Beugung** in Richtung Handinnenfläche, ausgeführt von der Beugemuskulatur *(Flexoren,* Abb. 3.10): *Mm. flexor carpi radialis* und *ulnaris* (radialer und ulnarer Handbeuger), *M. palmaris longus* (langer Hohlhandmuskel), dessen Sehne sich in der Hohlhand fächerförmig zur *Palmaraponeurose* ausbreitet. Die Beugemuskulatur hat ihren Ursprung am medialen Oberarmknorren, zieht mit ihren langen Sehnen über das Handgelenk hinweg und setzt in der Hohlhand an den Hand- und Fingerknochen an.
- **Streckung** in Richtung Handrücken, ausgeführt von der Streckmuskulatur *(Extensoren,* Abb. 3.10): *Mm. extensor carpi radialis longus* und *brevis* (langer und kurzer radialer Handstrecker), *M. extensor carpi ulnaris* (ulnarer Handstrecker). Die Streckmuskulatur entspringt am lateralen Oberarmknorren. Ihre Sehnen ziehen über das Handgelenk hinweg und setzen dorsal an den Mittelhandknochen an.
- **Radialabduktion** und **Ulnaradduktion** als Seitwärtsbewegung der Hand nach radial zur Daumenseite bzw. nach ulnar zur Kleinfingerseite durch einen Teil der bereits genannten Unterarmmuskeln.

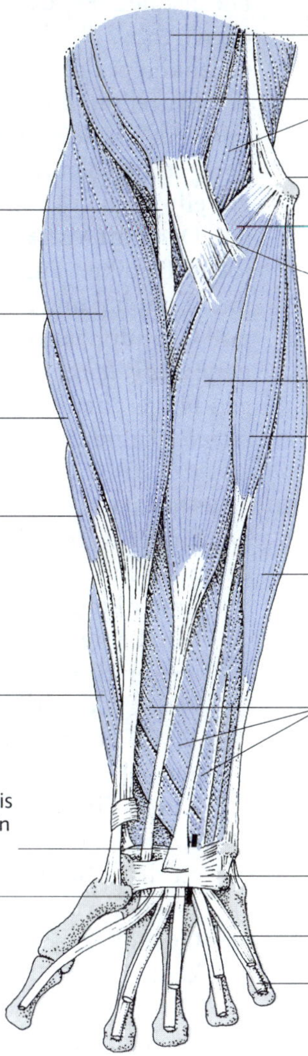

Abb. 3.10
Die Unterarmmuskeln von vorne (Supinationsstellung).

3.8.3 Hand

- 8 Handwurzelknochen
- Mittelhandknochen
- Fingerknochen.

❷ Die Hand besteht aus den Handwurzel-, Mittelhand- und Fingerknochen sowie der Handmuskulatur.

Die Handwurzel setzt sich aus jeweils vier hintereinanderliegenden **Handwurzelknochen** *(Ossa carpi,* Abb. 3.9) zusammen. In der proximalen Reihe sind dies von radial nach ulnar: Kahnbein *(Os scaphoideum),* Mondbein *(Os lunatum),* Dreiecksbein *(Os triquetrum),* Erbsenbein *(Os pisiforme);* in der distalen Reihe: großes und kleines Vieleck *(Os trapezium* und *Os trapezoideum),* Kopfbein *(Os capitatum),* Hakenbein *(Os hamatum).*

Daumenwurzelgelenk als Sattelgelenk aus
- Mittelhandknochen des Daumens
- Großem Vieleckbein.

Die distalen Handwurzelknochen sind mit den **Mittelhandknochen** (Abb. 3.9) über straffe Bänder verbunden, so daß in diesen Gelenken praktisch keine Bewegungen möglich sind. Lediglich der Mittelhandknochen des Daumens bildet ein *Sattelgelenk* mit dem großen Vieleckbein *(Daumenwurzelgelenk),* so daß der Daumen den anderen Fingern, z.B. beim Greifen, gegenüber gestellt werden kann.

Fingergrundgelenke sind Kugelgelenke. Zwischen den Fingergliedern sind Scharniergelenke.

Den fünf Mittelhandknochen folgen die Finger, die aus drei (beim Daumen aus zwei) Fingergliedern, den **Grund-, Mittel-** und **Endphalangen** (Abb. 3.9) bestehen. Mittelhandknochen und Grundphalanx sind jeweils über ein Kugelgelenk, das *Fingergrundgelenk,* miteinander verbunden. Zwischen den übrigen Fingergliedern bestehen Scharniergelenke: das *Fingermittelgelenk* und das *Fingerendgelenk.*

Handmuskulatur

Beuger
- M. flexor digitorum superficialis
- M. flexor digitorum profundus.

Die Finger werden über die Handmuskulatur bewegt. Sie wird eingeteilt in:

- **Lange Fingermuskeln,** die ihren Ursprung am Unterarm haben. Lediglich ihre Sehnen ziehen über das Handgelenk hinweg und setzen an den Fingergliedern an. Zu den langen Fingerbeugern gehören u.a. *Mm. flexor digitorum superficialis* und *profundus* (oberflächlicher und tiefer Fingerbeuger, Abb. 3.10).

Mm. lumbricales und interossei palmares und dorsales
- spreizen Finger
- beugen in den Grundgelenken
- strecken in Mittel- und Grundgelenken.

- **Kurze Fingermuskeln** *(Mm. lumbricales, Mm. interossei palmares* und *dorsales).* Sie entspringen medial und lateral an den Mittelhandknochen und setzen dorsal an den Fingergliedern an. Sie spreizen die Finger, beugen sie im Grundgelenk und strecken sie in den Mittel- und Endgelenken.

Daneben gibt es noch die kurzen Muskeln des Daumenballens und des Kleinfingerballens die jeweils den Daumen bzw. kleinen Finger bewegen.

Sehnenscheiden der Hand

Sehnen der langen Fingermuskeln
- sind von Sehnenscheiden umgeben
- Retinacula fixieren sie am Handgelenk.

Die Sehnen der langen Fingermuskeln werden im Bereich des Handgelenks durch querverlaufende Bänder in ihrer Position gehalten. Zu ihnen gehören das *Retinaculum flexorum,* das mit der Handwurzel den *Karpaltunnel* (Abb. 3.10) bildet, und das *Retinaculum extensorum.* Damit sich die Sehnen bei den Fingerbewegungen ohne Reibung gegeneinander verschieben können, sind sie jeweils von Sehnenscheiden umgeben.

Pflege

Die Hände besitzen unendlich viele Bewegungsmöglichkeiten. Die Fingerfertigkeit und intakte Funktion der Hände ist wichtig für die Eigenständigkeit bei vielen Aktivitäten des täglichen Lebens. Durch Ruhigstellung der Hand, z.B. durch einen Gips oder eine liegende Venenverweilkanüle, ist der Patient eingeschränkt.

Übungsfragen

❶ Welche Muskeln beugen bzw. strecken das Ellenbogengelenk?

❷ Welche Knochengruppen bilden die Hand?

3.9 Becken

Das Becken *(Pelvis)* ist über die **Sakroiliakalgelenke** mit der Wirbelsäule und über die **Hüftgelenke** mit den unteren Extremitäten verbunden. An ihm sind Teile der Hüft-, Oberschenkel- und Beckenbodenmuskulatur befestigt.

Knöchernes Becken

Beckenring:
- 2 Hüftbeinknochen
- Kreuzbein.

Symphyse verbindet die Hüftbeine. Sakroiliakalgelenke verbinden Hüftbein und Kreuzbein.

Hüftbein:
- Os ilium
- Os ischii
- Os pubis.

❶ Das knöcherne Becken (Abb. 3.11) wird von den beiden **Hüftbeinknochen** *(Ossa coxae)* gebildet, die ventral durch die etwa 1 cm breite knorpelige **Symphyse** (Schambeinfuge) fest miteinander verbunden sind. Dorsal wird das Becken durch das Kreuzbein (Abb. 3.11) zu einem Ring, dem **Beckenring,** vervollständigt. Das Kreuzbein ist durch die straffen, nahezu unbeweglichen **Sakroiliakalgelenke** (Kreuzbein-Darmbeingelenke) mit den beiden Hüftbeinen verbunden.

Die Hüftbeine bestehen aus jeweils drei miteinander verschmolzenen Knochen: dem **Darmbein** *(Os ilium)*, dem **Sitzbein** *(Os ischii)* und dem **Schambein** *(Os pubis)*. Am Darmbein können der vordere obere und der hintere obere Darmbeinstachel *(Spina iliaca anterior superior* und *posterior superior)* getastet werden. Diese beiden Knochenvorsprünge verbinden den Darmbeinkamm *(Crista iliaca)*, der für die ventrogluteale Injektion (in die Gesäßmuskulatur) einen wichtigen Bezugspunkt darstellt.

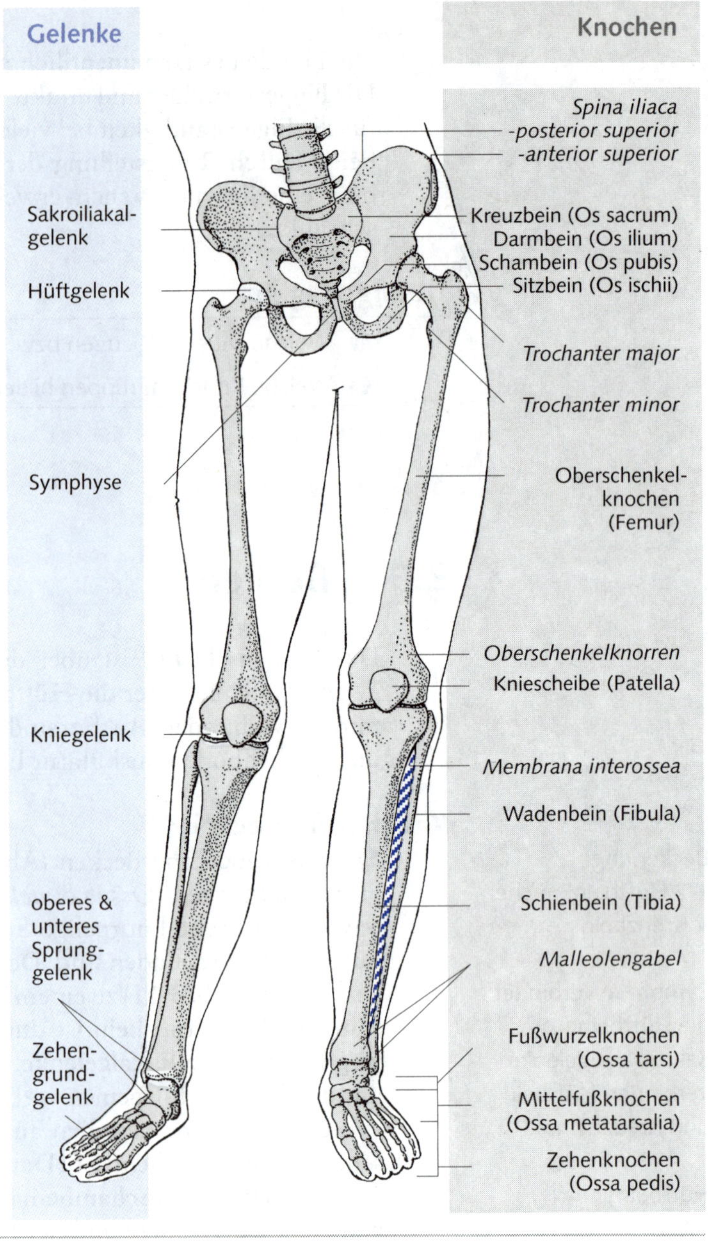

Abb. 3.11
Knochen des Beckens und der unteren Extremitäten von vorne

Beckenboden

- Platte aus Muskeln und Bändern
- Verschließt den Beckenring nach kaudal

Der Beckenring kann auch als ein knöcherner Trichter beschrieben werden, in dem Teile des Darms (☞ 7.3.2), die Harnblase (☞ 13.2.2) und die inneren Geschlechtsorgane (☞ 14.1.1, 14.2.1) liegen. Nach kaudal wird dieser Trichter durch eine Platte aus Muskeln und Bändern, den Beckenboden, verschlossen, auf der das Gewicht der inneren Organe lastet.

- Läßt Harnröhre, Enddarm und Geschlechtsorgane hindurchtreten.

Der wichtigste Muskel des Beckenbodens ist der *M. levator ani* (Afterhebermuskel). Er verschließt nahezu den gesamten Beckenring nach kaudal. Lediglich symphysennah findet sich eine Aussparung, der *Levatorspalt,* durch den Harnröhre und Geschlechtsorgane nach außen treten. Für den Durchtritt des Enddarms bildet der M. levator ani eine separate muskuläre Schlinge.

Pflege

Eine Schwäche der Beckenbodenmuskulatur, z.B. nach Geburten oder bei starkem Übergewicht kann bei Frauen zum Tiefertreten der Geschlechtsorgane mit nachfolgender Inkontinenz führen. Gezieltes Training der Muskulatur kann eine Inkontinenz vermindern u. festigt nach einer Geburt die Muskulatur.

Hüftgelenk

Ein Kugelgelenk.

Besteht aus:
- Hüftgelenkspfanne
- Kopf des Oberschenkelknochens.

❷ Über das Hüftgelenk (Abb. 3.11) ist das Becken mit den unteren Extremitäten verbunden. Die **Hüftgelenkspfanne** *(Acetabulum)* wird jeweils gemeinsam von Darmbein, Sitzbein sowie Schambein gebildet und nimmt den Kopf des Oberschenkelknochens auf. Das Hüftgelenk ist ein *Kugelgelenk,* in dem folgende Bewegungen möglich sind:

- **Flexion** (Beugung): Der Oberschenkel wird in Richtung Bauch angehoben
- **Extension** (Streckung): Der Oberschenkel wird nach hinten gestreckt
- **Abduktion:** Der Oberschenkel wird nach lateral abgespreizt
- **Adduktion:** Der Oberschenkel wird nach medial in Richtung des anderen Oberschenkels geführt
- **Innen- und Außenrotation.**

Für diese Bewegungen sind Hüft- und Oberschenkelmuskulatur zuständig.

Hüftmuskulatur

Innere Hüftmuskulatur (Beuger):
- M. iliopsoas
- M. piriformis
- M. obturator internus.

Die Hüftmuskulatur (Abb. 3.12) wird für die Bewegung im Hüftgelenk, die Stabilisierung des Beckens und Haltungsänderung des Rumpfes benötigt. Sie wird unterteilt in:

- **Innere Hüftmuskulatur,** die an der inneren Beckenwand entspringt und am proximalen Ende des Oberschenkelknochens ansetzt. Der wichtigste Beuger ist der *M. iliopsoas* (Hüftlendenmuskel), außerdem *M. piriformis* und *M. obturator internus.*
- **Äußere Hüftmuskulatur,** die an der äußeren Beckenwand entspringt und ebenfalls am proximalen Ende des Ober-

Äußere Hüftmuskulatur (Strecker):
- Mm. gluteus maximus, medius und minimus
- M. obturator externus.

schenkelknochens ansetzt. Der wichtigste Strecker ist der *M. gluteus maximus* (größter Gesäßmuskel), der auch die Kontur des Gesäßes bestimmt, außerdem *Mm. gluteus medius* und *minimus* und *M. obturator externus*.

Adduktoren im Hüftgelenk:
- M. gracilis
- Mm. adductor longus, brevis und magnus.

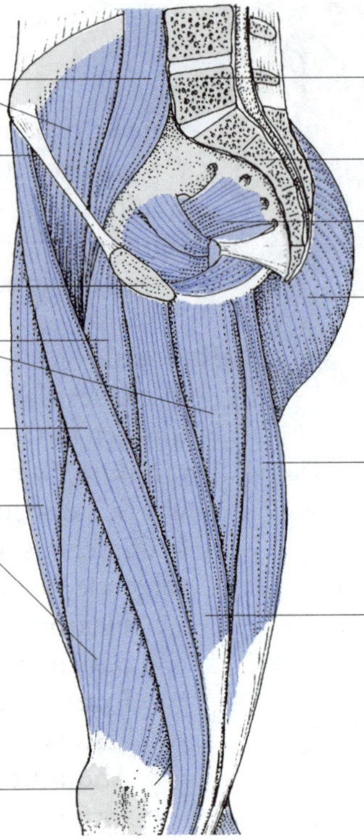

Abb. 3.12
Hüft- und Oberschenkelmuskulatur von medial

Pflege

Bei der ventroglutealen Injektion wird das zu applizierende Medikament in den M. gluteus maximus injiziert.

Übungsfragen

1. Welche Knochengruppen bilden den Beckenring?
2. Was bedeutet Extension, Flexion, Abduktion, Adduktion?

3.10 Untere Extremitäten

Die unteren Extremitäten sind über das Hüftgelenk mit dem Becken verbunden. Genau wie die oberen Extremitäten bestehen sie aus drei Abschnitten: dem *Oberschenkel,* dem *Unterschenkel* und dem *Fuß.*

3.10.1 Oberschenkel

Der Oberschenkel wird vom *Oberschenkelknochen* und der *Oberschenkelmuskulatur gebildet* und ist mit dem Unterschenkel über das Kniegelenk verbunden.

Oberschenkelknochen

Ein Röhrenknochen.

Er besteht aus:
- Caput femoris
- Collum femoris
- Corpus femoris
- Trochanter major und minor
- Epicondylus medialis u. lateralis.

Der Oberschenkelknochen *(Femur,* Abb. 3.11) ist der längste und schwerste Knochen des Körpers. Er ist ein Röhrenknochen, der mit seinem Kopf *(Caput femoris)* in der Hüftgelenkspfanne liegt. Über den Schenkelhals *(Collum femoris)* ist er mit dem Oberschenkelschaft *(Corpus femoris)* verbunden, der mehrere Knochenvorwölbungen *(Trochanter major* und *minor)* für den Ansatz verschiedener Hüftmuskeln besitzt. Distal verbreitert sich der Oberschenkelknochen und bildet ähnlich wie der Oberarmknochen medial und lateral je einen Oberschenkelknorren *(Epikondylus medialis* und *lateralis).* Diese bilden mit dem Schienbein und der Kniescheibe das Kniegelenk.

Kniegelenk

Knöcherne Anteile:
- Epikondylen des Femur
- Tibiakopf
- Patella.

❶ Das Kniegelenk (Abb. 3.11) wird von den zwei Oberschenkelknorren und dem Kopf des Schienbeinknochens gebildet. Dazwischen liegen der knorpelige **Außen-** und **Innenmeniskus** (Gelenkringe), die sich bei Bewegungen des Kniegelenks verformen und auf das Knie wirkende Belastungen ausgleichen. Außerdem ist am Kniegelenk die **Kniescheibe** *(Patella)* beteiligt. Sie gleitet bei Bewegungen im Gelenk auf den beiden Oberschenkelknorren nach oben und unten.

Kombiniertes Drehscharniergelenk.

Das Kniegelenk ist ein kombiniertes *Drehscharniergelenk,* in dem folgende Bewegungen möglich sind:
- **Beugung** und **Streckung**
- **Innen-** und **Außenrotation,** die jedoch nur in Beugestellung des Knies ausgeführt werden können.

Stabilisierung des Kniegelenkes:
- Kapsel
- Kreuzbänder
- Seitenbänder.

Das Gelenk wird von einer *Kapsel* umgeben und durch kräftige Bänder gesichert. Innerhalb des Gelenks liegen neben den beiden Menisken das **vordere** und das **hintere Kreuzband,** die Oberschenkelknorren und Schienbein zusammenhalten. Außerhalb des Gelenks liegen das **mediale** und das **laterale Seitenband,** die das Gelenk stabilisieren. Darüber hinaus wird das Kniegelenk durch die Endsehnen der Oberschenkelmuskulatur gesichert.

Oberschenkelmuskulatur

Strecker des Kniegelenks: M. quadriceps femoris.

Beuger des Kniegelenks:
- M. biceps femoris
- M. semimembranosus
- M. semitendinosus.

❷ Die Oberschenkelmuskulatur wird eingeteilt in:
- **Streckmuskulatur** *(Extensoren)*, die auf der Vorderseite des Oberschenkels liegt und im Kniegelenk streckt (u.a. *M. quadriceps femoris)*
- **Beugemuskulatur** *(Flexoren)*, die auf der Rückseite des Oberschenkels liegt. Sie streckt im Hüftgelenk und beugt im Kniegelenk *(M. biceps femoris, M. semimembranosus, M. semitendinosus)*.
- **Adduktoren,** die medial am Oberschenkel liegen und am Hüftgelenk zu einer Abspreizung nach lateral bzw. zum Heranziehen des Beines nach medial führen. Auf das Kniegelenk haben sie keinen Einfluß (u.a. *M. gracilis, Mm. adductor longus, brevis* und *magnus)*.

Pflege

Die physiologische Stellung des Kniegelenkes ist leicht gebeugt. Um eine Überstreckung des Gelenkes zu vermeiden, müssen in Rückenlage die Knie mit entsprechenden Lagerungsmitteln unterstützt werden.

3.10.2 Unterschenkel

Besteht aus:
- Tibia
- Fibula.

Der Unterschenkel wird von zwei nebeneinander liegenden Röhrenknochen gebildet, die von der Unterschenkelmuskulatur umgeben sind:
- **Schienbein** *(Tibia,* Abb. 3.11), das der kräftigere der beiden Unterschenkelknochen ist. Sein Kopf *(Caput tibiae)* besteht aus zwei Gelenkknorren *(Condylus medialis* und *lateralis)*, die mit dem Oberschenkelknochen ein Gelenk bilden. Der sich anschließende Schaft *(Corpus tibiae)* hat eine dreieckige Form, dessen vordere Kante gut durch die Haut getastet werden kann. Am distalen Ende des Schienbeins läßt sich ein Knochenvorsprung tasten, der den Innenknöchel *(Malleolus medialis)* bildet. Er ist am oberen Sprunggelenk beteiligt.
- **Wadenbein** *(Fibula,* Abb. 3.11), das lateral vom Schienbein liegt und mit seinem Kopf *(Caput fibulae)* ein Gelenk mit dessen lateralem Gelenkknorren bildet. Das distale Ende des Wadenbeins ist verbreitert und als Außenknöchel *(Malleolus lateralis)* durch die Haut zu tasten. Er ist am oberen

Malleolus medialis (Tibia) und Malleolus lateralis (Fibula), bilden die Malleolengabel.

Sprunggelenk beteiligt. Außen- und Innenknöchel bilden die **Malleolengabel.**

Ebenso wie die Unterarmknochen sind auch Schien- und Wadenbein durch eine feste Membran *(Membrana interossea)* miteinander verbunden.

Sprunggelenk

- Oberes Sprunggelenk: Dorsalextension und Plantarflexion
- Unteres Sprunggelenk: Supination und Pronation.

Das Sprunggelenk (Abb. 3.11) setzt sich zusammen aus:

- **Oberes Sprunggelenk** zwischen Malleolengabel und dem Sprungbein der Fußwurzel (s.u.). In diesem Gelenk ist das Heben *(Dorsalextension)* und Senken *(Plantarflexion)* der Fußspitze möglich.
- **Unteres Sprunggelenk** zwischen Sprungbein, Fersenbein und Kahnbein der Fußwurzel. In diesem Gelenk ist das Heben des medialen *(Supination)* und des lateralen *(Pronation)* Fußrandes möglich.

Oberes und unteres Sprunggelenk bilden eine funktionelle Einheit.

Unterschenkelmuskulatur

Beugt Fuß und Zehen.

Die Unterschenkelmuskulatur (Abb. 3.13) bewegt den Fuß im Sprunggelenk sowie die Zehen in den Zehengelenken. Sie entspringt an den Unterschenkelknochen und setzt an den Fuß- und Zehenknochen an. Entsprechend ihrer Lage und Wirkung wird sie in vier Gruppen eingeteilt:

Strecker des Sprunggelenks:
- M. tibialis anterior
- M. extensor digitorum longum.

Beuger und Supinatoren des Sprunggelenks:
- M. gastrocnemicus
- M. soleus
- M. tibialis posterior.

- **Streckmuskulatur** *(Extensorengruppe):* Sie liegt auf der Vorderseite des Unterschenkels. Neben einer Dorsalextension (Hebung des Fußrückens) bewirkt sie auch eine Pronation des Fußes (Hebung des lateralen bzw. Senkung des medialen Fußrandes), (u.a. *M. tibialis anterior, M. extensor digitorum longum).*
- **Beugemuskulatur** *(Flexorengruppe):* Sie wird in eine **oberflächliche** und eine **tiefe Schicht** unterteilt, liegt vor allem an der Rückseite des Unterschenkels und bildet so die Kontur der Wade. Neben einer Plantarflexion (Senkung des Fußrückens) im Fußgelenk bewirkt sie auch gleichzeitig eine Supination (Hebung des medialen Fußrandes, u.a. *M. gastrocnemius, M. soleus, M. tibialis posterior).*
- **Peronaeusgruppe:** Sie liegt auf der lateralen Seite des Unterschenkels und ist an der Pronation und Plantarflexion im Fußgelenk beteiligt *(Mm. peronaei longus* und *brevis).*

Pronatoren des Sprunggelenks: Mm. peronaeus longus und brevis.

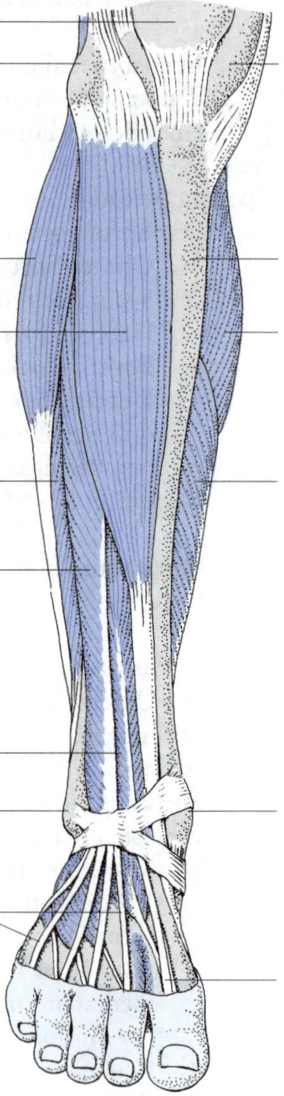

Abb. 3.13 Unterschenkelmuskulatur von vorne

Pflege

Die Kontraktion der Wadenmuskulatur dient als Venenpumpe. Diese unterstützt den venösen Rückfluß zum Herzen und ist somit ein wichtiger Teil der Thromboseprophylaxe.

3.10.3 Fuß

- 7 Fußwurzel-knochen
- Mittelfußknochen
- Zehenknochen.

Der Fuß *(Pes)* setzt sich ähnlich wie die Hand aus drei knöchernen Abschnitten zusammen:

- **Fußwurzelknochen** *(Ossa tarsi)* aus einer proximalen Gruppe mit Sprungbein *(Talus)* und Fersenbein *(Calcaneus)* und einer distalen Gruppe mit Kahnbein *(Os naviculare)*, drei Keilbeinen *(Ossa cuneiformia)* und Würfelbein *(Os cuboideum)*
- **Mittelfußknochen** *(Ossa metatarsalia I–V)*
- **Zehenknochen** *(Ossa pedis)* aus drei (bei der Großzehe aus zwei) Gliedern: den *Grund-*, *Mittel-* und *Endphalangen*.

Zehengrundgelenke sind Kugelgelenke.

Zwischen Mittelfuß- und Zehenknochen liegen die **Zehengrundgelenke** (Kugelgelenke). In diesen Gelenken lassen sich die Zehen krümmen und wieder strecken *(Flexion, Extension)*, spreizen und wieder heranführen *(Abduktion, Adduktion)*.

Fußmuskulatur

Neben der Muskulatur des Unterschenkels sind auch die **kurzen Fußmuskeln** an der Bewegung der Zehen beteiligt. Sie werden unterteilt in die:

- *Muskeln des Fußrückens*, die die Zehen strecken
- *Muskeln der Fußsohle*, die die Zehen beugen und an der Verspannung des Fußlängsgewölbes beteiligt sind.

Fußgewölbe

Längs- u. Querbogen sind durch Bänder, Sehnen und Muskeln verspannt.

Die Knochen des Fußes bilden eine typische Gewölbekonstruktion bestehend aus einem *Längs-* und einem *Querbogen*. Diese Bögen werden mit Hilfe straffer Bänder und der Endsehnen der Unterschenkelmuskulatur verspannt. Sie haben beim Gehen eine dämpfende Federwirkung.

Pflege

Die Ferse ist ein dekubitusgefährdeter Bereich. Deshalb müssen die Fersen bei bettlägrigen Patienten regelmäßig inspiziert und zur Prophylaxe entsprechend gelagert werden.

Übungsfragen

1. Welche Knochen sind am Kniegelenk beteiligt?
2. Aus welchen Muskelgruppen besteht die Oberschenkelmuskulatur?

4 Das Nervensystem

Das gesamte Nervensystem wird in das zentrale und das periphere Nervensystem unterteilt.

4.1 Zentrales Nervensystem

Aufgaben:
- Koordination von Organfunktionen
- Verarbeitung von Informationen
- Sprache, Denken, Gefühle
- Ich-Bewußtsein.

Nervengewebe:
- Graue Substanz
- Weiße Substanz.

Das zentrale Nervensystem (**ZNS**) läßt sich mit einer übergeordneten Kontrollinstanz vergleichen, die Organfunktionen koordiniert, Informationen aus der Umwelt aufnimmt, verarbeitet und daraufhin sinnvolle Reaktionen einleitet. Ohne das hochentwickelte ZNS des Menschen sind wesentliche Funktionen wie Sprache, Denken, Gefühlsempfindungen, das Ich-Bewußtsein und ethische Wertvorstellungen nicht möglich.

Weiße und graue Substanz

❶ Makroskopisch unterscheidet man im Nervensystem weiß erscheinende von grau erscheinenden Abschnitten. Diese Abschnitte werden als weiße bzw. als graue Substanz bezeichnet. Sie sind beide aus Nervengewebe (☞ 2.4) aufgebaut. Die **graue Substanz** besteht aus Nervenzellkörpern und Dendriten (Zellfortsätzen, die Signale von benachbarten Zellen auf die Zellkörper übertragen). Diese bilden verschiedene *Kerne* und *Rindenfelder,* die jeweils gemeinsam die gleiche Funktion ausüben. Die **weiße Substanz** besteht aus in Bündeln verlaufenden markhaltigen Nervenfasern, die im Gehirn als *Bahnen* bezeichnet werden. Sie verbinden die verschiedenen Hirnabschnitte, die aus Kernen und Rindenfeldern bestehen, miteinander.

❷ Im folgenden werden die einzelnen Hirnabschnitte *(Endhirn, Zwischenhirn, Mittelhirn, Rautenhirn, Kleinhirn)* mit ihren Funktionen besprochen.

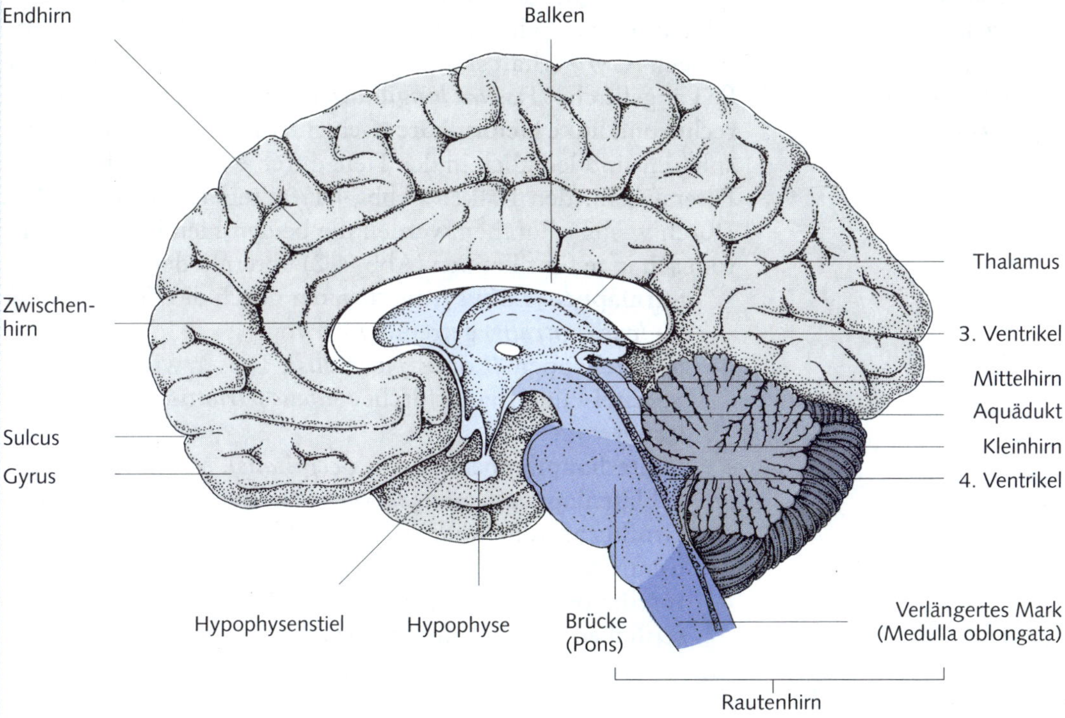

Abb. 4.1 Das Gehirn im Längsschnitt

Übungsfragen

1. Worin besteht der Unterschied der weißen und grauen Substanz des Nervensystems?
2. Aus welchen großen Abschnitten besteht das menschliche Gehirn?

4.1.1 Endhirn

Telencephalon:
- Endhirnkerne
- Großhirnrinde
- Faserbahnen.

Das Endhirn *(Telencephalon,* Abb. 4.1) stellt den größten Abschnitt des menschlichen Gehirns dar. Es besteht aus den **Endhirnkernen,** die teilweise zu den Basalganglien (s.u.) zählen, aus der **Großhirnrinde** *(Cortex cerebri)* und der unterhalb der Rinde gelegenen weißen Substanz, die einige große **Faserbahnen** enthält.

Großhirnrinde

Hemisphären:
- durch Balken verbunden
- in je fünf Lappen gegliedert.

Die Großhirnrinde (Abb. 4.2) besteht aus einer dünnen Zellschicht. Durch Faltung in zahlreiche Furchen *(Sulci)* und Windungen *(Gyri)* erhält sie eine vergrößerte Oberfläche. Eine große Längsfurche *(Fissura longitudinalis)* teilt das Endhirn in die **rechte** und **linke Hemisphäre** (Gehirnhälfte). Die beiden Hemisphären sind lediglich in der Tiefe durch ein querverlaufendes Fasersystem, den **Balken** (Abb. 4.1) miteinander verbunden. Durch weitere Furchen werden die beiden Hemisphären anatomisch in je fünf Lappen (Abb. 4.2) untergliedert:

- **Stirnlappen** *(Lobus frontalis)*, der durch die Zentralfurche *(Sulcus centralis)* getrennt wird vom
- **Scheitellappen** *(Lobus parietalis)*. Dieser wird durch die Scheitel-Hinterhauptfurche *(Sulcus parieto-occipitalis)* getrennt vom
- **Hinterhauptlappen** *(Lobus occipitalis)*.
- **Schläfenlappen** *(Lobus temporalis)*, der durch die seitliche Großhirnfurche *(Sulcus lateralis)* vom Scheitellappen getrennt wird.
- **Insellappen** *(Lobus insularis*, Abb 4.4), der in der Tiefe der seitlichen Großhirnfurche liegt.

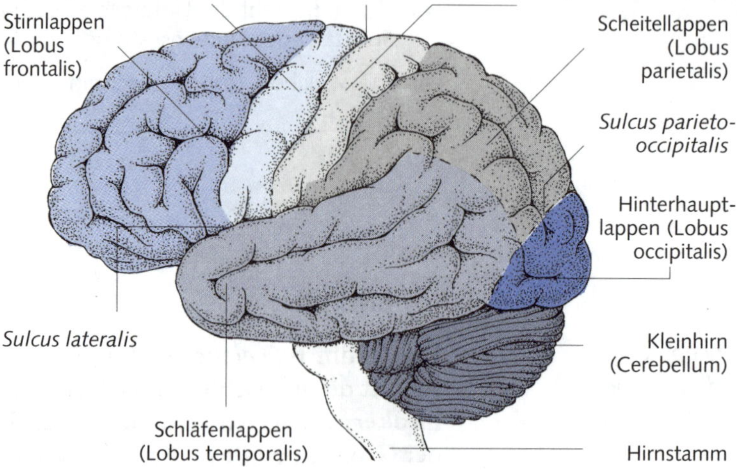

Abb. 4.2 Anatomische Einteilung der Großhirnrinde (Seitenansicht).

Großhirnrinde:
- Motorische Rindenfelder
- Sensorische Rindenfelder.

1 Nach ihrer Funktion kann die Großhirnrinde in verschiedene **Rindenfelder** eingeteilt werden (Abb. 4.3), die motorische oder sensorische Aufgaben erfüllen:

- Das **primär sensorische Rindenfeld** verarbeitet Informationen der Berührungsempfindung und des Schmerzes. Diese Informationen werden als eine Folge von Aktionspotentialen (☞ 2.4.2) über verschiedene aufsteigende Nervenbahnen von den Rezeptoren in Haut, Muskeln, Gelenken oder inneren Organen zum primären sensorischen Rindenfeld geleitet und dort in eine bewußte Empfindung umgesetzt. Das primär sensorische Rindenfeld steht in Verbindung mit dem
- **sekundären sensorischen Rindenfeld.** Hier sind Erfahrungen über frühere Berührungsempfindungen gespeichert. Diese können mit den im primären sensorischen Rindenfeld neu eintreffenden Sinneseindrücken verglichen und gedeutet werden.
- Das **primär motorische Rindenfeld** steuert die bewußten Bewegungen. Dabei ist jede Körperregion auf einem Abschnitt der Großhirnrinde repräsentiert. Von hier verläuft die *Pyramidenbahn* bis in das Rückenmark.
- Das **sekundäre motorische Rindenfeld** leitet Informationen über früher erlernte Bewegungsabläufe zum primären motorischen Rindenfeld (Planung einer Bewegung).
- Rindenfelder der Sinnesorgane: **Sehzentrum, Lesezentrum, Sprachzentrum, Hörzentrum** (primär motorische Rindenfelder).

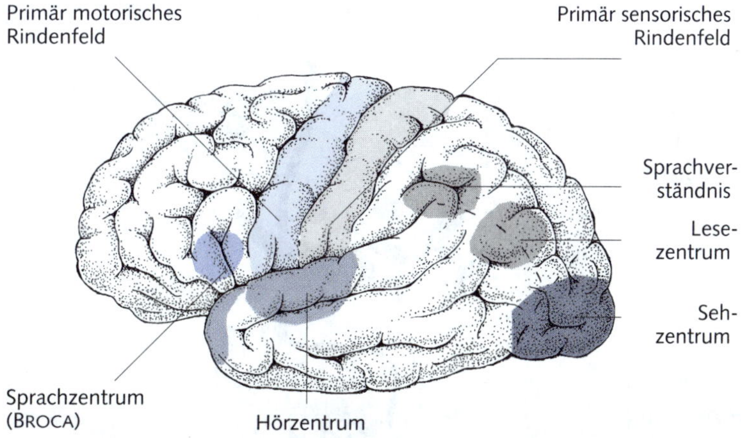

Abb. 4.3 Funktionelle Einteilung der Großhirnrinde (Seitenansicht).

Faserbahnen der weißen Substanz

Übermittlung von Willkürbewegungen, ausgehend vom primären motorischen Rindenfeld.

Unter der Großhirnrinde liegt als weiße Substanz eine Schicht aus vielen **Faserbahnen,** die die Rindenfelder sowohl untereinander als auch mit anderen Zentren des Nervensystems verbindet. Eine dieser Bahnen ist die Pyramidenbahn.

Pyramidenbahn

Die Pyramidenbahn (Abb. 4.4) leitet die Signale für die bewußten willkürlichen Bewegungen vom primären motorischen Rindenfeld zur Skelettmuskulatur. Die Zellkörper der Pyramidenbahn liegen im primären motorischen Rindenfeld. Von hier ziehen die Axone der Nervenzellen durch die Capsula interna, durch das Mittelhirn (☞ 4.1.4), die Brücke und das verlängerte

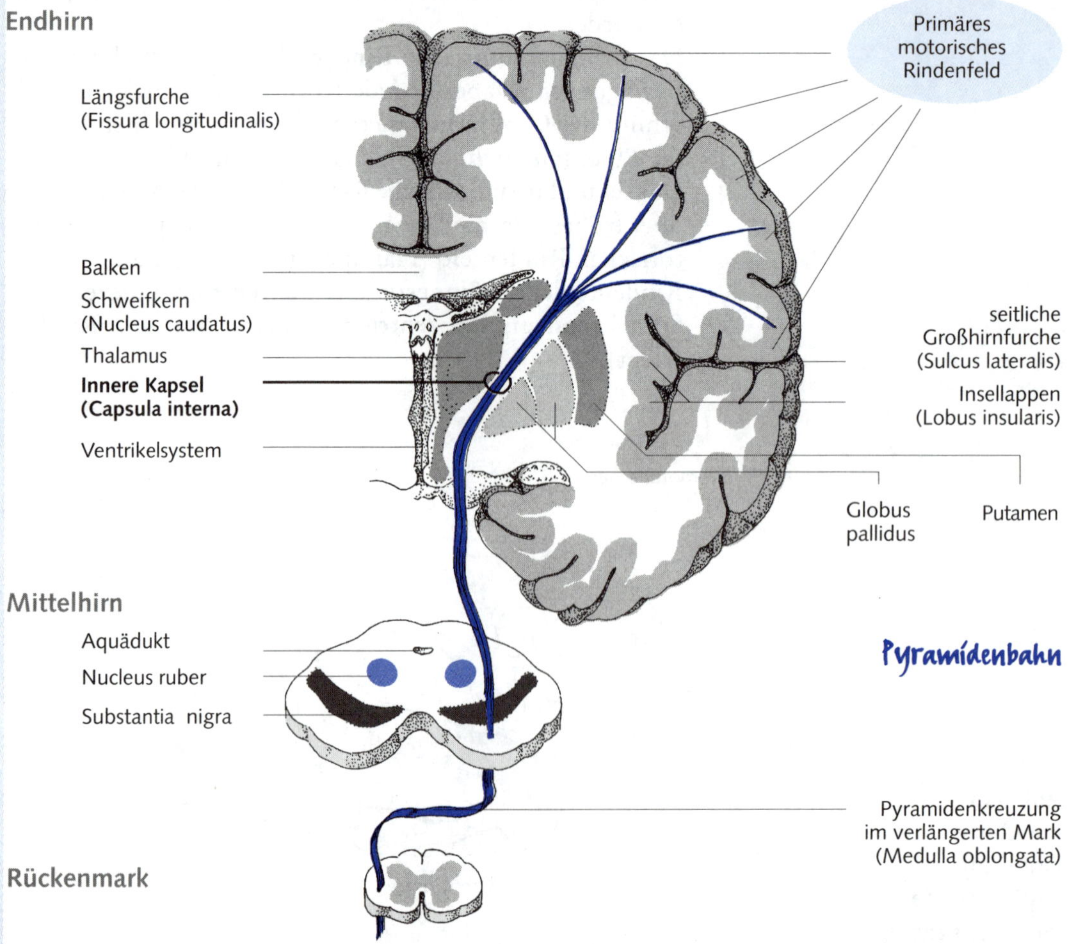

Abb. 4.4 Gehirn- und Rückenmarkquerschnitt mit Verlauf der Pyramidenbahn

Mark (☞ 4.1.5). Am Übergang zum Rückenmark kreuzt der Großteil der Axone auf die Gegenseite. Im Rückenmark stehen sie über Synapsen mit Nervenzellkörpern in Verbindung, die mit ihren Axonen an der Skelettmuskulatur enden.

4.1.2 Basalganglien

Aufgabe: Koordination von Bewegungsabläufen.

Zu den Basalganglien (Stammganglien, Abb. 4.4) gehören:

- Kerne des Endhirns: **Putamen** und **Nucleus caudatus**
- Kerne des Zwischenhirns: **Globus pallidus** und **Nucleus subthalamicus**
- Kerne des Mittelhirns: **Substantia nigra** und **Nucleus ruber** (☞ 4.1.4).

Sie liegen in der Tiefe des Gehirns. Ihre Aufgabe besteht in der Koordination von Bewegungsabläufen und deren Schnelligkeit. Hierzu erhalten die Basalganglien Informationen von fast allen Teilen der Großhirnrinde und leiten diese modifiziert an die Großhirnrinde zurück.

!? Übungsfrage

❶ Welche Aufgabe haben sensorische und motorische Rindenfelder?

4.1.3 Zwischenhirn

Das Zwischenhirn *(Diencephalon,* Abb. 4.1) liegt zwischen Endhirn und Mittelhirn. Wichtige Strukturen sind **Thalamus** sowie **Hypothalamus** mit **Hypophyse.**

Thalamus

Filter als Schutz der Großhirnrinde vor Reizüberflutung.

❶ Für die Weiterleitung und Verarbeitung sensorischer Informationen aus der Umwelt oder der Innenwelt des Körpers nimmt der Thalamus (Abb. 4.1) eine Schlüsselrolle ein. Alle Signale müssen den Thalamus passieren, bevor sie die Großhirnrinde erreichen und dort zu einer bewußten Empfindung verarbeitet werden. Damit die Großhirnrinde nicht mit Informationen überflutet wird, wirkt der Thalamus wie ein Filter, den nur für den Gesamtorganismus bedeutsame Informationen passieren können. Aus diesem Grund wird der Thalamus auch *»Tor zum Bewußtsein«* genannt.

Hypothalamus und Hypophyse

Hypothalamus

Übergeordnetes Regulationszentrum mit Einfluß auf zahlreiche Körperfunktionen.

Der Hypothalamus liegt an der Basis des Zwischenhirns. Er ist ein übergeordnetes Regulationszentrum, das auf folgende Systeme Einfluß nimmt:

- Hormonhaushalt (☞ 8.1)
- Konstanthaltung der Körpertemperatur
- Wasserhaushalt (☞ 8.1, 13.1)
- Kreislauffunktion (☞ 10)
- Nahrungsaufnahme (Durst, Hunger, Sattheit)
- Entstehung von Gefühlen (z.B. Aggressionen, Angst, Lust).

Hypophyse

Unterteilt in:
- Vorderlappen
- Hinterlappen.

Regulation des Hormonhaushaltes.

Die Hypophyse (Hirnanhangsdrüse, Abb. 4.1) ist über den *Hypophysenstiel* eng mit dem Hypothalamus verbunden. Sie wird in einen *Vorderlappen* und einen *Hinterlappen* unterteilt. Beide üben eine wichtige Funktion für die Regulation des Hormonhaushalts aus (☞ 8.1).

!? Übungsfrage

❶ Was ist die Funktion des Thalamus?

4.1.4 Mittelhirn

Mesencephalon:
- Vierhügelplatte
- Hirnschenkel
- Nucleus ruber und Substantia nigra
- Aquädukt.

Das Mittelhirn *(Mesencephalon,* Abb. 4.1, 4.4) ist ein ca. 1,5 cm langer Abschnitt zwischen Zwischenhirn und Rautenhirn. Wichtige Strukturen des Mittelhirns sind:

- **Vierhügelplatte,** die eine wichtige Schaltstelle des optischen und des akustischen Systems darstellt
- **Hirnschenkel** *(Pedunculi cerebri),* durch die wichtige afferente (aufsteigende) und efferente (absteigende) Faserbahnen zwischen den einzelnen Hirnabschnitten verlaufen (z.B. Pyramidenbahn)
- Teile der *Basalganglien,* der **Nucleus ruber** und die **Substantia nigra,** die für die Aufrechterhaltung der Muskelspannung, für die Körperhaltung und für die Bewegungsausführung eine wichtige Rolle spielen
- **Aquädukt** als liquorführende Verbindung zwischen 3. und 4. Hirnventrikel (☞ 4.4).

Weiterhin ist das Mittelhirn Austrittsstelle des III. und IV. Hirnnerves.

4.1.5 Rautenhirn

Rombencephalon:
- Pons
- Medulla oblongata.

Das Rautenhirn *(Rhombencephalon,* Abb. 4.1) besteht aus der **Brücke** *(Pons)* und **verlängertem Mark** *(Medulla oblongata).* Nach kranial grenzt das Rautenhirn an das Mittelhirn, kaudal zieht es durch das Foramen magnum (☞ 3.5.1) und geht ohne scharfe Begrenzung in das Rückmark über. Wichtige Strukturen des Rautenhirns sind:

Formatio reticularis
- Bewußtsein
- Schlaf-Wach-Rhythmus
- Koordination von Atmung, Kreislauf, Schluckakt
- Muskelspannung und Bewegungen.

- **Formatio reticularis.** Sie reicht nach kranial bis zum Thalamus, nach kaudal bis zum Rückenmark und besteht aus einem netzartig aufgebauten, unscharf begrenzten Neuronensystem. Eine bedeutende Rolle spielt sie für den Zustand der *Bewußtseinslage* und für den *Schlaf-Wach-Rhythmus.* Weiterhin koordiniert sie lebenswichtige Vorgänge wie *Atmung, Kreislauf* und *Schlucken.* Sie beeinflußt *Muskeltonus* und *Bewegungen* der gesamten Körpermuskulatur.
- **Hirnnervenkerne V–VII** und deren Verbindungen
- **Bahnen,** die als Nervenfaserbündel Verbindungen innerhalb des Rautenhirns afferent (aufsteigend) und efferent (absteigend) zwischen Rückenmark und verschiedenen Hirnabschnitten herstellen.

Merke

Mittelhirn, Brücke und verlängertes Mark werden auch als **Hirnstamm** zusammengefaßt.
Als **Stammhirn** wird die Einheit aus Zwischenhirn, Mittelhirn, Brücke und verlängertem Mark bezeichnet.

4.1.6 Hirnnerven

12 Hirnnervenpaare

❶ Die Hirnnerven (*Nn. craniales*, Abb. 4.5) verlassen kranial des Rückenmarks das ZNS. Es gibt *zwölf Hirnnervenpaare,* die nach der Reihenfolge ihres Austritts aus dem ZNS von kranial nach kaudal mit römischen Ziffern (I–XII) benannt werden. Sie treten durch kleine Öffnungen an der Schädelbasis aus dem knöchernen Schädel heraus und gelangen so zu ihren Zielorganen. Abb. 4.5 zeigt Austrittsstellen und Funktionen der einzelnen Hirnnerven.

Übungsfrage

❶ Nennen Sie die zwölf Hirnnerven mit ihren Funktionen!

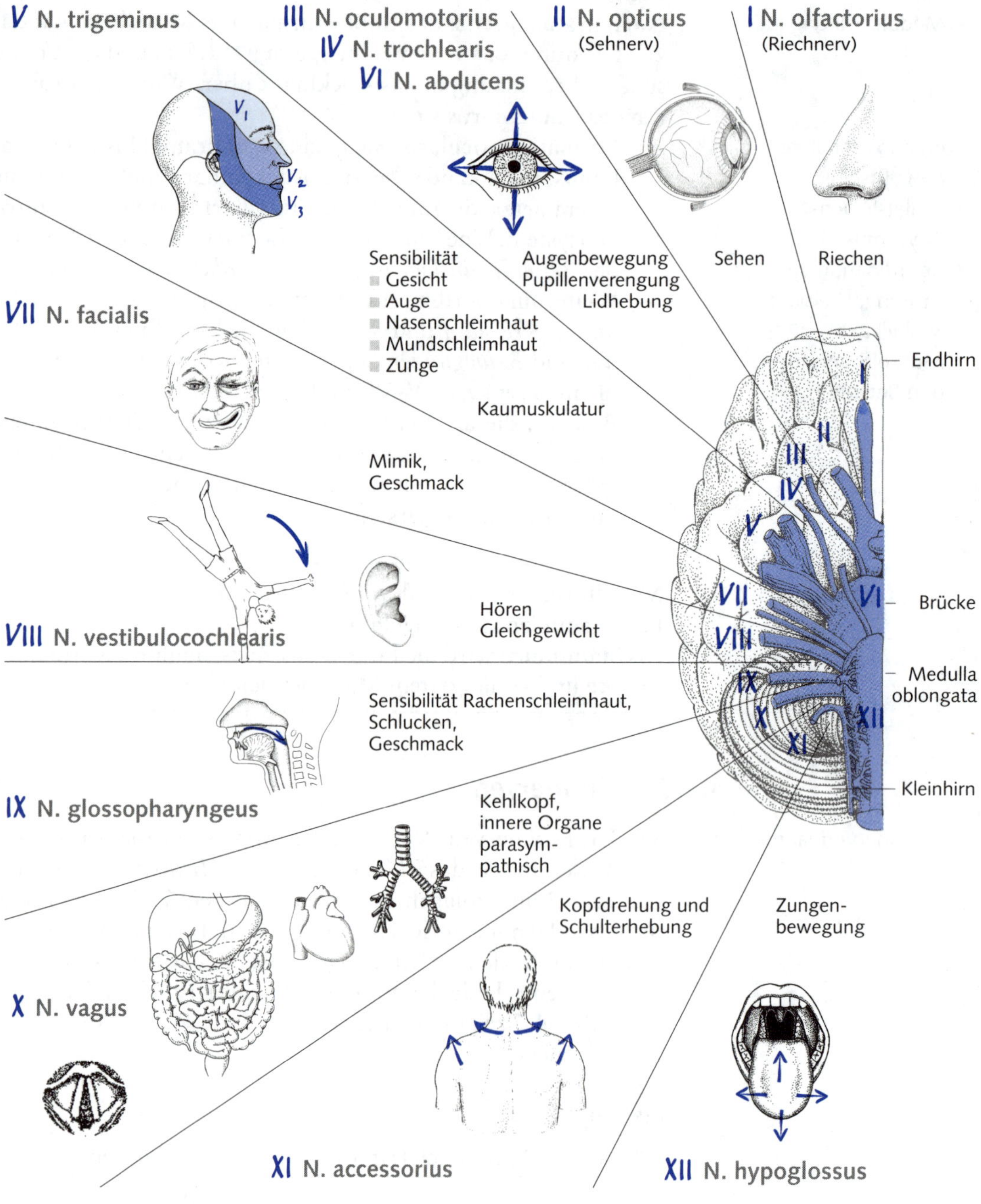

Abb. 4.5 Die zwölf Hirnnerven mit ihren Funktionen und Austrittsstellen aus dem Gehirn

4.1.7 Kleinhirn

Cerebellum:
- Rinde
- Kerne
- Faserbahnen.

Optimiert die Motorik beim Sprechen, Bewegung und Muskeltonus.

❶ Das Kleinhirn *(Cerebellum*, Abb. 4.1) liegt in der hinteren Schädelgrube kaudal des Hinterhauptlappens des Endhirns. Ähnlich wie das Endhirn ist das Kleinhirn aus der **Rinde** *(Cortex cerebelli)* und den darunterliegenden **Kleinhirnkernen** sowie afferenten und efferenten **Faserbahnen** aufgebaut. Über diese ist es mit dem Rückenmark, dem Gleichgewichtsorgan, dem Hirnstamm, dem Thalamus und der Großhirnrinde verbunden.

Das Kleinhirn ist bei der Ausführung sämtlicher motorischer Handlungen, angefangen vom Laufen bis zum Sprechen, von entscheidender Bedeutung. Es stimmt die einzelnen Bewegungsanteile aufeinander ab und optimiert damit Haltung und Bewegung.

!? Übungsfrage

❶ Wie ist das Kleinhirn aufgebaut?

4.1.8 Rückenmark

Medulla spinalis:
- 31 Segmente
- 31 Spinalnervenpaare mit ventraler und dorsaler Wurzel.

Das Rückenmark *(Medulla spinalis)* schließt sich an das verlängerte Mark an und reicht als zentimeterdicker Strang geschützt durch die Wirbelsäule vom Atlas bis in die Höhe des 1./2. Lendenwirbelkörpers. In regelmäßigen Abständen gehen beiderseits aus dem Rückenmark je eine *ventrale* (Vorderwurzel, motorische Fasern) und eine *dorsale* (Hinterwurzel, sensible Fasern) Wurzel (Abb. 4.6) hervor, die sich nach wenigen Millimetern zu einem **Spinalnerven** (Rückenmarknerven) vereinigen. Insgesamt verlassen so 31 Spinalnervenpaare das Rückenmark und durch die Zwischenwirbellöcher den Wirbelkanal. Sie gliedern das Rückenmark in 31 Segmente, die kontinuierlich ineinander übergehen, allerdings eigene spezifische neuronale Verschaltungen besitzen. Beispiel dafür sind die verschiedenen *Reflexe* (☞ 4.2).

Folgende Segmente werden weitgehend analog zum Wirbelsäulenaufbau (☞ 3.6.1) unterschieden:

- acht **Halssegmente** (C_1–C_8)
- zwölf **Brustsegmente** (Th_1–Th_{12})
- fünf **Lendensegmente** (L_1–L_5)
- fünf **Kreuzbeinsegmente** (S_1–S_5)
- ein bis drei **Steißbeinsegmente**.

Aufbau aus grauer und weißer Substanz:
- Vorderhorn
- Hinterhorn
- Seitenhorn.

Innerer Aufbau des Rückenmarks

❶ Das Rückenmark (Abb. 4.6) besteht wie das Gehirn aus **grauer Substanz,** die Nervenzellkörper enthält. Sie liegt zentral und bildet auf Rückenmarksquerschnitten eine *Schmetterlingsfigur.* Im einzelnen sind zu unterscheiden:

- *Vorderhorn,* in dem die motorischen Nervenzellkörper liegen, die mit ihren Axonen zur Skelettmuskulatur ziehen (somato-efferent)
- *Hinterhorn,* in dem die Nervenzellkörper liegen, die sensible Informationen aus der Peripherie erhalten (somato-afferent)
- *Seitenhorn,* in dem die Nervenzellkörper des vegetativen Nervensystems (☞ 4.3) liegen.
  Der Spinalnerv ist damit ein gemischter Nerv, der motorische und sensible Fasern enthält.

»Verbindung« von Gehirn und Rückenmark.

Die **weiße Substanz** besteht im wesentlichen aus marklosen und markhaltigen Nervenfasern, Gliazellen und Blutgefäßen. Die Nervenfasern lagern sich häufig zu Bündeln *(Tractus)* zusammen und verbinden nahezu alle Abschnitte des Gehirns und Rückenmarks miteinander.

!? Übungsfrage

❶ Beschreiben Sie den inneren Aufbau des Rückenmarks!

4.2 Peripheres Nervensystem

Spinalnerven:
- Dorsale Äste
- Ventrale Äste (als Zwischenrippennerven oder Nervengeflechte).

Nach ihrem Austritt aus den Zwischenwirbellöchern teilen sich die Spinalnerven in mehrere Äste: Die **dorsalen Äste** ziehen zum Rücken und versorgen dort sensibel die Haut des Rückens und motorisch die Rückenmuskulatur. Von den **ventralen Ästen** ziehen lediglich die des 2.–11. Brustsegments zur Brustwand und versorgen dort als Zwischenrippennerven *(Nn. intercostales)* sensibel die Haut und motorisch die Muskeln des Brustkorbs und Bauches. Die übrigen ventralen Äste bilden nach ihrem Austritt aus dem Wirbelkanal verschiedene **Nervengeflechte** *(Plexus).*

Plexus cervicalis

C_1–C_4

❶ Der Plexus cervicalis (Halsgeflecht) aus den Segmenten C_1–C_4 versorgt:

- motorisch Teile der Schulter- und der Halsmuskulatur, mit dem **N. phrenicus** das Zwerchfell
- sensibel die Haut der Hals- und Schulterregion.

Plexus brachialis

C_5–Th_1 mit
- N. radialis,
- N. ulnaris,
- N. medianus.

Der Plexus brachialis (Armgeflecht) aus den Segmenten C_5–Th_1 versorgt:
- motorisch die Muskeln der Schulter und der oberen Extremitäten
- sensibel die Haut der Arme und der Hände.

Die drei großen Armnerven aus diesem Geflecht sind der **N. radialis,** der **N. ulnaris** und der **N. medianus.**

Plexus lumbalis

L_1–L_3 mit
- N. femoralis

Der Plexus lumbalis (Lendengeflecht) aus den Segmenten L_1–L_3 versorgt:
- motorisch die Streckmuskulatur des Kniegelenks, Teile der Beugemuskulatur des Hüftgelenks
- sensibel die Haut der Oberschenkelvorderseite und der äußeren Geschlechtsorgane.

Der wichtigste Nerv dieses Geflechts ist der **N. femoralis.**

Plexus sacralis

L_4–S_4 mit
- N. ischiadicus,
- N. tibialis,
- N. peronaeus.

Der Plexus sacralis (Schamgeflecht) aus den Segmenten L_4–S_4 versorgt:
- motorisch die Beugemuskulatur des Kniegelenks, die Muskulatur des Sprunggelenks und des Fußes
- sensibel die Haut der Rückseite des Beines, des Fußes, der Dammregion und des Gesäßes.

Der wichtigste Nerv dieses Geflechts und gleichzeitig der längste und dickste des Körpers ist der **N. ischiadicus.** Er teilt sich proximal der Kniekehle in den **N. tibialis** und den **N. peronaeus**.

Pflege

Unsachgemäße ventrogluteale Injektionen können zu einer Schädigung des N. ischiadicus führen.
Bei einem Unterschenkelgips muß das Caput fibulae durch Polster geschützt werden, um einer Schädigung des N. peronaeus vorzubeugen. Diese Nervenschädigung hat eine Fußheberschwäche zur Folge.

Reflexe

Nicht unterdrückbare Reaktionen auf Reize

Das Rückenmark kann unabhängig vom Gehirn einfache Bewegungsmuster ausführen. Hierzu gehören z.B. ein Teil der Reflexe. Dies sind vom Willen unabhängige Reaktionen auf Reize.

Die einfachste Form des Reflexes ist der **Eigenreflex**. Ein Beispiel dafür ist der Patellarsehnenreflex (PSR): Ein kurzer Schlag auf die Sehne des M. quadriceps femoris kaudal der Kniescheibe führt zu einer kurzzeitigen mit dem Auge nicht wahrnehmbaren Dehnung des Muskels. Anschließend erfolgt eine reflektorische Kontraktion des Muskels, die sich in einer schlagartigen Streckung des vorher im Kniegelenk gebeugten Beines äußert. Andere Eigenreflexe sind der Bizepssehnenreflex (BSR), Trizepssehnenreflex (TSR) und Achillessehnenreflex (ASR).

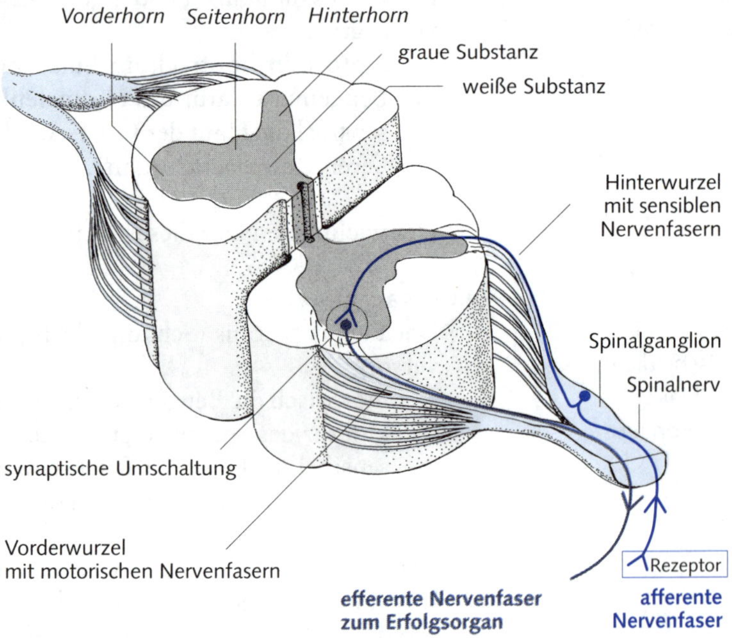

Abb. 4.6 Reflexbogen mit Querschnitt des Rückenmarks

Reflexbogen: bei allen Reflexen obligatorisch

❷ Alle Reflexe – auch die kompliziert aufgebauten – werden über den sogenannten **Reflexbogen** (Abb 4.6) vermittelt. Er besteht aus folgenden Anteilen:

1. **Rezeptor,** der einen **Reiz** registriert. Beim PSR ist das die im Muskel gelegene *Muskelspindel*, die die Dehnung des Muskels als Reiz registriert.
2. **Afferente, sensible Nervenbahn**, die diese Informationen über die Hinterwurzel zum Rückenmark leitet

3. **Reflexverarbeitendes System**, das bei komplizierten Reflexen im Gehirn liegt. Beim Eigenreflex erfolgt lediglich eine synaptische Umschaltung im Vorderhorn des Rückenmarks.
4. **Efferente, motorische Nervenbahn**, die vom Vorderhorn zum Erfolgsorgan zieht
5. **Erfolgsorgan**. Beim PSR ist dies der M. quadriceps femoris, der sich kontrahiert und so das Bein streckt.

Unterscheide:
- Eigenreflexe, z.B. PSR
- Fremdreflexe, z.B. Würgereflex, Lidschlußreflex

Typisch für den Eigenreflex ist, daß Reizaufnahme und Reizantwort an demselben Organ oder Muskel stattfinden.

Komplizierter aufgebaut sind die **Fremdreflexe,** bei denen Reizaufnahme und Reizantwort in verschiedenen Organen liegen. Dazu gehören z.B. der *Würgereflex* (Reizung der Rachenhinterwand bewirkt ein Würgen) oder der *Lidschlußreflex* (Berührung der Hornhaut bewirkt Lidschluß).

Die wesentlich komplexeren Bewegungsmuster, wie die Aufrechterhaltung der Körperhaltung oder die Regulation von Lauf- und Zielbewegungen, erfordern das Zusammenspiel von Rückenmark, Hirnstamm, Großhirnrinde, Basalganglien und Kleinhirn.

!? Übungsfragen

1. Was sind die Versorgungsgebiete des Plexus cervicalis, brachialis, lumbalis und sacralis?
2. Aus welchen Anteilen besteht ein Reflexbogen?

4.3 Vegetatives Nervensystem

Reguliert Tätigkeit von:
- Glatter Muskulatur
- Drüsen
- Herz.

Antagonismus von Sympathikus und Parasympathikus.

Das vegetative Nervensystem setzt sich aus Anteilen des zentralen und peripheren Nervensystems zusammen, welche die Tätigkeit der glatten Muskulatur (z.B. in Eingeweiden und Gefäßen), der Drüsen und des Herzens regulieren. Diese Regulation erfolgt unbewußt und kann willentlich nicht beeinflußt werden. Das vegetative Nervensystem besteht aus *Sympathikus* und *Parasympathikus*, die häufig entgegengesetzte hemmende oder fördernde Wirkung auf die verschiedenen Organfunktionen ausüben.

4.3.1 Sympathikus

Reizverlauf:
- Seitenhorn
- Vordere Wurzel
- rechter und linker Grenzstrang
- Erfolgsorgane.

Transmitter des Sympathikus: Adrenalin und Noradrenalin.

❶ Die Nervenzellkörper des Sympathikus liegen in den Seitenhörnern des Rückenmarks in den Segmenten Th_1–L_2. Ihre Axone verlassen das Rückenmark über die vordere Wurzel und ziehen zum rechten und zum linken **Grenzstrang** *(Truncus sympathicus)*, der wenige Zentimeter von der Wirbelsäule entfernt vom Kopf bis zum Kreuzbein verläuft. Hier werden die vom ZNS kommenden präganglionären Fasern in den sog. Ganglien umgeschaltet. **Ganglien** sind Ansammlungen von Nervenzellkörpern außerhalb des ZNS. Im Grenzstrang sind beiderseits 22–23 solcher Ganglien kettenförmig aneinandergereiht. In ihnen erfolgt die synaptische Umschaltung der präganglionären Fasern auf die postganglionären Fasern, die dann weiter zum Erfolgsorgan ziehen. Die Transmitter (Überträgersubstanzen ☞ 2.4.2) des Sympathikus sind *Adrenalin* und *Noradrenalin.*

Nebennierenmark

- gleicht Ganglienzellen
- setzt Adrenalin und Noradrenalin frei.

Eine Besonderheit des sympathischen Nervensystems ist das Nebennierenmark (☞ 8.4.2). In seinem Aufbau gleicht es den Ganglienzellen des Grenzstranges, besitzt aber keine weiterführenden Nervenfasern. Vielmehr werden bei Stimulation seiner Zellen durch vegetative Nervenfasern des ZNS die Transmitter *Adrenalin* und in geringem Umfang *Noradrenalin* in die Blutbahn abgegeben, die zu den Katecholaminen zählen. Auf diesem Weg entfalten sie ihre Wirkung innerhalb des gesamten Organismus (☞ Tabelle).

Wirkung von Sympathikus und Parasympathikus auf verschiedene Organe

Organ	Sympathikuswirkung	Parasympathikuswirkung
Tränendrüse	keine bekannte Wirkung	Steigerung der Sekretion
Pupille	Erweiterung	Verengung
Herzmuskel	Zunahme von Pulsrate, Kontraktionskraft, Erregungsleitung	mäßige Abnahme von Pulsrate, Kontraktionskraft, Erregungsleitung
Hirngefäße	leichte Verengung	keine Wirkung bekannt
Muskelgefäße	Erweiterung (auch Verengung)	keine Wirkung bekannt
Haut-, Schleimhaut- und Eingeweidegefäße	Verengung	keine Wirkung bekannt
Bronchien	Erweiterung	Verengung
Speicheldrüsen	Verminderung der Sekretion	Steigerung der Sekretion
Magen-Darm-Trakt	Bewegungsabnahme, Verminderung von Tonus und Bewegungen, Sphinkteren kontrahiert	Bewegungszunahme, Steigerung von Tonus und Bewegungen, Sphinkteren entspannt
Verdauungsdrüsen	Verminderung der Sekretion	Steigerung der Sekretion
Sexualorgane b. Mann	Auslösung der Ejakulation	Auslösung der Erektion

4.3.2 Parasympathikus

Umschaltung in Nähe des Erfolgsorgans

Transmitter des Parasympathikus: Acetylcholin.

- Sympathikus → Leistung
- Parasympathikus → Erholung.

Die Nervenzellkörper des Parasympathikus liegen im Stammhirn und in den Rückenmarksegmenten S_2–S_4. Im Unterschied zum Sympathikus erfolgt die Umschaltung der präganglionären auf postganglionäre Fasern erst in Ganglien, die am oder im Erfolgsorgan liegen. Ihr Transmitter ist *Acetylcholin.*

Die gegensätzliche Wirkung von Sympathikus und Parasympathikus an den verschiedenen Organen ist in der Tabelle dargestellt. Verallgemeinernd kann gesagt werden, daß der Sympathikus in Leistungsphasen (Erregung, Streß) aktiviert wird, der Parasympathikus in Erholungsphasen (Entspannung).

Pflege

Ein Klinikaufenthalt bedeutet meistens Streß für den Patienten. Deshalb ist der Sympathikus aktiviert und Herzfrequenz und Blutdruck können erhöht sein.

Übungsfrage

1. Was sind Wirkungen des Sympathikus, was sind Wirkungen des Parasympathikus?

4.4 Hüllen, Liquorräume und Blutversorgung des ZNS

4.4.1 Hirnhäute

Meningen:
- Dura mater
- Arachnoidea
- Pia mater.

1 Gehirn und Rückenmark liegen geschützt im knöchernen Schädel bzw. im Wirbelkanal. Sie sind von den bindegewebigen Hirnhäuten *(Meningen),* umgeben. Diese heißen Dura mater, Arachnoidea und Pia mater.

Dura mater

Die Dura mater *(harte Hirnhaut)* kleidet die Innenfläche des Schädels aus und stellt gleichzeitig die äußere Hülle des ZNS dar. Weiterhin bildet die Dura mater starke Septen (Trennwände)zwischen den großen Hirnabschnitten:

- **Großhirnsichel** *(Falx cerebri)* trennt als senkrechtes Septum die beiden Großhirnhemisphären voneinander

- **Kleinhirnzelt** *(Tentorium cerebelli)* ist eine zeltartige Membran, die das Großhirn vom Kleinhirn trennt.

Innerhalb der Dura mater verlaufen venöse Blutleiter, die **Sinus durae matris,** die das venöse Blut des gesamten Schädels über die V. jugularis interna in die obere Hohlvene ableiten.

Arachnoidea und Pia mater

Subarachnoidalraum:
- zwischen Arachnoidea und Pia mater
- beinhaltet arterielle Blutgefäße
- mit Liquor gefüllt.

Arachnoidea (Spinnwebenhaut) und Pia mater werden als *weiche Hirnhäute* zusammengefaßt. Die Arachnoidea ist eine dünne gefäßlose Haut, die der Dura mater dicht anliegt. Zwischen Arachnoidea und der ihr folgenden Pia mater liegt der **Subarachnoidalraum.** Er enthält die arteriellen Blutgefäße und ist mit Liquor (☞ 4.4.2) gefüllt. Die Pia mater liegt unmittelbar dem Gehirn an.

4.4.2 Liquorräume

Unterscheide:
- Innere Liquorräume = Ventrikel und Zentralkanal
- Äußere Liquorräume = Subarachnoidalraum.

Liquor ist eine klare Flüssigkeit, die sich in den untereinander verbundenen *inneren* und *äußeren Liquorräumen* befindet. Der äußere Liquorraum wird vom Subarachnoidalraum gebildet. Hier schützt der Liquor das ZNS wie eine Art Wasserkissen vor Erschütterungen und Schlägen. Die inneren Liquorräume bestehen im Gehirn aus einem Hohlraumsystem, den **Ventrikeln** und im Rückenmark aus dem **Zentralkanal**.

Ventrikelsystem

Liquor
- klare Flüssigkeit
- zirkuliert von den Ventrikeln zum äußeren Liquorraum
- Bildung → Ventrikel
- Resorption → Arachnoidea.

❷ Das Ventrikelsystem (Abb. 4.1) besteht aus den beiden **Seitenventrikeln** (1. und 2. Ventrikel), dem schmalen **3. Ventrikel** im Zwischenhirn und dem **4. Ventrikel.** Dieser erstreckt sich von der Brücke bis in das verlängerte Mark, wo er in den Zentralkanal des Rückenmarks übergeht. Die Ventrikel sind untereinander und mit dem äußeren Liquorraum verbunden. So wird eine Zirkulation des Liquors von seinem Entstehungsort in den vier Ventrikeln zum äußeren Liquorraum ermöglicht. Hier wird der Liquor von zottenartigen Ausstülpungen der Arachnoidea aufgenommen.

4.4.3 Blutversorgung des Gehirns

Der Circulus arteriosus willisi wird gebildet von:

❸ Das Gehirn wird durch zwei voneinander unabhängigen Quellen mit Blut versorgt: Von den beiden *Aa. carotes internae* sowie von den beiden *Aa. vertebrales*. Sie stehen über Äste miteinander in Verbindung, die einen an der Schädelbasis liegenden Gefäßring, den **Circulus arteriosus Willisi,** bilden. So wird ge-

- Aa. cerbri anteriores aus der A. carotis interna
- Aa. cerebri mediae aus der A. carotis interna
- Aa. cerebri posteriores aus der A. basilaris.

währleistet, daß ein Verschluß einer dieser Arterien durch die anderen kompensiert werden kann. Die beiden Aa. carotes internae versorgen mit ihren zwei Hauptästen, der *A. cerebri anterior* und der *A. cerebri media* die vorderen und mittleren Hirnabschnitte. Die zwei Aa. vertebrales vereinigen sich zur *A. basilaris* und versorgen mit ihren Ästen (u.a. *A. cerebri posterior)* die Hirnbasis und die hinteren Hirnabschnitte.

Einc Bcsonderheit des ZNS ist die **Blut-Hirn-Schranke,** die den Übertritt bestimmter Substanzen vom Blut in das Hirngewebe verhindert. Sie ist eine Folge des speziellen Aufbaus der Gefäßwände des Gehirns.

Pflege

Patienten mit Stenosen im Bereich der A. carotis interna sind schlaganfallgefährdet. Bei diesen Durchblutungsstörungen können Verwirrtheit, Sprachstörungen und Lähmungen beobachtet werden.

Übungsfragen

1. Wie heißen die verschiedenen Hirnhäute?
2. Wie ist das Ventrikelsystem aufgebaut?
3. Was ist der Circulus arteriosus Willisi?

5 Sensibilität und Sinnesorgane

Sinnensqualitäten

Sinn	Sinnesorgan
Sehen	Auge
Hören, Gleichgewicht	Ohr
Riechen	Nase
Schmecken	Geschmacks- knospen der Zunge
Berührung, Temperatur, Schmerz	Haut

Rezeptoren
- liegen in verschiedenen Sinnesorganen
- nehmen adäquate Reize auf
- leiten Reize als Aktionspotentiale an das ZNS weiter.

Für seine vielfältigen Aufgaben muß das Nervensystem Reize aus der Umgebung und aus dem Körper aufnehmen. Reize werden über spezielle **Rezeptoren,** aufgenommen. Diese liegen u.a. in den *Sinnesorganen.* Verschiedene Sinne mit ihren dazugehörigen Organen werden unterschieden (☞ Tabelle).

Rezeptoren werden nur durch einen für sie *adäquaten Reiz* erregt. Für die Rezeptorzellen beispielsweise des Ohres sind dies Schallwellen, für die des Auges Licht. Ein Reiz ruft an der Zellmembran der Rezeptorzelle eine Änderung des Ruhemembranpotentials hervor, die als eine Reihe von Aktionspotentialen an das Rückenmark und Gehirn weitergeleitet wird (☞ 2.4.2). Auf Rückenmarkebene und im Hirnstammbereich erfolgt auf die eintreffenden Aktionspotentiale eine unwillkürliche Antwort des Körpers in Form von Reflexen. Andere Informationen werden im Thalamus gefiltert (☞ 4.1.3). Sie werden dort entsprechend ihres Informationsgehaltes unterdrückt oder gelangen als bewußte Empfindung an die Großhirnrinde. Auf diese Weise wird der Organismus vor einer Reizüberflutung geschützt.

5.1 Auge

Das Auge (Abb. 5.1) als Organ des Sehsinns ist nahezu kugelförmig mit einem Durchmesser von etwa 24 mm. Es besteht aus dem Augapfel *(Bulbus oculi)* und bestimmten Schutzeinrichtungen: den *Augenlidern,* der *Bindehaut* und dem *Tränenapparat.* Der Augapfel liegt geschützt in der knöchernen Augenhöhle (Abb. 3.3).

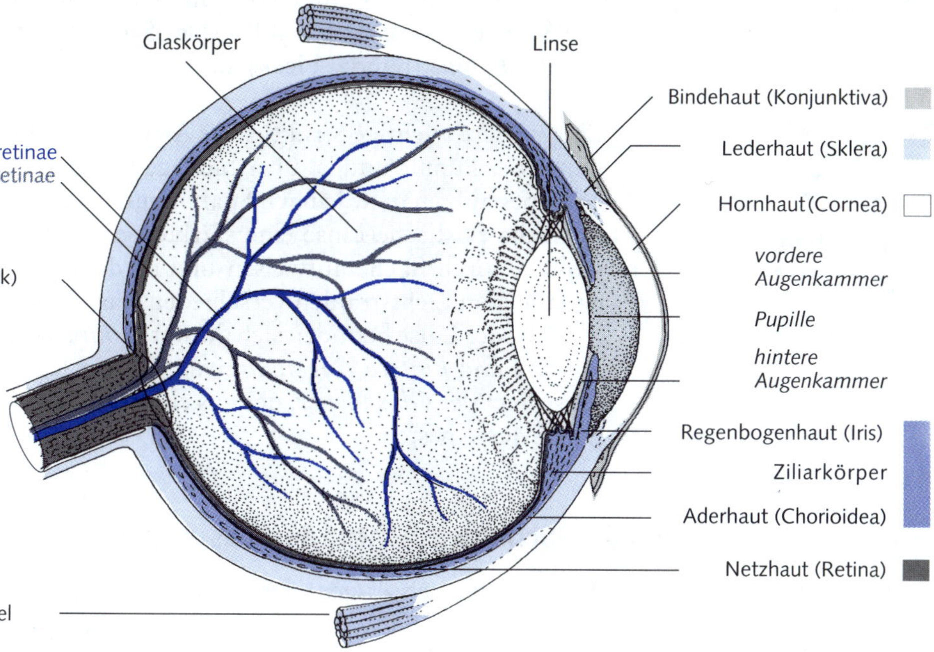

Abb. 5.1 Aufbau des Augapfels

5.1.1 Augapfel

Aufbau des Auges:
- Äußere Augenhaut (Lederhaut, Hornhaut)
- Mittlere Augenhaut (Aderhaut, Ziliarkörper, Regenbogenhaut, Pupille)
- Innere Augenhaut Netzhaut (Sehnerv, Papille)
- Linse
- Vordere u. hintere Augenkammer
- Glaskörper.

❶ Der Augapfel ist zwiebelschalenartig aus drei Schichten aufgebaut:

- Die **äußere Augenhaut** besteht aus der Lederhaut *(Sklera)*, die dem Auge durch ihr festes Bindegewebe seine Form gibt. Vorne wird sie von der Hornhaut *(Cornea)* gebildet. Diese ist etwas stärker gewölbt, gefäßlos und lichtdurchlässig. Sie ist wesentlich an der Lichtbrechung beteiligt.
- Die **mittlere Augenhaut** besteht aus der Aderhaut *(Chorioidea)*, in der zahlreiche Blutgefäße verlaufen, die die innere Augenhaut mit Sauerstoff und Nährstoffen versorgen. Vorne besteht sie aus dem *Ziliarkörper* und der Regenbogenhaut *(Iris)*. Die Regenbogenhaut ist eine kreisförmige Platte, die dem Auge seine Farbe verleiht. In ihrer Mitte befindet sich ein rundes Loch, die **Pupille,** durch die das Licht ins Auge einfällt. Je nach den Lichtverhältnissen wird die Pupille durch den *M. dilatator pupillae* weit oder dem *M. sphincter pupillae* eng gestellt.
- Die **innere Augenhaut** besteht aus der Netzhaut *(Retina)*, die die Rezeptorzellen enthält und damit der lichtempfindliche Teil des Auges ist. Die Netzhaut ist aus mehreren Ner-

venzellschichten aufgebaut, die mit ihren Fortsätzen den Sehnerv *(N. opticus)* bilden. Der Sehnerv tritt im Bereich der *Papille* (blinder Fleck) aus dem Auge aus.

Eine weitere wichtige Struktur des Auges ist die **Linse.** Sie liegt hinter der Pupille und ist über bindegewebige Fasern am Ziliarkörper aufgehängt. Je nach Spannungszustand dieser Fasern kann die elastische Linse eine stärker oder weniger stark gewölbte Vorderfläche aufweisen und so die durch die Pupille einfallenden Lichtstrahlen verschieden stark brechen.

Vor der Linse befinden sich die mit *Kammerwasser* gefüllte *vordere* und *hintere Augenkammer.* In dem Raum hinter der Linse liegt der *Glaskörper,* der aus einer durchsichtigen gallertigen Masse besteht.

5.1.2 Schutzeinrichtungen des Auges

- Augenlider
- Tränendrüse
- Bindehaut
- Augenbrauen
- Augenwimpern.

Tränen wie auch *Augenlider* dienen der Funktionstüchtigkeit der Hornhaut. Bei Versiegen der Tränenflüssigkeit oder Ausbleiben des Lidschlages würde die Hornhaut austrocknen oder eintrüben. Als zusätzlichen Schutz enthält die Tränenflüssigkeit das bakterienabtötende Enzym Lysozym. Die Tränendrüse liegt über dem lateralen Augenwinkel. Die von ihr produzierte Tränenflüssigkeit gelangt mit dem Lidschlag zum medialen Augenwinkel, wo sie über den Tränennasengang in die Nasenhöhle (☞ 12.1.1) gelangt.

Die Bindehaut *(Konjunktiva)* bedeckt die Hinterfläche von Ober- und Unterlid sowie die Lederhaut des Augapfels etwas über die Hornhaut hinaus. In ihr sind reichlich Antikörper (☞ 9.6.2) und Substanzen der humoralen Abwehr (☞ 9.6.1) vorhanden.

Augenbrauen und *-wimpern* verhindern, daß Schweißtropfen von der Stirn in die Lidspalte fließen.

Äußere Augenmuskeln

6 äußere Augenmuskeln.

Der Augapfel kann durch *sechs* Muskeln in der knöchernen Augenhöhle in verschiedene Richtungen bewegt werden. Sie entspringen an der knöchernen Augenwand und setzen an der Lederhaut des Auges an.

Pflege

Narkotisierte Patienten besitzen keinen Lidschlußreflex. Die Lider müssen daher geschlossen gehalten werden, damit die Hornhaut nicht austrocknet.

5.1.3 Sehvorgang

Brechung von Lichtstrahlen:
- an der Hornhaut mit konstanter Brechkraft
- an der Linse mit veränderbarer Brechkraft.

Änderung der Brechkraft für:
- Nah- und Fernakkomodation
- scharfes Sehen.

❷ Der adäquate Reiz für die *Photorezeptoren,* als Sinneszellen der Netzhaut, ist Licht. Damit auf der Netzhaut jedoch sowohl von entfernten als auch von nahe gelegenen Gegenständen ein scharfes Bild abgebildet wird, müssen die Lichtstrahlen in unterschiedlichem Maße gebrochen werden. Dies geschieht an der Hornhaut mit einer *konstanten Brechkraft* und an der Linse mit einer *veränderbaren Brechkraft.* An der Linse kann die Brechkraft an die Entfernung eines Gegenstandes angepaßt werden. Dazu wird über den Ziliarkörper der Spannungszustand der Aufhängebänder der Linse verändert. Dies beeinflußt die Wölbung der Linse und damit auch deren Brechkraft. Dieser Vorgang wird je nach Entfernung des betrachteten Gegenstandes **Nah-** oder **Fernakkomodation** genannt (Abb. 5.2).

Pupille reguliert den Lichteinfall auf die Netzhaut.

Die Menge des auf die Netzhaut fallenden Lichts wird von der Pupillenweite bestimmt, die zwischen 2 und 8 mm variieren kann. Bei Dunkelheit wird die Pupille weit gestellt, damit möglichst viel Licht die Netzhaut erreicht, bei Helligkeit wird sie eng gestellt. Diese willentlich nicht zu beeinflussende Reaktion der Pupille ist der *Pupillenreflex.*

Photorezeptorzellen der Netzhaut:
- Zapfen für Farbsehen
- Stäbchen für Dämmerungssehen

Fallen Lichtstrahlen auf die Netzhaut, wird dort ein umgekehrtes, verkleinertes Bild eines Gegenstandes abgebildet. Dieses wird von den Photorezeptorzellen in eine Potentialänderung ihrer Zellmembran umgesetzt. Es werden zwei Arten von Photorezeptorzellen unterschieden: die Zapfen und die Stäbchen. **Zapfen** nehmen *Farben* wahr und sind für das Sehen am Tage zuständig. **Stäbchen** erkennen unterschiedliche Helligkeitsstufen und werden für das Sehen bei *Dämmerung* benötigt.

Sehzentrum im Hinterhauptlappen.

Die Potentialänderung der Photorezeptorzellen wird in den nachgeschalteten Nervenzellen der Netzhaut verändert und schließlich als Folge von Aktionspotentialen über den Sehnerv zum **Sehzentrum** im Hinterhauptlappen (Abb. 4.3) geleitet. Hier ist nun ein bewußtes Sehen möglich.

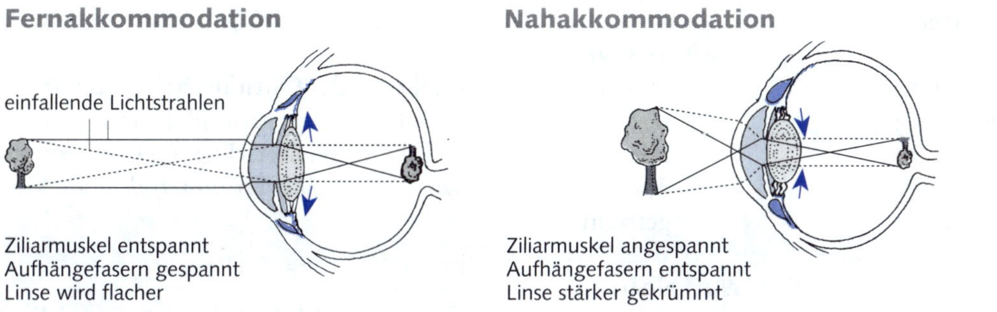

Abb. 5.2 Nah- und Fernakkomodation des Auges

Räumliche Wahrnehmung nur mit zwei Augen möglich.

Erst das Sehen mit zwei Augen ermöglicht eine *räumliche Wahrnehmung* der Umwelt. Die Verarbeitung unterschiedlicher Informationen aus beiden Augen ist hierfür eine wichtige Voraussetzung.

Pflege

Die Pupillenreaktion wird mit einem Lichtstrahl, z.B. einer Taschenlampe getestet. Veränderungen, im Sinne einer verlangsamten Reaktion, können auf eine Blutung im Schädelbereich hinweisen. Bei der Überwachung von Patienten mit Schädelhirntrauma muß regelmäßig die Pupillenreaktion geprüft werden.

Patienten mit einem Augenverband haben ein eingeschränktes Sichtfeld. Das Bett und der Nachttisch sollten dementsprechend im Raum ausgerichtet sein, um dem Patienten Sicherheit zu geben.

Übungsfragen

❶ Was ist die Aufgabe der Pupille?

❷ Wo werden Lichtstrahlen beim Einfall in das Auge gebrochen?

5.2 Hör- und Gleichgewichtsorgan

Im **Ohr** sind *zwei* Sinnesorgane räumlich miteinander verbunden, das Hör- und das Gleichgewichtsorgan.

5.2.1 Hörorgan

- Äußeres Ohr
- Mittelohr
- Innenohr.

Nach Aufbau und Funktion wird das Ohr in drei Abschnitte gegliedert (Abb. 5.3):

Äußeres Ohr

- Ohrmuschel
- Gehörgang
- Trommelfell.

Das äußere Ohr besteht aus der **Ohrmuschel.** Durch ihre Trichterform werden die Schallwellen gebündelt und über den Gehörgang dem Mittelohr zugeleitet. Der *Gehörgang* ist etwa 3,5 cm lang und wird durch das *Trommelfell* vom Mittelohr getrennt.

Mittelohr

❶ Das Mittelohr liegt im Schläfenbein. Sein zentraler Raum ist die *Paukenhöhle*, in der die Gehörknöchelchenkette liegt,

- Paukenhöhle
- Gehörknöchelchen (Hammer, Amboß, Steigbügel)
- Ovales und rundes Fenster.

die aus *Hammer, Amboß* und *Steigbügel* besteht. Die Gehörknöchelchenkette überträgt die durch die Schallwellen hervorgerufenen Schwingungen des Trommelfells auf das Innenohr. Dafür ist der Hammergriff mit dem Trommelfell verwachsen. Schwingungen des Hammers werden auf Amboß und Steigbügel übertragen, der mit seiner Fußplatte am *ovalen Fenster* befestigt ist. Das ovale Fenster ist eine kleine mit Haut verschlossene Verbindung zum Innenohr.

Ohrtrompete: Verbindung zwischen Mittelohr u. Rachenraum.

Über die *Ohrtrompete* (Tuba Eustachii) steht das Mittelohr mit dem Rachenraum (☞ 7.1.6) in Verbindung, so daß Druckveränderungen im Mittelohr ausgeglichen werden können, wie es beim Tauchen oder im Flugzeug notwendig ist.

Innenohr

Innenohr:
- Schnecke (Scala vestibuli, media und tympani)

Das Innenohr besteht aus dem Gleichgewichtsorgan und der Schnecke, die gemeinsam als *Labyrinth* bezeichnet werden.

Die **Schnecke** *(Cochlea)* vermittelt die Hörempfindungen. Sie besteht aus einem knöchernen Kanal, der in Form eines

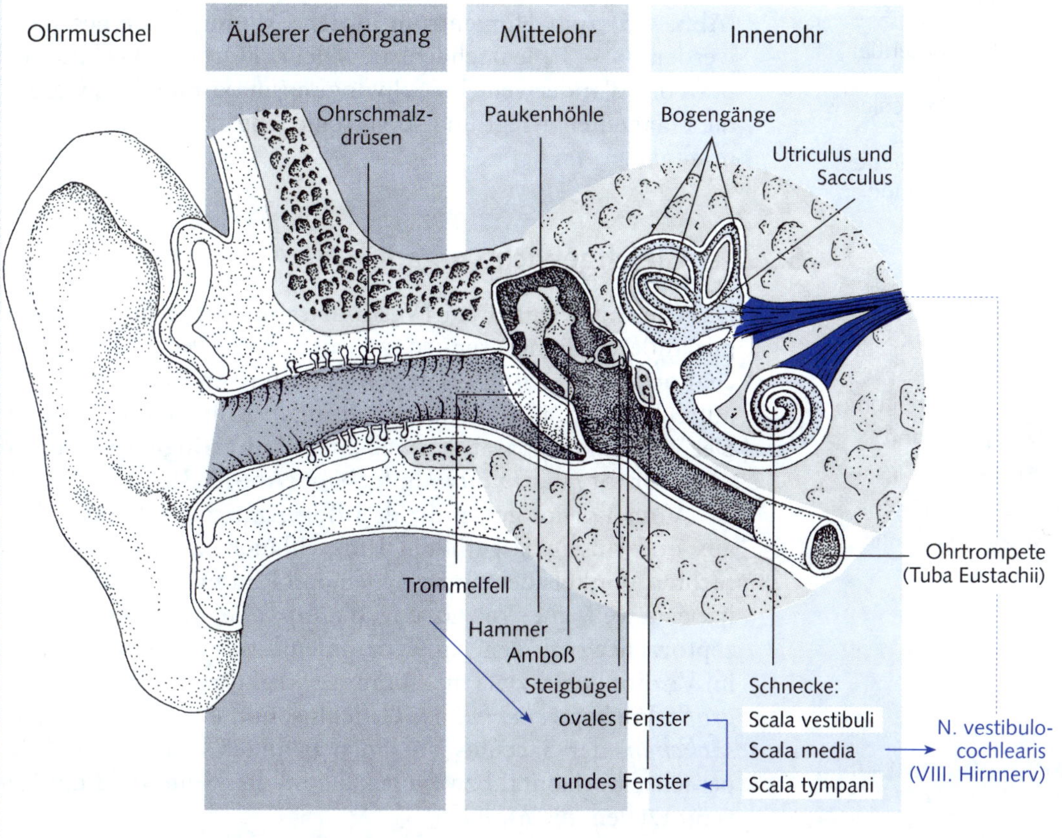

Abb. 5.3 Aufbau des Ohres mit Hör- und Gleichgewichtsorgan

- Hörorgan (Haarzellen, Basilarmembran)
- Gleichgewichtsorgan.

Schneckenhauses aufgerollt ist. Dieser knöcherne Kanal enthält drei Gänge, die mit einer Flüssigkeit gefüllt sind, Perilymphe und Endolymphe. Die obere *Scala vestibuli* beginnt am *ovalen Fenster* und geht an der Schneckenspitze in die unten gelegene *Scala tympani* über, die am *runden Fenster* endet. Zwischen diesen beiden Gängen liegt die *Scala media*. Sie enthält das eigentliche **Hörorgan** (CORTI-Organ), das aus den *Haarzellen* (Rezeptorzellen) und der *Basilarmembran* besteht.

Hörvorgang

Schallwellen erreichen das Trommelfell
↓
Gehörknöchelchenkette schwingt
↓
Wanderwelle wird ausgelöst
↓
Haarzellen werden erregt
↓
Aktionspotential
↓
N. vestibulocochlearis
↓
Hörzentrum in der Großhirnrinde.

❶ Schallwellen gelangen durch die Luft des äußeren Gehörgangs zum Trommelfell, das sie in Schwingungen versetzen. Diese Schwingungen werden über die Gehörknöchelchenkette auf die Perilymphe in der Scala vestibuli und Scala tympani übertragen. Dadurch löst der Schall eine *Wanderwelle* aus, die die Basilarmembran in der Scala media zum Schwingen bringt. Die Härchen der Haarzellen werden dabei verbogen. Dieser mechanische Biegungsreiz ruft eine Änderung des Membranpotentials der Haarzellen hervor, die in Folge von Aktionspotentialen umgesetzt wird und über den N. vestibulocochlearis (Abb. 4.5) zum Hörzentrum in der Großhirnrinde geschickt werden (☞ 4.3). Je nachdem an welchem Ort der Basilarmembran die Wanderwelle ihr Schwingungsmaximum hat, werden die Haarzellen erregt und so verschiedene Tonhöhen wahrgenommen.

5.2.2 Gleichgewichtsorgan

Aufgaben:
- Orientierung im Raum
- Aufrechterhaltung von Kopf- und Körperhaltung.
- 3 Bogengänge
- 2 Makulaorgane

Das Gleichgewichtsorgan (Vestibularapparat) dient zusammen mit anderen Sinnesorganen, z.B. dem Auge (☞ 5.1) und Mechanorezeptoren (☞ 5.4) der Orientierung im Raum sowie der aufrechten Kopf- und Körperhaltung in Ruhe und Bewegung. Der Vestibularapparat ist jeweils aus den drei **Bogengängen** und dem **Vorhof** *(Vestibulum)* aufgebaut (Abb. 5.3).

Vom Vorhof gehen die drei Bogengänge ab. Sie bestehen aus drei flüssigkeitgefüllten Ringschläuchen, die nahezu im rechten Winkel zueinander in den drei Raumebenen liegen. Sie haben jeweils eine Verdickung, die *Ampulle,* in der sich die Rezeptorzellen befinden. Am Zusammenfluß der drei Bogengänge im Vorhof liegen zwei membranöse Strukturen. Diese sind das *große Vorhofsäckchen,* der **Utriculus,** und das *kleine Vorhofsäckchen,* der **Sacculus.** In ihnen befindet sich ein zur Körperachse horizontal bzw. vertikal gestelltes Sinnesfeld mit Rezeptorzellen, die *Makula.*

Mechanischer Reiz der Haarzellen
↓
Aktionspotentiale
↓
N. vestibulocochlearis
↓
ZNS

Gleichgewichtssinn

❷ Die fünf beschriebenen Bestandteile des Vestibularapparates (drei Bogengänge, Utriculus, Sacculus) besitzen Haarzellen als Rezeptorzellen. Am oberen Ende dieser Zellen befinden sich feine Härchen, die in eine gallertige Masse hineinragen. Bei Bewegungen des Kopfes verschiebt sich diese gallertige Masse und die Härchen werden abgebogen. Dieser mechanische Biegungsreiz wird in eine elektrische Erregung umgewandelt und als eine Folge von Aktionspotentialen über den N. vestibulocochlearis (VIII. Hirnnerv, ☞ 4.1.6) an das Gehirn weitergeleitet.

Utriculus und Sacculus registrieren Linearbewegungen. Bogengänge Drehbewegungen.

Utriculus und Sacculus registrieren Neigungen des Kopfes im Schwerefeld der Erde (Linearbewegungen), die Bogengänge Drehungen des Kopfes. Reflektorisch werden daraufhin Korrekturbewegungen der an der Haltung und Bewegung beteiligten Muskeln sowie der Augenmuskeln durchgeführt.

!? Übungsfragen

❶ Wie werden Schallwellen vom Trommelfell auf das Innenohr übertragen?

❷ Welches ist der adäquate Reiz, um Makulaorgane oder Bogengänge zu erregen?

5.3 Geruchs- und Geschmackssinn

Der Geruchs- und der Geschmackssinn zählen zu den chemischen Sinnen. Sie besitzen Sinneszellen mit **Chemorezeptoren,** an die Moleküle der wahrzunehmenden Geruchs- oder Geschmacksstoffe binden. Die Membran der Sinneszellen wird so elektrisch erregt, und eine Folge von Aktionspotentialen wird an das Gehirn geleitet.

Geruchssinn

Der Mensch besitzt 10–25 Millionen *Riechzellen* mit ihren Chemorezeptoren, die in den Kuppeln der Nasenhöhlen liegen *(Regio olfactoria)*. Es können über tausend verschiedene Gerüche wahrgenommen werden, die von den Riechzellen über den N. olfactorius (I. Hirnnerv, Abb. 4.5) nerval an das Gehirn weitergeleitet werden.

Geschmacksknospen:
- Zunge
- Weicher Gaumen
- Rachen.

Geschmackssinn

❶ Die Geschmackszellen liegen in den *Geschmacksknospen* (☞ 7.1.3) der Zunge, des weichen Gaumens und des Rachens.

Geschmacksempfindungen werden zum ZNS geleitet über
- N. facialis
- N. glossopharyngeus
- N. vagus.

Mit dem Geschmackssinn wird die aufgenommene Nahrung auf ihre Genießbarkeit und chemische Zusammensetzung geprüft. Dabei können lediglich vier Geschmacksqualitäten und deren Kombinationen auf bestimmten Zungenarealen wahrgenommen werden: *süß, sauer, salzig, bitter*. Der überwiegende Teil der Geschmacksempfindungen wird über den Geruchssinn vermittelt. Geschmacksempfindungen werden auf nervalem Weg über den N. facialis, den N. glossopharyngeus und den N. vagus (VII., IX. und X. Hirnnerv, Abb. 4.5) zum Gehirn geleitet.

Pflege

Mit zunehmendem Alter läßt der Geschmackssinn nach. Deshalb sollten gerade bei alten Patienten, die keinen Appetit haben, die Mahlzeiten appetitlich gestaltet werden. Der Geruchssinn wird durch nasal liegende Sonden stark beeinträchtigt.

!? Übungsfrage

❶ Welche Geschmacksqualitäten können mit der Zunge wahrgenommen werden?

5.4 Sinnesfunktion der Haut

Hautrezeptoren werden unterteilt in:
- Mechanorezeptoren
- Thermorezeptoren
- Schmerzrezeptoren.

❶ In allen Schichten der Haut (☞ 6.1) liegen Hautrezeptoren, die auf unterschiedliche Reize spezialisiert sind. Mechanorezeptoren reagieren auf Berührung, Thermorezeptoren auf thermische Reize und Schmerzrezeptoren auf Schmerzen. Die Reize werden entweder über freie Nervenendigungen oder Nervenendkörperchen aufgenommen und über afferente Nervenfortsätze zum Gehirn geleitet.

Mechanorezeptoren

Innerhalb der **Mechanorezeptoren** werden unterschieden (Abb. 6.1):
- MEISSNERsche Tastkörperchen
- MERKELsche Tastscheiben
- VATER-PACINIsche-Lamellenkörperchen
- RUFFINI-Körperchen.

Durch diese Rezeptoren werden Empfindungen wie Berührung, Druck, Spannung, Vibration und Kitzel übertragen.

Thermorezeptoren

Folgende **Thermorezeptoren** werden unterschieden, die wahrscheinlich als freie Nervenendigungen in der Haut liegen:

- *Warmrezeptoren,* die zwischen 30–45 °C reagieren
- *Kaltrezeptoren,* die zwischen 35–15 °C aktiv sind.

Schmerzrezeptoren

Schmerzrezeptoren vermitteln

- Somatische Oberflächenschmerzen
- Somatische Tiefenschmerzen
- Eingeweide schmerzen.

Die **Schmerzrezeptoren** informieren den Körper über schädigende Einflüsse. So üben sie eine Schutzfunktion aus. Schmerzrezeptoren sind freie Nervenendigungen. Sie können mechanisch oder thermisch gereizt werden, aber auch durch chemische körpereigene Substanzen, die u.a. bei Entzündungen freigesetzt werden (Prostaglandine, Histamin).

Schmerzrezeptoren befinden sich an verschiedenen Stellen des Körpers und registrieren verschiedene Schmerzformen: In der Haut vermitteln sie den *somatischen Oberflächenschmerz.* In Skelettmuskulatur, Bindegewebe, Knochen und Gelenken übertragen sie den *somatischen Tiefenschmerz.* Der *viszerale* oder *Eingeweideschmerz* tritt vor allem bei Dehnung oder krampfartigen Kontraktionen der glatten Muskulatur der Eingeweide auf, z.B. bei einer Gallenkolik.

5.5 Tiefensensibilität

❷ Die Tiefensensibilität, *Propriozeption,* umfaßt

- **Stellungssinn:** die Stellung der einzelnen Körperteile zueinander wird wahrgenommen
- **Bewegungssinn:** Die Bewegungen des Körpers werden wahrgenommen
- **Kraftsinn:** die Kraft, die für eine Bewegung oder das Halten eines Gegenstandes notwendig ist, wird wahrgenommen.

Rezeptoren der Tiefensensibilität in:

- Muskelspindeln
- Golgi-Sehnenorgane
- Ruffini-Körperchen
- Vater-Pacinische-Lamellenkörperchen.

Diese Wahrnehmungen können ohne Hilfe des Auges, allein mit den Rezeptoren der Tiefensensibilität gemacht werden. Die Tiefensensibilität wird über verschiedene Mechanorezeptoren vermittelt. Sie liegen in Muskeln, Sehnen und Gelenken. Zu ihnen gehören u.a. Muskelspindeln, Golgi-Sehnenorgane, Ruffini-Körperchen und Vater-Pacinische-Lamellenkörperchen.

!? Übungsfragen

❶ Welche Hautrezeptoren gibt es?

❷ Was wird mit Hilfe der Tiefensensibilität wahrgenommen?

6 Die Haut und ihre Funktionen

Die Haut ist das Grenzorgan des Körpers zur Umwelt und hat zahlreiche Funktionen:

- Aufnahme von Sinneseindrücken wie Berührung, Temperatur, Schmerz
- Schutz des Körpers vor schädlichen Umwelteinflüssen wie Mikroorganismen, UV-Licht, mechanischer Belastung
- Regulation des Wasserhaushalts u. der Körpertemperatur.

6.1 Aufbau der Haut

❶ Abhängig von der Körpergröße beträgt die Hautoberfläche 1,5–1,8 m². Die Haut (Abb. 6.1) besteht aus drei Schichten: der Oberhaut (Epidermis), der Lederhaut (Korium) und der Unterhaut (Subkutis).

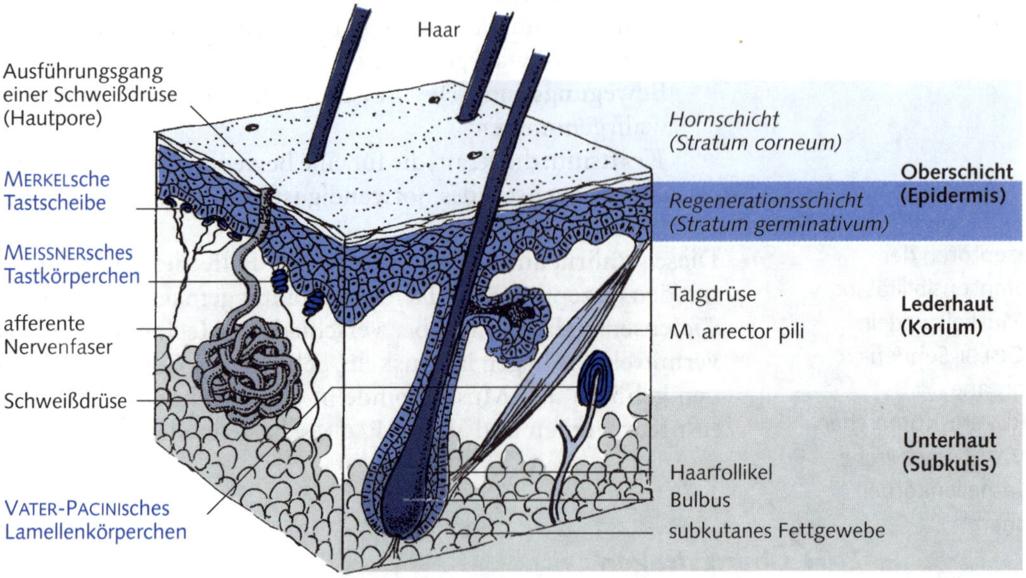

Abb. 6.1 Aufbau der Haut

6.1.1 Oberhaut

Teilung und Regeneration von Zellen
- findet In der Regenerationsschicht statt
- dauert ca. 30 Tage.

Die Oberhaut *(Epidermis,* Abb. 6.1) ist ein mehrschichtiges, verhorntes Plattenepithel, das in mehrere Schichten unterteilt ist. Vom Körperinneren zur Oberfläche sind dies:

- **Regenerationsschicht** *(Stratum germinativum),* in der zahlreiche Mitosen (☞ 1.2.2) ablaufen. Von den beiden in einer Mitose entstehenden Tochterzellen teilt sich die eine Zelle erneut, während die andere in etwa 30 Tagen zur Hautoberfläche wandert. Auf diesem Weg ändert sie ihre Gestalt in Abhängigkeit von der jeweils durchwanderten Schicht. Die Regenerationsschicht liegt der Basalmembran auf. Sie wird nochmals unterteilt in die Basalzellschicht *(Stratum basale)* und die Stachelzellschicht *(Stratum spinosum).*
- **Verhornungsschicht,** in der die Zellen verhornen. Auch sie wird nochmals unterteilt in die Körnerschicht *(Stratum granulosum)* und das *Stratum lucidum.*
- **Hornschicht** *(Stratum corneum)* aus umgewandelten Epithelzellen, die die Hornsubstanz *Keratin* enthält und wasserabweisend sowie widerstandsfähig gegen Säuren ist. Von ihrer Oberfläche werden laufend Hornschuppen abgestoßen.

6.1.2 Lederhaut

Die Lederhaut *(Korium,* Abb. 6.1) besteht aus Bindegewebe, in dem Gefäße und Nerven verlaufen. Sie wird unterteilt in:

- **Papillarschicht** *(Stratum papillare),* die mit zapfenartigen Ausziehungen in die Epidermis hineinragt und für deren Ernährung zuständig ist.
- **Geflechtschicht** *(Stratum reticulare),* die der Haut ihre hohe Reißfestigkeit verleiht.

6.1.3 Unterhaut

- Gefäße
- Nerven
- Drüsen
- Haarwurzeln.

Die Unterhaut *(Subkutis,* Abb. 6.1) besteht aus lockerem Bindegewebe und verbindet die Haut mit den unter ihr liegenden Strukturen (Knochenhaut, Muskelscheiden). Sie dient als Fettpolster und Wärmeisolator und ermöglicht die Verschieblichkeit der Haut. In ihr liegen zahlreiche Gefäße, Nerven, Drüsen und Haarwurzeln. Die Nerven enden entweder frei oder an spezifischen Nervenendkörperchen und vermitteln die verschiedenen Hautsinnesempfindungen (☞ 5.4).

6.2 Hautanhangsgebilde

❷ Hautanhangsgebilde sind Haare, Drüsen und Nägel.

Haare

Haare zum Wärmeschutz und Tastempfindung

Nahezu die gesamte Haut außer Handteller und Fußsohle ist von Haaren bedeckt. Sie dienen dem Wärmeschutz und der Tastempfindung. Das Haar wird in den sichtbaren, über der Epidermis gelegenen *Haarschaft* und die unter der Epidermis liegende *Haarwurzel* unterteilt. Diese verbreitert sich zwiebelförmig zum *Bulbus*, mit der *Papille*, die das Haar ernährt. Jedes Haar ist von einer *Haarwurzelscheide* umgeben, in die eine Talgdrüse einmündet. Unterhalb der Talgdrüse verläuft der *M. arrector pili*, der das Haar bei Kälte aufrichtet (Gänsehaut).

Drüsen

Es werden verschiedene Hautdrüsen unterschieden die spezifische Sekrete herstellen und absondern:

Schweiß als »Säureschutzmantel«

- **Schweißdrüsen** (Abb. 6.1) sind exokrine Drüsen, die in unterschiedlicher Dichte in allen Hautbezirken auftreten. Sie liegen zu Knäulen aufgewickelt an der Grenze zur Unterhaut und münden mit ihren Ausführungsgängen an der Hautoberfläche. Sie sondern Schweiß ab, der auf der Haut den Säureschutzmantel bildet. Er hemmt Bakterienwachstum und dient durch Verdunstung der Wärmeregulation.

Talg zur »Pflege«

- **Talgdrüsen** (Abb. 6.1) münden in die Haarwurzelscheiden, in die sie ihr Sekret, den Hauttalg, abgeben. Dieser macht die Haut geschmeidig und widerstandsfähig gegen Wasser. Außerdem glättet er die Haare und verleiht ihnen Glanz.
- **Duftdrüsen** finden sich an wenigen Stellen des Körpers wie der Achselhöhle und dem Genitalbereich. Sie sezernieren mit Beginn der Pubertät ein fettiges alkalisches Sekret.

Nägel

bestehen aus dachziegelartig verbackenen Hornschuppen, die die Endglieder von Fingern und Zehen bedecken und schützen.

Pflege

Zu häufiges Waschen mit scharfen Seifen zerstört den Säureschutzmantel und entfernt die pflegende Talgschicht: Die Haut trocknet aus, reißt leicht auf und ist anfälliger für Infektionen. Deshalb ist bei häufigem Waschen der Hände regelmäßiges Eincremen notwendig.

Übungsfragen

❶ Aus welchen Schichten ist die Haut aufgebaut?

❷ Nennen Sie die Hautanhangsgebilde!

7 Das Verdauungssystem

- Oberer Verdauungstrakt
- Mittlerer Verdauungstrakt
- Unterer Verdauungstrakt.

Der menschliche Organismus bedarf für seine Funktionen eine regelmäßige Zufuhr von Nahrung und Wasser. Die Aufnahme und die Verarbeitung erfolgt über das Verdauungssystem, das rohrartig vom Mund bis zum After verläuft. Von verschiedenen Organen (z.B. Bauchspeicheldrüse, Leber, Gallenblase) werden enzymreiche Sekrete in den Verdauungstrakt abgegeben, so daß die Nahrungsbestandteile aufgespalten und vom Blut aufgenommen werden können. Der Verdauungstrakt *(Gastrointestinaltrakt)* wird in einen oberen, mittleren und unteren Teil eingeteilt.

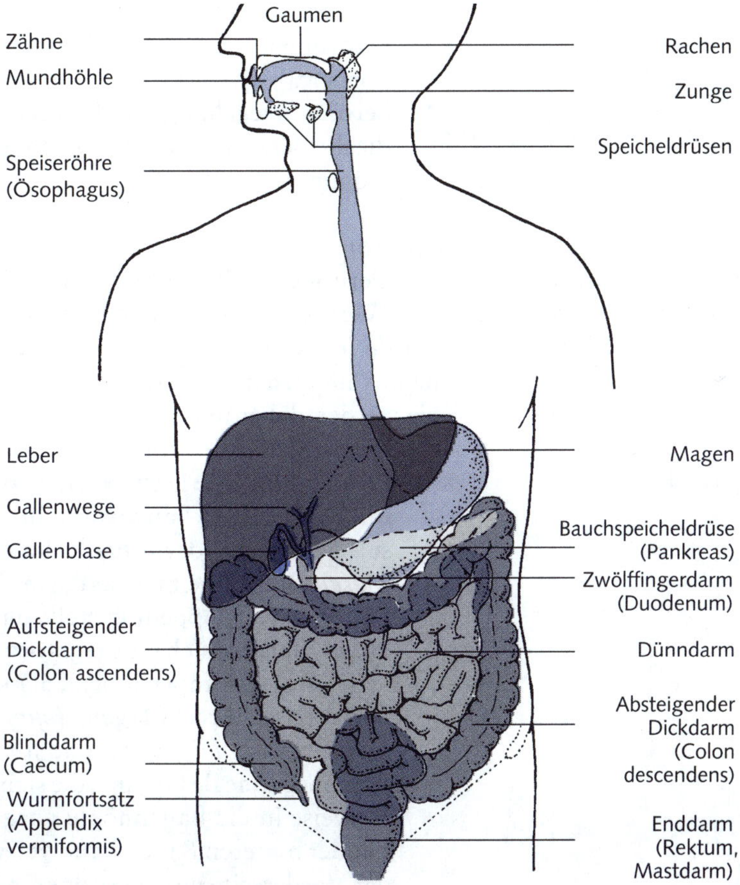

Abb. 7.1
Übersicht über die Verdauungsorgane

Feinbau des Verdauungssystems

Wandaufbau einheitlich aus 4 Schichten.

❶ Die Wand des gesamten Verdauungssystems besitzt einen ähnlichen Aufbau, der aber je nach Aufgabe des Abschnitts leicht verändert ist. Von innen nach außen finden sich folgende Wandschichten:

- **Mukosa:** Schleimhaut, die den Verdauungstrakt auskleidet. Sie dient der Aufnahme von Nahrungsbestandteilen und der Abgabe von Substanzen, die die Nahrung verdauen.
- **Submukosa:** Bindegewebige Verschiebeschicht, in der die größeren Blut- und Lymphgefäße zur Versorgung der Mukosa verlaufen.
- **Muskularis:** Sie besteht aus einer längs- und einer querverlaufenden Ringmuskelschicht. In Mund, Rachen und oberer Speiseröhre ist die Muskulatur quergestreift und willkürlich kontrahierbar, im übrigen Verdauungstrakt unwillkürlich kontrahierbar und glatt. Durch den rhythmischen Wechsel von Erschlaffungs- und Kontraktionsphasen der Wand des Verdauungskanals *(Peristaltik)* wird die Nahrung mechanisch zerkleinert, durchmischt und transportiert.
- **Serosa:** Spiegelnd glatte Epithel- mit Bindegewebeschicht, die die Beweglichkeit des Darms gegen seine Umgebung ermöglicht.

Peritoneum

Einteilung der Organe in Abhängigkeit von ihrer Beziehung zum Peritoneum.

Das Peritoneum (Bauchfell, Abb. 7.2) kleidet den Bauchraum aus. Während der Organentwicklung in der Embryonalzeit wurde jedes Organ unter Einstülpung eines Teils des Peritoneums unterschiedlich weit in die Bauchhöhle vorgeschoben. Sie werden daher unterteilt in:

- **Intraperitoneale** Organe, die vollständig vom Peritoneum bedeckt sind. Sie besitzen ein gedoppeltes Peritoneum, das mit der hinteren Bauchwand in Verbindung steht (Gekröse). Beim Dünndarm heißt diese Peritonealverdoppelung *Mesenterium,* beim Dickdarm *Mesocolon.* Eine weitere Peritonealverdoppelung stellt das große Netz *(Omentum majus)* dar, das sich schürzenförmig vor die Darmschlingen legt. Zu den intraperitoneal, also im Peritoneum liegenden Organen gehören *Magen, Jejunum, Ileum, Leber, Milz, querliegender Dickdarm* und *S-förmiger Dickdarm.*
- **Retroperitoneale** Organe, die sich in der Embryonalzeit nur teilweise in die Bauchhöhle vorgeschoben haben. Sie sind mit der hinteren Bauchwand verwachsen und daher nur an der Vorderseite vom Peritoneum bedeckt. Zu den retroperitoneal, also hinter dem Peritoneum liegenden Organen

gehören *Duodenum, auf-* und *absteigender Ast des Dickdarms* und *Bauchspeicheldrüse.* Weiterhin liegen auch Organe des Harnsystems (☞ 13) retroperitoneal (Niere, Harnleiter).

- **Extraperitoneale** Organe, die keinerlei Beziehung zum Peritoneum haben. Zu den extraperitoneal, also außerhalb des Peritoneums liegenden Organen gehören der *Enddarm* und die *Organe des kleinen Beckens.*

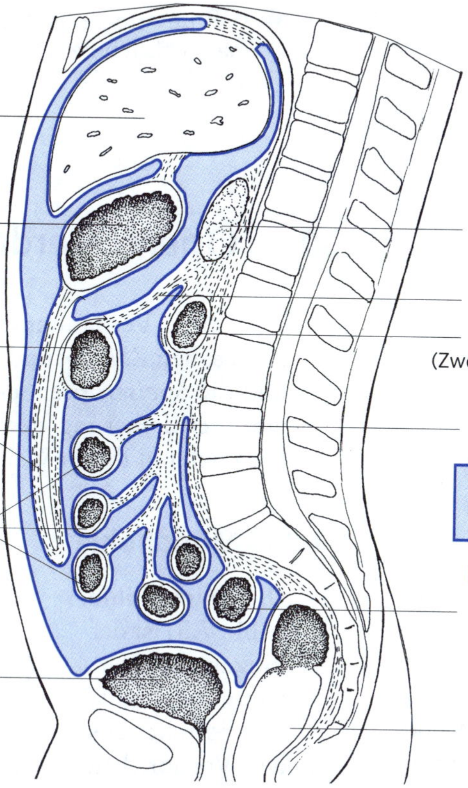

Abb. 7.2
Längsschnitt durch den Bauchraum mit Lageverhältnis der einzelnen Organe zum Peritoneum

Blutversorgung des Verdauungssystems

Versorgung der Bauchorgane durch 3 große Arterien:

❷ Die Organe des Bauchraums werden im wesentlichen durch drei aus der Aorta stammende Arterien mit deren Ästen versorgt:

- Der **Truncus coeliacus** (Abb. 7.5) versorgt mit seinen drei Ästen A. lienalis, A. hepatica und A.gastrica sinistra die Leber, die Gallenblase, den Magen sowie Teile der Speiseröhre, des Zwölffingerdarms und der Bauchspeicheldrüse.
- Die **A. mesenterica superior** versorgt mit ihren Ästen den gesamten Dünndarm, den Blinddarm, den aufsteigenden und querverlaufenden Dickdarm sowie Teile der Bauchspeicheldrüse.

- Die **A. mesenterica inferior** versorgt den absteigenden und S-förmigen Dickdarm sowie Teile des Enddarms.

Das mit Nährstoffen angereicherte venöse Blut der Bauchorgane wird in der **Pfortader** *(V. portae)* gesammelt und direkt zur Leber transportiert (☞ 10.1).

Übungsfragen

1. Beschreiben Sie den Wandaufbau des Verdauungssystems!
2. Welche Arterien sind an der Blutversorgung des Bauchraums maßgeblich beteiligt?

7.1 Oberer Verdauungstrakt

Der obere Verdauungstrakt umfaßt die *Mundhöhle* mit der *Zunge*, den *Zähnen* und den *Speicheldrüsen*, sowie den *Rachen* und die *Speiseröhre*. Seine Aufgabe besteht in der Aufnahme und Zerkleinerung der Nahrung, ihrer Durchmischung mit Speichel und ihrem Weitertransport.

7.1.1 Mundhöhle

Begrenzungen durch:
- harten und weichen Gaumen
- Unterseite der Zunge und Mundbodenmuskulatur
- Zähne
- Rachen.

Die Mundhöhle (Abb. 7.3) ist der Eingang des Verdauungssystems. Sie besteht aus dem Vorhof, dem Raum zwischen Wangen bzw. Lippen und den Zähnen des Ober- und Unterkiefers, sowie der eigentlichen Mundhöhle.

Diese wird begrenzt durch den harten und weichen Gaumen (oben), die Unterseite der

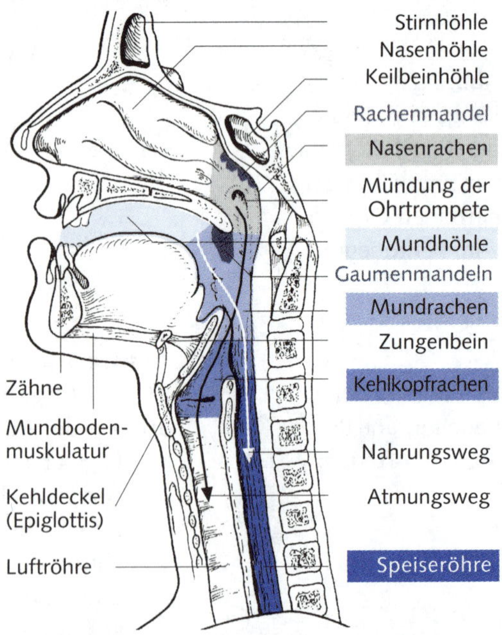

Abb. 7.3 Längsschnitt durch den oberen Verdauungstrakt

Zunge und die Mundbodenmuskulatur (unten), die Zähne (vorne, seitlich) und den Rachen (hinten).

7.1.2 Zähne

Gebiß des Erwachsenen 32 Zähne:
- 8 Schneidezähne
- 4 Eckzähne
- 8 Backenzähne
- 12 Mahlzähne.

❶ Das vollausgebildete Gebiß des Erwachsenen besteht aus 32 Zähnen: jeweils vier **Schneidezähnen** oben und unten, denen sich rechts und links je ein **Eckzahn** anschließt, gefolgt von je zwei **Backen**- und drei **Mahlzähnen** auf beiden Seiten.

Jeder Zahn besteht aus einer *Zahnkrone* (sichtbarer Teil des Zahnes), einem *Zahnhals* (vom Zahnfleisch umgeben) und der *Zahnwurzel* (Verankerung des Zahns im Kiefer).

Zahn:
- Zahnkrone
- Zahnhals
- Zahnwurzel.

Im Inneren des Zahns liegen die *Pulpa,* die Blut- und Lymphgefäße zur Versorgung des Zahnes sowie Nerven beinhaltet. Umschlossen wird die Pulpa von den drei Baustoffen des Zahns:
- Das *Zahnbein* bildet die Hauptmasse des Zahnes und ist ähnlich hart wie Knochen.
- Der *Zahnschmelz* im Bereich der Zahnkrone bildet die härteste Substanz des Körpers.
- Der *Zahnzement* im Bereich der Zahnwurzel.

7.1.3 Zunge

Aufgaben: Nahrungszerkleinerung
- Nahrungstransport
- Geschmacks- und Tastwahrnehmung
- Lautbildung.

❷ Die Zunge (Abb. 7.3) ist ein von Schleimhaut überzogenes muskuläres Organ. Sie gliedert sich in die mit dem Mundboden verwachsene *Zungenwurzel,* den frei beweglichen *Zungenkörper* und die *Zungenspitze.*

In die Schleimhaut des Zungenrückens sind die **Papillen** eingelagert. Nach ihrer Form werden *faden-, pilz-, warzen-* und *blattförmige* Papillen unterschieden. Die fadenförmigen Papillen dienen der Tastempfindung, die übrigen Papillen enthalten **Geschmacksknospen** für den Geschmackssinn (☞ 5.3). Außerdem unterstützt die Zunge die Zähne bei der Nahrungszerkleinerung und wird zum Nahrungstransport (Beginn des Schluckvorganges) sowie der Lautbildung beim Sprechen benötigt.

7.1.4 Speicheldrüsen

Paarig angelegt:
- Ohrspeicheldrüse
- Unterkieferspeicheldrüse
- Unterzungendrüse.

Pro Tag werden ca. 1,5 l Speichel gebildet. Dies geschieht in den drei großen, paarigen Speicheldrüsen: der **Ohrspeicheldrüse** *(Glandula parotidea),* der **Unterkieferspeicheldrüse** *(Glandula submandibularis)* und der **Unterzungendrüse** *(Glandula sublingualis),* die mit ihren Ausführungsgängen in die Mundhöhle münden. Daneben gibt es eine Vielzahl sekretproduzierender Drüsen, die in die Mundschleimhaut eingelagert sind.

Speichel:
- 99 % Wasser
- Elektrolyte
- Schleimstoffe
- Antibakterielle Substanzen
- Verdauungsenzyme.

Speichel besteht zu 99 % aus Wasser. Weiterhin enthält er Elektrolyte, Schleimstoffe, antibakteriell wirksame Substanzen (IgA, Lysozym) und Verdauungsenzyme (α-Amylase). Der Speichel macht die gekaute Nahrung gleit- und schluckfähig und hält den Mund feucht und sauber. Die α-Amylase des Speichels spaltet in einem ersten Schritt Kohlenhydrate in kleinere Bestandteile. Geruchs- und Geschmacksreize sowie Kaubewegungen fördern die Speichelsekretion.

7.1.5 Gaumen

- Harter Gaumen
- Weicher Gaumen (Zäpfchen und Gaumenbögen).

Der Gaumen (Abb. 7.3) trennt die Mundhöhle von der Nasenhöhle. Er besteht aus zwei Anteilen, dem vorderen **harten Gaumen** und dem hinteren, beweglichen **weichen Gaumen,** der daher auch *Gaumensegel* genannt wird. Zum Rachen hin läuft das Gaumensegel ins *Zäpfchen* aus.

Die seitlichen Ränder des Gaumensegels bilden den *hinteren* und den *vorderen Gaumenbogen,* zwischen denen jeweils links und rechts die **Gaumenmandel** *(Tonsilla palatina,* Abb. 7.3) liegt.

Aufgabe des Gaumens ist der Verschluß des oberen Rachenraumes beim Schlucken. Er bildet das Widerlager der Zunge beim Sprechen und ermöglicht so erst eine korrekte Aussprache.

7.1.6 Rachen

- Muskulärer Schlauch
- Verbindet Mundhöhle mit Speiseröhre und Nasenhöhle mit Kehlkopf bzw. Luftröhre.

❸ Der Rachen *(Pharynx,* Abb. 7.3) ist ein 7–15 cm langer bindegewebig-muskulärer Schlauch, der sich von der Schädelbasis bis zum Beginn der Speiseröhre erstreckt. Er verbindet sowohl die Mundhöhle mit der Speiseröhre *(Weg der Nahrung)* als auch die Nasenhöhle mit dem Kehlkopf bzw. der Luftröhre *(Weg der Atemluft).* Im Rachen kreuzen sich Luftweg (Nase → Rachen → Kehlkopf) und Speiseweg (Mund → Rachen → Speiseröhre).

Der Rachen gliedert sich in **Nasen-, Mund-** und **Kehlkopfrachen** *(Epi-, Meso-* und *Hypopharynx).*

Pflege

Der Würgereiz kann durch Berühren der Rachenhinterwand leicht ausgelöst werden. Beim Legen einer Magensonde sollte daher vorsichtig vorgegangen werden.

7.1.7 Speiseröhre

25 cm langer Muskelschlauch mit 3 physiologischen Engen.

Die Speiseröhre *(Ösophagus,* Abb. 7.3) ist ein ca. 25 cm langer Muskelschlauch, der den Rachen mit dem Magen verbindet. Sie verläuft im Mittelfellraum (Mediastinum) hinter der Aorta und der Luftröhre und gelangt durch eine Öffnung im Zwerchfell in den Bauchraum. Sie besitzt *drei physiologische Engen*: In Höhe des Kehlkopfs, in Höhe des Aortenbogens und beim Durchtritt durch das Zwerchfell.

Schluckvorgang

- Schluckreflex
- Kontraktionen der Speiseröhrenmuskulatur (Peristaltik).

❹ Die Zunge schiebt willkürlich einen schluckfähigen Bissen gegen den weichen Gaumen und löst so den unwillkürlichen **Schluckreflex** aus. Das Gaumensegel hebt sich bei gleichzeitiger Kontraktion der Rachenwand und verschließt den Nasenrachen und die Nasenhöhle. Durch Kontraktion der Mundbodenmuskulatur wird der Kehlkopf kurzfristig verschlossen. Der Kehldeckel (☞ 12.1.2) legt sich wie ein Dach über den Kehlkopfeingang, so daß der Bissen nun durch eine Kontraktionswelle der Rachenmuskulatur ungehindert in die Speiseröhre transportiert werden kann. Von hier wird er durch abwechselnde Kontraktionen der längs- und querverlaufenden Muskelfasern, der sog. Peristaltik weiter in Richtung Magen transportiert. Dort erschlafft der untere Schließmuskel der Speiseröhre, und die Nahrung tritt in den Magen ein.

Beim Verschlucken gelangen Nahrungsbestandteile in den Kehlkopf. Dies geschieht z.B. beim gleichzeitigen Schlucken und Atmen. Es kommt zu einem reflektorisch ausgelösten Hustenreiz, dem Hustenreflex.

!? Übungsfragen

❶ Aus wievielen Zähnen besteht das Gebiß des Erwachsenen?
❷ Was sind die Aufgaben der Zunge?
❸ Welche Strukturen verbindet der Rachen miteinander?
❹ Beschreiben Sie den Schluckvorgang!

7.2 Mittlerer Verdauungstrakt

Die Organe des mittleren Verdauungstrakts, Magen, *Dünndarm, Bauchspeicheldrüse, Leber* mit *Gallenblase,* liegen im **Bauchraum** *(Cavitas abdominalis).* Dieser wird von der Wirbelsäule sowie der Muskulatur des Rückens (dorsal) und der Bauchwand (ventral), vom Zwerchfell (kranial) und von der Beckenbodenmuskulatur (kaudal) begrenzt.

7.2.1 Magen

Abschnitte des Magens:
- Kardia
- Fundus
- Korpus
- Antrum.

Der Magen ist ein muskuläres Hohlorgan, welches die Nahrung speichert, den Nahrungsbrei mit dem Magensaft durchmischt, die Nahrung andaut und weitertransportiert.

Es werden verschiedene Magenabschnitte unterschieden (Abb. 7.4).

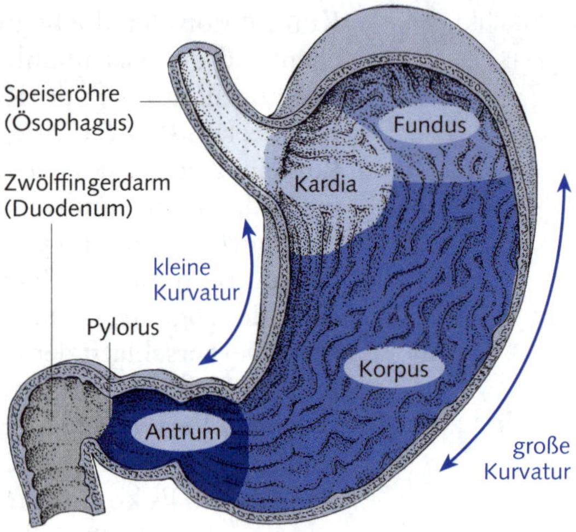

Abb. 7.4
Die Magenabschnitte dargestellt am längs aufgeschnittenen Magen

Magensaft

ca. 2 l täglich

- Hauptzellen → Pepsinogen
- Belegzellen → Salzsäure, Intrinsic factor
- Nebenzellen → Magenschleim.

❶ Die Mukosa des Magens ist zur Oberflächenvergrößerung in Falten gelegt. In der Mukosa des Magenfundus und -korpus sind schlauchförmig Drüsen eingelagert, die täglich ca. 2 l Magensaft produzieren. Sie enthalten unterschiedliche Zellarten:

- **Hauptzellen** produzieren *Pepsinogen*. Es wird zu Pepsin umgewandelt, welches Nahrungseiweiß in einem ersten Schritt teilweise aufspaltet.
- **Belegzellen** produzieren *Salzsäure* und *Intrinsic factor*. Der Magensaft erhält durch die Salzsäure einen pH-Wert von 1–2. Durch die hohe Salzsäurekonzentration werden Bakterien abgetötet und Pepsinogen zu Pepsin aktiviert.
- **Nebenzellen** produzieren den Magenschleim, der die Magenwand vor Säureschäden schützt.

Die Bildung des Magensaftes wird durch Geruch, Geschmack und psychische Reize über den Parasympatikus des vegetativen Nervensystems angeregt. Außerdem über das in den **G-Zellen** des Magens produzierte *Gastrin,* das bei Füllung des Magens ausgeschüttet wird. Auch Alkohol und Koffein wirken stimulierend.

Magenentleerung

Die Entleerungsgeschwindigkeit des Magens hängt von der Zusammensetzung der Nahrung ab. Die Verweildauer nimmt in der Reihenfolge Kohlenhydrate – Eiweiß – Fett zu.

Durch peristaltische Wellen vom Antrum ausgehend wird der Nahrungsbrei in kleinen Portionen in das Duodenum weitergegeben. Dafür öffnet sich der **Magenpförtner** *(Pylorus)* jeweils kurzfristig. Bei Übertritt des sauren Nahrungsbreis in das Duodenum wird die Sekretion der Bauchspeicheldrüse angeregt. Im Duodenum erfolgt auch die weitere Aufspaltung der Nahrungsbestandteile.

Pflege

Bei der Entnahme von Magensaft durch eine Magensonde darf nicht zu stark aspiriert werden. Es besteht sonst die Gefahr, daß sich die Sonde an der Magenwand festsaugt und die Wand durch den Sog verletzt wird.

7.2.2 Dünndarm

5 Meter lang und 3 Abschnitte:
- Duodenum
- Jejunum
- Ileum.

❷ Der Dünndarm ist etwa 5 m lang und besteht aus drei Abschnitten, die ohne scharfe Grenze ineinander übergehen:

- **Zwölffingerdarm** *(Duodenum)* folgt unmittelbar auf den Pylorus. Er legt sich C-förmig um den Kopf der Bauchspeicheldrüse (Abb. 7.5) und ist an der rückwärtigen Bauchwand fixiert (retroperitoneale Lage). Nach etwa 25 cm geht er über in den
- **Leerdarm** *(Jejunum)*. Das Jejunum nimmt etwa 2/5 der Gesamtlänge der Dünndarmschlingen ein. Es ist am Mesenterium, dem Gekröse des Darms, aufgehängt (intraperitoneale Lage).
- **Krummdarm** *(Ileum)* nimmt etwa 3/5 der Dünndarmlänge ein. Ebenso wie das Jejunum ist er am Mesenterium befestigt (intraperitoneale Lage). Das Ileum mündet an der *Ileozökalklappe* in den Dickdarm.

Feinbau des Dünndarms

❸ Der Dünndarm ist Hauptort der Verdauung und Aufnahmeort der Nahrungsbestandteile in Blut- und Lymphgefäße.

Spezielle feingewebliche Strukturen ermöglichen:
- Oberflächenvergrößerung der Darmwand
- Schnellere Resorption von Nahrung.

Seine Oberfläche ist zu diesem Zweck stark vergrößert. Daran beteiligt sind:
- **KERCKRING-Falten**: ringförmig verlaufende etwa 1 cm hohe Schleimhautfalten
- **Zotten**: etwa 1 mm hohe Ausstülpungen der KERCKRING-Falten
- **Krypten**: etwa 0,5 mm tiefe Einstülpungen der KERCKRING-Falten
- **Mikrovilli**: Ausstülpungen der Zylinderepithelzellen, die die Zotten überziehen (Stäbchensaum).

Da gegen Ende des Dünndarms die Resorptionsleistung immer geringer wird, nehmen dort auch Größe und Anzahl der genannten Strukturen ab.

Eine Besonderheit des Ileums sind seine zahlreichen Lymphfollikel *(PEYER-Plaques)*. Sie liegen in der Darmwand und dienen der Erregerabwehr.

Dünndarm produziert Verdauungssaft in:
- LIEBERKÜHN-Drüsen
- BRUNNER-Drüsen
- Becherzellen

Im Dünndarm wird ein schleimreiches Sekret mit Verdauungsenzymen und Gewebehormonen (u.a. Sekretin, Cholezystokinin) sezerniert. Dieses wird in den **LIEBERKÜHN-Drüsen,** am Grund der Krypten, in den **BRUNNER-Drüsen** und zahlreichen **Becherzellen** gebildet. Es dient dem Schutz der Darmwand sowie der weiteren Verdauung der Nahrung.

Während des Verdauungsvorgangs sind die Zotten in ständiger Bewegung. Weiterhin sorgen rhythmische *Pendelbewegungen* und *Segmentationsbewegungen* der Darmwand für eine gute Durchmischung der Nahrungsbestandteile. Peristaltische Wellen fördern den Darminhalt weiter Richtung Dickdarm.

7.2.3 Bauchspeicheldrüse

Exokriner Teil: Pankreassaft
Endokriner Teil:
- A-Zellen → Glucagon
- B-Zellen → Insulin
- D-Zellen → Somatostatin

Die Bauchspeicheldrüse *(Pankreas,* Abb. 7.5) liegt an der Hinterwand des Oberbauches (retroperitoneale Lage) und wird in *Kopf, Körper* und *Schwanz* eingeteilt. Sie ist 13–15 cm lang, erstreckt sich vom Duodenum bis zur Milz und besteht aus exokrinen und endokrinen Anteilen. Die *endokrinen Anteile* der Bauchspeicheldrüse bestehen aus zahlreichen **LANGERHANS-Inseln,** die in ihrer Gesamtheit das Inselorgan bilden. In verschiedenen Zellen des Inselorgans werden die Hormone **Insulin** (B-Zellen), **Glukagon** (A-Zellen) und **Somatostatin** (D-Zellen) produziert (☞ 8.5).

Die *exokrinen Anteile* bilden den **Pankreassaft** (Bauchspeichel), der eine wesentliche Rolle bei der Verdauung der Nahrungsbestandteile spielt. Der Pankreasgang *(Ductus pancreaticus)* durchzieht die Drüse längs. Er erhält zahlreiche kleine Zuflüsse von den exokrinen Drüsenläppchen des Organs und mündet gemeinsam mit dem Gallengang (☞ 7.2.4) an der *Papilla vateri* ins Duodenum (Abb. 7.5).

Aufgaben:
- Aufspaltung der Nahrungsbestandteile
- Neutralisation des sauren Nahrungsbreis durch Bikarbonat.

Pankreassaft

❹ Die exokrinen Drüsenläppchen der Bauchspeicheldrüse bilden pro Tag ca. 1,5 l stark alkalischen Pankreassaft mit hoher Bikarbonatkonzentration. In das Duodenum abgegeben neutralisiert er dort den stark sauren Speisebrei. Der pH-Wert liegt im Dünndarm dann bei ca. 7–8. Dies entspricht dem optimalen Wirkungsbereich der dort arbeitenden Enzyme. Der Pankreassaft enthält:
- Lipasen zur **Fettspaltung**
- Amylasen zur **Kohlenhydratspaltung**
- Trypsinogen, Chymotrypsinogen, Carboxypeptidasen zur **Eiweißspaltung.**

Diese Enzyme werden von der Bauchspeicheldrüse teilweise als inaktive Vorstufen sezerniert, damit sie das Drüsengewebe nicht selbst »andauen«. Erst im alkalischen Milieu des Dünndarms entfalten sie ihre Wirkung. Dort setzen sie die bereits im Magen begonnene Verdauung fort.

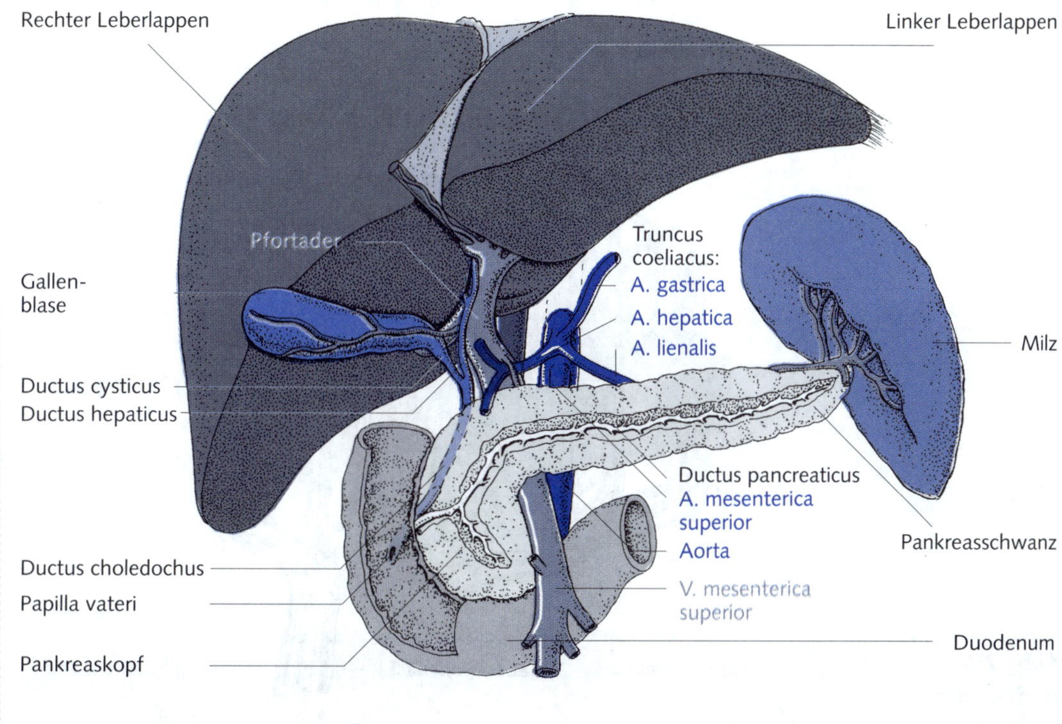

Abb. 7.5 Die Organe des mittleren Verdauungstraktes

Merke

Die Pankreassaftausscheidung wird durch die Hormone *Sekretin* und *Cholezystokinin* der Duodenalschleimhaut sowie durch den N. vagus (Abb. 4.5) stimuliert. Sekretin und Cholezystokinin werden als Reaktion auf den sauren bzw. fettreichen Nahrungsbrei ausgeschüttet.

7.2.4 Leber

- Lobus dexter
- Lobus sinister
- Lobus caudatus
- Lobus quadratus.

Die Leber *(Hepar,* Abb. 7.6) ist das größte Stoffwechselorgan des Körpers und liegt im rechten Oberbauch direkt unter dem Zwerchfell. Sie besteht aus zwei großen Lappen, dem rechten *Lobus dexter* und dem linken *Lobus sinister* sowie aus zwei kleinen Lappen, dem geschwänzten *Lobus caudatus* und dem quadratischen *Lobus quadratus*. Zwischen den beiden kleinen Lappen liegt die **Leberpforte.** Hier treten die **Leberarterie** *(A. hepatica)* und die **Pfortader** *(V. portae)* in die Leber ein, während der **Gallengang** *(Ductus hepaticus communis)* die Leber verläßt.

Feinbau der Leber

6eckige Leberläppchen:
- Rand: Periportalfelder
- Mitte: Zentralvene (Ast der Vv. hepaticae)

Die Leber ist aus zahlreichen im Querschnitt sechseckigen Leberläppchen (Abb. 7.6) aufgebaut.

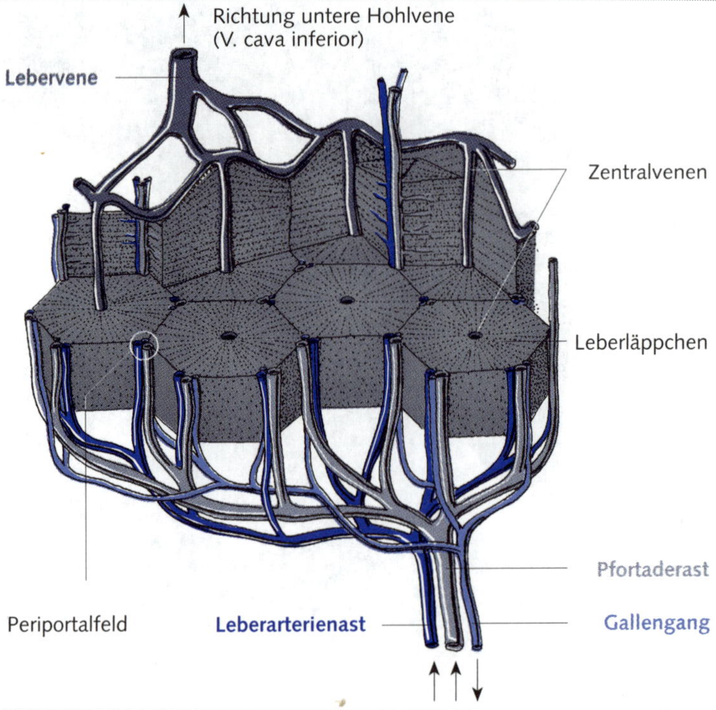

Abb. 7.6 Aufbau eines Leberläppchens

Am äußeren Rand jedes dieser Felder verläuft ein Ast der Pfortader, ein Ast der Leberarterie und ein kleiner Gallengang. Sie bilden gemeinsam ein **Periportalfeld.** Von dort fließt Blut über die kapillarähnlichen **Lebersinusoide** in das Zentrum eines Leberläppchens zu einem dort verlaufenden Ast der Lebervene *(V. hepatica)*. Im Bereich der Lebersinusoide kommt das mit Nährstoffen beladene Pfortaderblut in engen Kontakt mit den Leberzellen. Hier erfolgt der Stoffaustausch. Abfallprodukte werden von Ästen der Lebervene aufgenommen, die direkt unter dem Zwerchfell in die untere Hohlvene münden.

Die Flußrichtung der Galle in den kleinen Gallengängen eines Periportalfeldes ist entgegengesetzt zu der des Pfortaderblutes. Sie fließt vom Zentrum eines Leberläppchens in Richtung Periportalfeld. Die kleinen Gallengänge vereinigen sich und bilden in der Leberpforte schließlich den Gallengang.

Aufgaben der Leber

Zentrales Stoffwechselorgan.

❺ Mit dem Pfortaderblut gelangen viele im Dünndarm durch die Verdauung freigesetzten Nährstoffmoleküle direkt in die Leber. Sie werden für die Bildung wichtiger Stoffwechselprodukte verwendet. Daneben wirkt die Leber wie ein Filter, der Giftstoffe aus dem Pfortaderblut beseitigt oder chemisch verändert *(First-pass-effect)*. Sie werden dann über die Galle bzw. über Blut und Nieren ausgeschieden. Dieses sind wichtige Voraussetzungen für die vielfältigen Aufgaben der Leber im Gesamtstoffwechsel des Körpers:

- **Kohlenhydratstoffwechsel:** Überschüssige Glukose wird als Glykogen gespeichert und bei Bedarf abgegeben. Glukose wird aus Aminosäuren aufgebaut *(Glukoneogenese)*
- **Eiweißstoffwechsel:** Gerinnungsfaktoren (z.B. Prothrombin und Fibrinogen, ☞ 9.7.2), Albumine, verschiedene Globuline und andere Eiweiße werden gebildet
- **Fettstoffwechsel:** Neutralfette werden als Triglyzeride gespeichert und bei Bedarf wieder abgegeben *(Lipolyse)*
- **Bildung** des Gallensaftes
- **Bildung** der Hormon(vorstufen) Angiotensinogen, Vitamin-D-Hormon (☞ 8.3) und Somatomedine (Wachstumsfaktoren)
- **Abbau** des roten Blutfarbstoffes Hämoglobin zu Bilirubin, von körpereigenen Abfallprodukten wie Ammoniak zu Harnstoff, von dem Körper von außen zugeführten Substanzen (z.B. Alkohol, Medikamente), Hormone werden inaktiviert.

7.2.5 Gallenwege und Gallenblase

Gallenwege gliedern sich in:
- Ductus hepaticus communis
- Ductus choledochus
- Ductus cysticus.

❻ Die Leber produziert pro Tag 0,5–1 l Gallenflüssigkeit. Diese gelangt über die **Gallenwege** (*Ductus hepaticus communis* und *Ductus choledochus,* Abb.7.5) in das Duodenum oder über den *Ductus cysticus* in die Gallenblase.

Die **Gallenblase** (Abb. 7.5) ist ein birnenförmiger 8–12 cm langer Sack an der Hinterseite der Leber. Sie speichert 40–50 ml Gallenflüssigkeit in konzentrierter und eingedickter Form.

Bestandteile der Galle:
- Wasser
- Elektrolyte
- Gallensäuren
- Cholesterin
- Phospholipide
- Bilirubin.

Die wichtigsten Bestandteile der **Galle** sind – neben Wasser und Elektrolyten – Gallensäuren, Cholesterin, Phospholipide und der Gallenfarbstoff Bilirubin. Die *Gallensäuren* spielen eine wesentliche Rolle bei der Fettverdauung im Dünndarm. Sie lagern sich mit Fettpartikeln der Nahrung zusammen und bilden die sogenannten **Mizelle** (☞ 7.5.3). Erst durch die Mizellenbildung wird die Aufnahme von Fett über die Dünndarmschleimhaut ins Blut ermöglicht. Im Ileum werden die inzwischen von den Mizellen wieder frei gegebenen Gallensäuren ins Blut aufgenommen und erneut zur Leber transportiert. Von dort werden sie wieder in die Galle abgegeben. Dieser Kreislauf der Gallensäuren (Leber → Galle → Dünndarm → Leber) wird als **enterohepatischer Kreislauf** bezeichnet.

Enterohepatischer Kreislauf der Gallensäuren.

- Indirektes Bilirubin: an Albumin gekoppelt
- Direktes Bilirubin: an Glukuronsäure gebunden in der Leber.

Der Gallenfarbstoff **Bilirubin** stammt hauptsächlich aus dem Abbau des roten Blutfarbstoffes Hämoglobin (☞ 9.3). Dieser Abbau findet in der Milz, im Knochenmark und in der Leber statt. Das Bilirubin wird an Albumin gekoppelt *(indirektes Bilirubin)* zur Leber transportiert. Dort wird es an Glukuronsäure gebunden *(direktes Bilirubin)*, mit der Galle in den Darm abgegeben, über mehrere Teilschritte in Sterkobilin umgewandelt und ausgeschieden. Ein geringer Teil des Bilirubins gelangt als *Urobilinogen* über den Blutweg zur Leber zurück oder wird über die Nieren ausgeschieden.

Die Sekretion des Gallensaftes wird über die gleichen Mechanismen wie die des Pankreassaftes stimuliert (☞ 7.2.3). Cholezystokinin bewirkt zusätzlich eine Kontraktion der Gallenblase.

!? Übungsfragen

❶ Was wird von den Haupt-, Beleg- und Nebenzellen des Magens produziert?

❷ Aus welchen drei Abschnitten besteht der Dünndarm?

❸ Beschreiben Sie den Feinbau des Dünndarms!

❹ Welche Enzyme enthält der Pankreassaft?

❺ Was sind die Aufgaben der Leber?

❻ Was versteht man unter enterohepatischem Kreislauf?

7.3 Unterer Verdauungstrakt

Zum unteren Verdauungstrakt gehören der *Dickdarm* mit *Wurmfortsatz,* der *Enddarm* und der *After.*

7.3.1 Dickdarm

Der ca. 1,4 m lange Dickdarm gliedert sich in 5 Teile.

❶ An der Ileozökalklappe mündet das Ileum in den **Dickdarm** *(Kolon,* Abb. 7.1). Dieser ist ca. 1,4 m lang und liegt rahmenförmig um die Dünndarmschlingen. Auch der Dickdarm ist in verschiedene Abschnitte unterteilt:

- **Blinddarm** *(Caecum)* mit **Wurmfortsatz** *(Appendix vermiformis)*
- **Aufsteigender Dickdarm** *(Kolon ascendens)*
- **Querverlaufender Dickdarm** *(Kolon transversum)*
- **Absteigender Dickdarm** *(Kolon descendens)*
- **S-förmiger Dickdarm** *(Kolon sigmoideum* oder *Sigma).*

Feinbau des Dickdarms

Gemeinsames Kennzeichen aller Dickdarmabschnitte sind die **Tänien** und **Haustren.** Im Gegensatz zum Dünndarm verläuft die Längsmuskulatur des Dickdarms nicht gleichmäßig um den ganzen Darm herum, sondern zusammengedrängt auf drei ca. 1 cm breiten Längsstreifen, den Tänien. Haustren sind Aussakkungen der Darmwand, die durch quergestellte Einschnürungen der Ringmuskelschicht zustande kommen. Mikroskopisch weist der Dickdarm zahlreiche **Krypten** auf.

Aufgaben:
- Eindickung des Stuhles
- Gärungs- und Fäulnisvorgänge.

Mit dem Eintreffen des Speisebreis im Dickdarm ist die Verdauung und Resorption der Nährstoffe abgeschlossen. **Aufgabe des Dickdarms** ist es, dem Nahrungsbrei Wasser und Elektrolyte zu entziehen und damit den Stuhl einzudicken. Um die Gleitfähigkeit des sich verfestigenden Stuhls zu gewährleisten, wird aus den Becherzellen der Krypten dem Kot Schleim beigemengt. Außerdem sind im Dickdarm – im Gegensatz zum Dünndarm – eine Vielzahl Bakterien vorhanden, die unverdauliche Nahrungsbestandteile durch Gärungs- und Fäulnisvorgänge weiter abbauen.

Stuhlzusammensetzung

❷ Der Stuhl besteht zu 75 % aus Wasser. Außerdem enthält er Schleim, Epithelzellen der Darmschleimhaut, Bakterien, Gärungs- und Fäulnisprodukte, Zellulose (unverdauliche Pflanzenbestandteile), Entgiftungsprodukte und Sterkobilin (☞ 7.2.5).

7.3.2 Enddarm und After

Verschluß des Afters:
- Innerer Schließmuskel
- Äußerer Schließmuskel
- Venengeflecht.

Der Enddarm *(Rektum,* Abb. 7.1) ist 7–15 cm lang. Er geht aus dem S-förmigen Dickdarm hervor und endet mit dem After. Da der Enddarm bereits außerhalb der Bauchhöhle im kleinen Becken liegt, ist er nicht mehr vom Bauchfell überzogen und liegt somit extraperitoneal. Rasch verliert er die für den Dickdarm typischen Tänien und Haustren.

❸ Der After *(Anus,* Abb. 7.1) ist die Öffnung, durch die der Darm an die Körperoberfläche mündet. Verschlossen wird er durch den *inneren* und *äußeren Schließmuskel* sowie durch ein unter der Schleimhaut liegendes *Venengeflecht* (Hämorrhoidalgeflecht).

Stuhlentleerung

- Erschlaffung der Schließmuskulatur
- Kontraktion der Längsmuskulatur des Enddarms
- Bauchpresse.

In der **Ampulla recti,** dem oberen Anteil des Enddarms, wird der Kot gesammelt. Bei ausreichender Füllung der Ampulle folgt die reflexartig ablaufende Stuhlentleerung *(Defäkation).* Der innere Schließmuskel erschlafft während sich die äußere Längsmuskulatur des Enddarms anspannt. Dieser Vorgang wird unterstützt durch die willkürliche Anspannung von Zwerchfell und Bauchmuskulatur *(Bauchpresse,* ☞ 3.6.5) sowie der willentlichen Erschlaffung des äußeren Schließmuskels, so daß es zur Kotaustreibung kommt.

Hauptmuskel ⇒ M. levador ani

Pflege

Bei Patienten mit Hämorrhoiden Darmrohr oder Thermometer vorsichtig und nicht gegen einen Widerstand schieben, da es zu starken Blutungen kommen kann.

Übungsfragen

❶ Aus welchen Abschnitten ist der Dickdarm aufgebaut?

❷ Woraus ist der Stuhl zusammengesetzt?

❸ Wodurch ist der After nach außen hin verschlossen?

7.4 Energiebedarf des menschlichen Körpers

❶ Der Mensch ist auf die regelmäßige Zufuhr von Energie in Form von Nahrung angewiesen. Diese chemische Energie wird für die vielfältigen Aufgaben des Organismus benötigt. Der

Energie liefern:
- Kohlenhydrate
- Eiweiße
- Fette.

Einheit:
Kilokalorie
bzw. Kilojoule
(1 kcal = 4,17 kJ).

Energiegehalt der Nahrung wird in der Einheit **Kilokalorie** (kcal) bzw. **Kilojoule** (kJ) angegeben, dabei gilt 1 kcal = 4,18 kJ. Der Energiebedarf eines Menschen hängt stark von seiner körperlichen Aktivität ab. So verbraucht ein Mensch mit überwiegend sitzender Tätigkeit ca. 2 500 kcal am Tag, bei starker körperlicher Arbeit hingegen über 4 000 kcal. Energieliefernde Nahrungsbestandteile sind:

- **Kohlenhydrate** haben einen Energiegehalt von 4,1 kcal pro Gramm. Die Nahrung soll idealerweise zu 2/3 aus Kohlenhydraten bestehen.
- **Proteine** (Eiweiß), die einen Energiegehalt von 4,1 kcal pro Gramm haben. 1/6 der aufgenommenen Nahrung sollte aus Proteinen bestehen.
- **Fett,** das einen Energiegehalt von 9,3 kcal pro Gramm hat. Es sollte 1/6 der aufgenommenen Nahrung ausmachen.

Pflege

Der Energiebedarf ist, auch ohne körperliche Aktivität, bei Fieber, Schmerzen oder Angst erhöht.

7.5 Aufspaltung und Resorption der Nahrungsbestandteile

❷ Die Nahrungsbestandteile müssen, bevor sie über den Darm vom Blut aufgenommen werden können, zu kleineren Molekülen zerlegt werden. Dies geschieht – wie beschrieben – im Verdauungssystem durch spezifische Verdauungsenzyme.

Pflege

Eine ausgewogene Ernährung ist wichtiger Bestandteil einer gesunden Lebensführung und damit Prophylaxe bestimmter Erkrankungen.

7.5.1 Kohlenhydrate

Kohlenhydrate liegen in der Nahrung vor als:
- Polysaccharide
- Disaccharide
- Monosaccharide.

Der Mensch nimmt durchschnittlich täglich ca. 300 g **Kohlenhydrate** auf. Diese liegen zum größten Teil in Form von Polysacchariden (Vielfachzucker), z.B. Stärke, sowie *Disacchariden* (Zweifachzucker), z.B. *Saccharose* (Rohrzucker) und *Laktose* (Milchzucker), vor. Sie werden durch die α-Amylasen der Speicheldrüsen und dann durch die α-Amylasen des Pankreassafts aufgespalten. Nach beendeter Aufspaltung liegen die drei *Monosaccharide* (Einfachzucker) *Glukose* (Traubenzucker) zu

80 %, *Fruktose* (Fruchtzucker) zu 15 % und *Galaktose* zu 5 % vor. Diese werden über die Dünndarmschleimhaut aufgenommen und gelangen mit dem Pfortaderblut in die Leber (☞ 7.2.4), in der sie weiter verstoffwechselt (metabolisiert) werden.

Glukose

Glykolyse: Abbau der Glukose zur Energiegewinnung

Glykogen: Speicherform der Glukose in Leber und Muskel

Glukoneogenese: Aufbau von Glukose aus Fetten und Proteinen

Der Hauptenergielieferant des menschlichen Körpers ist die *Glukose.* Sie wird von den Zellen entweder direkt verbrannt (bei diesem Vorgang, der **Glykolyse,** wird Energie für den Körper gewonnen) oder in Form von **Glykogen** in Leber und Muskel gespeichert. Da diese Speicherform jedoch begrenzt ist, wird ein größerer Glukose- bzw. Kohlenhydratüberschuß in Fett umgewandelt und in **Triglyzeridform** gespeichert.

Bei Glukose- bzw. Kohlenhydratmangel, z.B. bei Hunger sind die Glykogenvorräte des Organismus schnell verbraucht. In diesem Fall baut der Körper Fette und Proteine ab und gewinnt daraus Glukose und somit Energie. Dieser Vorgang, die **Glukoneogenese,** läuft hauptsächlich in der Leber ab.

7.5.2 Proteine

Polypeptide werden zerlegt in:
- freie Aminosäuren
- Di- und Tripeptide.

Verdauungsenzyme :
- Pepsin
- Trypsin
- Chymotrypsin
- Carboxypeptidasen
- Aminopeptidasen
- Oligopeptidasen.

Mit der Nahrung werden täglich durchschnittlich 80 g Proteine *(Eiweiß)* aufgenommen. Das Nahrungsprotein wird durch die Pepsine des Magensaftes in mittellange **Polypeptide** (Vielfacheiweiße) zerlegt. Im Dünndarm werden dann die Proenzyme Trypsinogen und Chymotrypsinogen des Pankreassaftes zu *Trypsin* und *Chymotrypsin* aktiviert. Außerdem gelangen mit dem Pankreassaft *Carboxypeptidasen* und über die Dünndarmschleimhaut *Amino-* und *Oligopeptidasen* in den Dünndarm. Durch diese Enzyme werden die Polypeptide zu freien **Aminosäuren, Di-** und **Tripeptiden** (die aus zwei bzw. drei miteinander verknüpften Aminosäuren bestehen) aufgespalten. Diese werden über die Dünndarmschleimhaut aufgenommen und gelangen mit dem Pfortaderblut in die Leber.

7.5.3 Fett

Nahrungsfett:
- Triglyzeride
- Phospholipide
- Cholesterin
- Fettlösliche Vitamine.

Das Nahrungsfett besteht zu 90 % aus **Triglyzeriden.** Der Rest setzt sich aus *Phospholipiden*, *Cholesterin* und *fettlöslichen Vitaminen* (Tabelle) zusammen. Täglich werden ca. 80 g Fett aufgenommen.

❸ Die Fettverdauung beginnt im Magen durch eine *nichtspezifische Lipase.* Weitere Lipasen gelangen mit dem Pankreassaft ins Duodenum und spalten die Triglyzeride zu *freien Fettsäuren* und *Monoglyzeriden.* Mit dem Gallensaft erreichen Gallensäu-

Aufnahme der Fettspaltprodukte in das Blut durch Mizellen.

ren das Duodenum. Unter ihrem Einfluß lagern sich die Fettspaltprodukte zu Mizellen (☞ 7.2.5) zusammen. Mizellen ähneln winzigen Fetttröpfchen und ermöglichen die Aufnahme der Fettspaltprodukte über die Dünndarmschleimhaut. Dort werden die Fettspaltprodukte erneut zu Triglyzeriden aufgebaut und an Proteine gebunden ins Blut abgegeben. Die Gallensäuren bleiben im Dünndarmlumen und werden über den enterohepatischen Kreislauf (☞ 7.2.5) wieder zur Leber transportiert. Die an Proteine gebundenen Triglyzeride und anderen Fettbestandteile der Nahrung gelangen als **Chylomikronen** zum peripheren Gewebe, wo sie verschiedene Aufgaben erfüllen:

Fette erfüllen folgende Stoffwechselaufgaben:

- Energiereserve: Triglyzeride werden im Fettgewebe und in der Leber gespeichert und bei Bedarf wieder mobilisiert *(Lipolyse)*
- Unterhautfettgewebe schützt vor Auskühlung und mechanischen Schäden
- Fettgewebe fixiert Organe in ihrer Position, z.B. die Niere
- Bestandteil der Zellmembran
- Bestandteil der Myelinscheiden (☞ 2.4.1) des Nervensystems
- Cholesterin wird für die Synthese einiger Hormone als Vorstufe benötigt, z.B. von Glukokortikoiden und Mineralokortikoiden, Östrogenen (☞ 8.4.1).
- Bestandteil fettlöslicher Vitamine (Tabelle).

7.5.4 Vitamine

Vitamine müssen mit der Nahrung zugeführt werden.

Vitamine sind lebensnotwendige *(essentielle)* Stoffe, die vom menschlichen Organismus nicht oder nur ungenügend selbst hergestellt werden können. Aus diesem Grund müssen sie mit der Nahrung aufgenommen werden. Nach ihren chemischen Eigenschaften werden Vitamine in eine **fett-** und eine **wasserlösliche** Gruppe (☞ Tabelle) eingeteilt.

7.5.5 Mineralstoffe und Spurenelemente

Lebensnotwendig:

- Natrium
- Kalium
- Kalzium
- Magnesium
- Chlorid
- Phosphat.

Mineralstoffe (*Elektrolyte*, Salze) werden vom Organismus benötigt, um den Wasser- und Elektrolythaushalt aufrechtzuerhalten. Nur so ist eine ungestörte Zelltätigkeit möglich. Besonders wichtig sind die Kationen **Natrium** (Na^+), **Kalium** (K^+), **Kalzium** (Ca^{2+}) und **Magnesium** (Mg^{2+}) sowie die Anionen **Chlorid** (Cl^-) und **Phosphat** (HPO_4^{2-}). Ein Mangel oder Überfluß kann zu lebensbedrohlichen Zuständen führen.

Vitamine

Vitamin	Funktion	Mangelerscheinung	Tagesbedarf
Vitamin A	Einfluß auf den Sehvorgang, Eiweißstoffwechsel	Xerophthalmie, Hyperkeratose	1,0–1,5 mg
Vitamin D	Knochenbildung, Aufnahme von Kalzium und Phosphaten	Rachitits	0,05 mg
Vitamin E	Schutz der Nahrungs- u. Körperfette	unbekannt	ca. 15 mg
Vitamin K	Wichtig für die Synthese von Gerinnungsfaktoren	Blutgerinnungs-störung	1 mg
Vitamin B_1	Einfluß auf Abbau der Kohlenhydrate, Herzfunktion und Nerventätigkeit	Beri-Beri, z.B. Polyneuritis	1–2 mg
Vitamin B_2	Einfluß auf den gesamten Stoffwechsel und die Hormonproduktion	Keratitis, Dermatitis, Anämie	1,5–2 mg
Niazin	Zentrale Stellung im Stoffwechsel, Leberfunktion	Pellagra	15–20 mg
Vitamin B_6	Einfluß auf den Stoffwechsel	Neurologische Störungen, Dermatitis	2 mg
Vitamin B_{12}	Bildung der Erythrozyten, Einfluß auf den Eiweißstoffwechsel	Perniziöse Anämie	5–10 mg
Folsäure	Aufbau von Nukleinsäuren und Erythrozyten	Makrozytäre Anämie	ca. 0,1 mg
Pantothensäure	Zentrale Stellung im Stoffwechsel	unbekannt	10 mg
Biotin	Beteiligung am Stoffwechsel	Dermatitis	2 mg
Vitamin C	Beteiligung am Aufbau von Bindegewebe und Hormonen, Wundheilung	Skorbut	75 mg

fettlösliche Vitamine, wasserlösliche Vitamine

Spurenelemente kommen im Organismus und in der Nahrung in sehr geringen Konzentrationen vor. Zu ihnen gehören:

- *Eisen* als Bestandteil des roten Blutfarbstoffes Hämoglobin (☞ 9.3)
- *Kobalt* als Bestandteil von Vitamin B_{12} (Tabelle)
- *Jod* für den Aufbau der Schilddrüsenhormone (☞ 8.2)
- *Kupfer, Mangan, Selen, Zink* als Bestandteile verschiedener Enzyme
- *Fluor* für die Knochen- und Zahnbildung.

Pflege

Bei Durchfall und Erbrechen entsteht ein hoher Flüssigkeits- und Elektrolytverlust. Deshalb müssen Durchfall und Erbrechen in der Flüssigkeitsbilanz berücksichtigt werden.

7.5.6 Ballaststoffe

Ballaststoffe: unverdauliche Nahrungsbestandteile.

Ballaststoffe sind die unverdaulichen Bestandteile der Nahrung. Sie bestehen hauptsächlich aus pflanzlichen Faser- und Füllstoffen wie **Zellulose, Pektin** und **Lignin.** Sie können durch die menschlichen Verdauungsenzyme nicht gespalten werden, sondern nur durch die Bakterien des Dickdarms. Aufgrund ihres Volumens regen Ballaststoffe die Darmperistaltik an und fördern so den Transport des Nahrungsbreis. Täglich sollen ca. 30 g Ballaststoffe in Form von Obst, Gemüse und Vollkornprodukten mit der Nahrung aufgenommen werden.

!? Übungsfragen

1. Wieviel Energie benötigt der menschliche Körper täglich?
2. Aus welchen Bestandteilen ist die Nahrung zusammengesetzt?
3. Was sind Aufgaben der Fette?

8 Hormone

Hormone
- Chemische Signalstoffe
- Bildung in Hormondrüsen oder spezialisierten Zellen
- Transport auf Blutweg zu Zielzellen
- binden an spezielle Rezeptoren
- wirken an vielen Stoffwechselvorgängen mit.

❶ Hormone sind *chemische Signalstoffe*, die für die Kommunikation der Zellen und Organe untereinander benötigt werden. Sie beeinflussen die Fortpflanzung, das Wachstum, den Energiestoffwechsel, den Wasser- und Elektrolythaushalt und andere biologische Abläufe im Körper. Ihre Wirkung entfalten sie entweder weit entfernt von ihrer Freisetzungsstelle, d.h. sie wirken **endokrin,** oder in unmittelbarer Umgebung, d.h. sie wirken **parakrin.** Eine Vielzahl von Hormonen wird in den endokrinen Organen, den **Hormondrüsen**, gebildet. Zu den klassischen Hormondrüsen gehören: Hypophyse, Schilddrüse, Nebenschilddrüse, Nebenniere, Inselorgan der Bauchspeicheldrüse sowie Hoden (☞ 14.2.1) und Eierstöcke (☞ 14.1.1). Andere Hormone werden in spezialisierten Einzelzellen, z.B. des Gastrointestinaltraktes (Gastrin, Sekretin, Cholezystokinin), der Niere (Erythropoetin, ☞ 13.1.6) oder der Leber (Somatomedin, Angiotensinogen, ☞ 7.2.4) gebildet.

Im Gegensatz zur nervalen Signalübertragung gelangen die endokrinen Hormone über den Blutweg zu ihren **Zielzellen.** Von diesen werden sie über einen in der Zellmembran, im Zellkern oder Zytoplasma vorhandenen **Hormonrezeptor** erkannt. Hormonrezeptor und Hormon passen wie Schlüssel und Schloß zusammen (Schlüssel-Schloß-Prinzip). Bindet das Hormon an den Rezeptor, entfaltet es über eine Reihe von Stoffwechselvorgängen seine Wirkung. So werden z.B. Enzyme und Transportproteine aktiviert oder inaktiviert. Nachdem das Hormon Stoffwechselvorgänge ausgelöst und in Gang gesetzt hat, wird es meistens abgebaut und damit inaktiviert.

8.1 Hypothalamus und Hypophyse

❷ Die Hormonsekretion wird durch Regelkreise exakt gesteuert und den verschiedenen Bedingungen angepaßt. Dabei beeinflußt ein Hormon auf direktem oder indirektem Weg auch seine eigene Sekretion. Als oberster Regler fungiert der Hy-

Hypothalamus
↓
Hypophyse
↓
Hormondrüse
↓
Hormonausschüttung
↓
negative Rückkopplung.

pothalamus. Je nach Bedarf schüttet er ein förderndes **Releasing Hormon** (RH) oder ein hemmendes **Inhibiting Hormon** (IH) aus. Dieses wirkt auf den *Vorderlappen* der Hypophyse, wo ein entsprechendes **glandotropes Hormon** ausgeschüttet wird. Das glandotrope Hormon wirkt auf die entsprechende Hormondrüse, welche das **periphere Hormon** freisetzt. Dieses bindet an einen spezifischen Hormonrezeptor und löst eine Reaktion an den Zielzellen aus. Außerdem hemmt das periphere Hormon über einen negativen Rückkopplungsmechanismus (Abb. 8.1, 8.2) die weitere Ausschüttung des Hypothalamus- und Hypophysenhormons.

Hypophysenhinterlappen:
- Adiuretin
- Oxytocin

Hypophysenvorderlappen:
- Prolaktin
- Somatotropin

Hypothalamus und Hypophyse (☞ 4.1.3) liegen im Zwischenhirn. Im Hypothalamus werden neben den Releasing und Inhibiting Hormonen auch die beiden Hormone **Adiuretin** und **Oxytocin** gebildet. Sie werden über spezielle Nervenfasern des Hypophysenstiels zum *Hypophysenhinterlappen* transportiert, wo sie gespeichert und bei Bedarf ausgeschüttet werden. Vom *Hypophysenvorderlappen* werden außerdem das Hormon **Prolaktin** und das Wachstumshormon **Somatotropin** gebildet. Diese beiden Hormone wirken direkt auf ihre peripheren Zielzellen.

Adiuretin

Wirkt an Sammelrohren der Niere
- drosselt Wasserausscheidung
- Flüssigkeitsvolumen steigt.

Adiuretin *(antidiuretisches Hormon, ADH, Vasopressin)* reguliert die Wasserausscheidung und damit auch das Flüssigkeitsvolumen des Körpers. Sein Wirkungsort sind die Sammelrohre der Niere (☞ 13.1.4). Nimmt das Plasmavolumen ab, wird Adiuretin ausgeschüttet. In der Niere wird daraufhin weniger Wasser ausgeschieden, wodurch das Flüssigkeitsvolumen des Körpers wieder ansteigt.

Oxytocin

- Löst Wehen aus
- Milchfluß durch Kontraktion der Milchgänge.

Oxytocin bewirkt während der Geburt die Wehen. Während der Stillzeit ruft es eine Kontraktion der Muskulatur der Milchgänge in der Brustdrüse hervor, so daß Milch austreten kann.

Prolaktin

- Wachstum der Brustdrüsen
- Milchproduktion

Prolaktin bewirkt besonders während der Schwangerschaft das Wachstum der Brustdrüsen und ihrer Milchgänge. Während der Stillzeit ist es für die Milchproduktion wichtig. Ausgeschüttet wird Prolaktin durch mechanische Reizung der Brustwarze, z.B. beim Stillen des Säuglings. Die Ausschüttung wird durch ein Inhibiting Hormon gehemmt und durch ein Releasing Hormon gefördert.

Somatotropin

- Wachstum und Entwicklung
- Ausschüttungskontrolle durch Hypothalamus.

Das Wachstumshormon Somatotropin (STH) reguliert Wachstum und Entwicklung vor allem bei Kindern und Jugendlichen. Gemeinsam mit den **Somatomedinen** (Wachstumsfaktoren) der Leber führt es zu einer Steigerung der Proteinbiosynthese (☞ 1.3) und beeinflußt das Wachstum von Knochen, Muskeln und inneren Organen. Seine Ausschüttung wird über den Hypothalamus kontrolliert: Ein Releasing Hormon *(GH-RH)* fördert, ein Inhibiting Hormon *(GH-IH, Somatostatin)* hemmt seine Ausschüttung.

Übungsfragen

1. Was sind Hormone?
2. Wie beeinflussen Hypothalamus und Hypophyse die Ausschüttung verschiedener peripherer Hormone?

8.2 Schilddrüse

- 2 Seitenlappen
- Liegt unterhalb des Kehlkopfes

Die Schilddrüse *(Glandula thyroidea,* Abb. 8.1) ist ein etwa 25 g schweres endokrines Organ. Sie besteht aus zwei Seitenlappen, die durch eine Gewebebrücke u-förmig miteinander verbunden sind und kaudal des Kehlkopfes liegen.

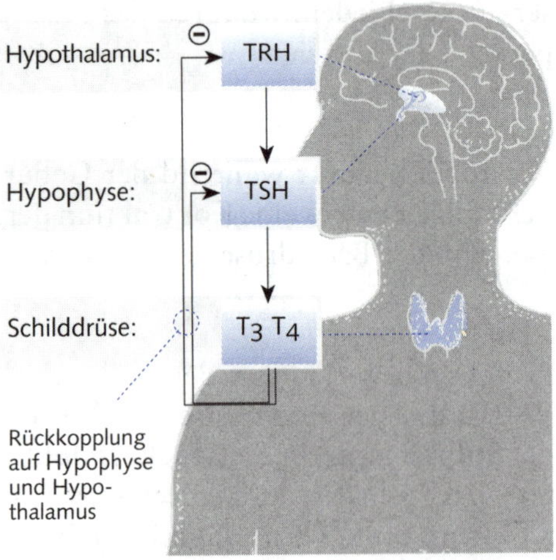

Abb. 8.1 Regelkreis der Schilddrüsenhormone

Charakteristisch für den Feinbau der Schilddrüse sind zahlreiche Bläschen, die **Follikel.** Sie sind von Epithelzellen umgeben und enthalten in ihrem Inneren die Schilddrüsenhormone Trijodthyronin (T_3) und Thyroxin (T_4). Zwischen den Follikeln liegen die parafollikulären C-Zellen, die das Hormon Kalzitonin produzieren.

Schilddrüsenhormone:
- Trijodthyronin (T_3)
- Thyroxin (T_4)
- Kalzitonin.

Trijodthyronin und Thyroxin

Hypothalamus
(TRH)
↓
Hypophyse
(TSH)
↓
Schilddrüse
(T_3/T_4)
↓
Zielzelle

Die Schilddrüsenhormone Trijodthyronin (T_3) und Thyroxin (T_4) werden in den Follikeln der Schilddrüse gespeichert. Ihre Ausschüttung steht unter Kontrolle von Hypothalamus und Hypophyse. Im Hypothalamus wird das **Thyreotropin Releasing Hormon** (TRH) gebildet. Dieses Hormon stimuliert im Hypophysenvorderlappen die Ausschüttung von **thyroideastimulierendem Hormon** (TSH). TSH führt an der Schilddrüse zur vermehrten Bildung und Freisetzung von T_3 und T_4 ins Blut. Dabei wird wesentlich mehr T_4 ausgeschüttet. Vom T_4, das vier Jodatome enthält, wird in der Peripherie dann ein Jodatom abgespalten, so daß das wirksamere T_3 entsteht.

Schilddrüsenhormone
- Wachstum
- Steigerung des Energieumsatzes
- Einfluß auf Kohlenhydrat- und Fettstoffwechsel

❶ Mit dem Blut gelangen die Schilddrüsenhormone zu ihren Zielzellen, die nahezu im gesamten Organismus vorhanden sind. Dort bewirken sie:

- Reifung und Entwicklung des Nervensystems, Knochenwachstum und körperliche Entwicklung im wachsenden Organismus
- Steigerung des Energieumsatzes mit Erhöhung der Körpertemperatur, des O_2-Verbrauchs, der Herzfrequenz
- Stimulation des Kohlenhydratstoffwechsels (☞ 7.5.1) und des Fettabbaus (Lipolyse, ☞ 7.5.3).

Hormonspiegel wird über negative Rückkopplung reguliert.

Auch Hypothalamus und Hypophyse besitzen Rezeptoren für die Schilddrüsenhormone und können so den T_3- und T_4-Spiegel im Blut kontrollieren. Bei einem erhöhten Spiegel der Schilddrüsenhormone wird z.B. die TRH- und TSH-Bildung und somit auch die weitere T_3-und T_4-Bildung gehemmt, sog. *negative Rückkopplung* (Abb. 8.1). Außerdem wird die Bildung von Schilddrüsenhormonen durch die Jodzufuhr mit der Nahrung reguliert, da Jod für den Aufbau von T_3 und T_4 benötigt wird.

!? Übungsfrage

❶ Was bewirken die Schilddrüsenhormone?

8.3 Nebenschilddrüse

Die Nebenschilddrüsen *(Epithelkörperchen)* sind vier etwa linsengroße endokrine Organe an der Rückseite der Schilddrüse. Sie produzieren das **Parathormon.** Dieses reguliert gemeinsam mit dem **Kalzitonin** der Schilddrüse und dem **Vitamin-D-Hormon** den Kalzium- und Phosphathaushalt.

Regulation des Kalzium- und Phosphathaushaltes

Kalzium:
- Knochenstruktur
- Muskelkontraktion
- Blutgerinnung
- Stimulation von Enzymen
- Drüsensekretion.

Phosphat:
- Knochenstruktur
- Bestandteil von DNA und ATP
- Puffer in Zellen und Urin

❶ Die Elektrolyte Kalzium (Ca^{2+}) und Phosphat (HPO_4^{2-}) regeln eine Vielzahl von Zellfunktionen. **Ca^{2+}** spielt eine wichtige Rolle bei der Muskelkontraktion und der Blutgerinnung. Außerdem stimuliert es u.a. Enzyme und die Drüsensekretion. **HPO_4^{2-}** ist Bestandteil der DNA und des energiereichen Adenosintriphosphates (ATP) und wirkt als Puffer in Zellen sowie im Primärharn. Im Knochen werden Ca^{2+} und HPO_4^{2-} für die Stabilität der Knochenstrukturen benötigt. Ein Ungleichgewicht zwischen Aufnahme mit der Nahrung und Ausscheidung mit dem Urin kann durch Einbau oder Freisetzung dieser Elektrolyte in bzw. aus dem Knochen unter Hormoneinfluß rasch korrigiert werden.

Parathormon

Parathormon wird bei einer erniedrigten Ca^{2+}-Konzentration im Blut ausgeschüttet. Es hat die Aufgabe, den Ca^{2+}-Spiegel wieder zu erhöhen. Dies geschieht über folgende Mechanismen:
- Ca^{2+}- und HPO_4^{2-} -Freisetzung aus dem Knochen
- verminderte Ca^{2+}-Ausscheidung und vermehrte HPO_4^{2-}-Ausscheidung über die Niere
- Stimulation der Synthese von Vitamin-D-Hormon, das die Ca^{2+} -Aufnahme aus dem Darm steigert.

Vitamin-D-Hormon

- Synthese in Leber und Niere
- beteiligt an Regulation des Ca^{2+}- und HPO_4^{2-}-Haushaltes.

Vorstufen des Vitamin-D-Hormons werden mit der Nahrung aufgenommen oder in der Haut unter Einfluß von UV-Licht gebildet. In der Leber und anschließend in der Niere werden diese Vorstufen in ihre wirksame Form, das Vitamin-D-Hormon *(Kalzitriol, 1,25-Dihydroxycholekalziferol)*, umgewandelt.

Das Vitamin-D-Hormon fördert im Darm und in der Niere die Ca^{2+}- und HPO_4^{2-}-Aufnahme. Die Elektrolyte können dann in den Knochen eingebaut werden und fördern so dessen Mineralisierung.

Kalzitonin

- Ausschüttung bei Anstieg des Blut-Ca^{2+}-Spiegels
- Gegenspieler des Parathormons.

Kalzitonin wird in den C-Zellen der Schilddrüse gebildet. Das Hormon wird bei einem Anstieg der Ca^{2+}-Konzentration im Blut ausgeschüttet. Damit wirkt es als Gegenspieler des Parathormons. Es senkt den Ca^{2+}-Spiegel durch Einbau von Ca^{2+} in den Knochen. In Niere und Darm fördert es die Ausscheidung von Ca^{2+}.

Pflege

Auch Östrogen beeinflußt über den Kalziumhaushalt den Knochenaufbau. Nach der Menopause wird durch den Östrogenabfall die Knochenstruktur brüchig und es kommt leicht zu Frakturen. Um dem Knochenabbau vorzubeugen, sollten Frauen auf eine kalziumreiche Ernährung achten und wenn möglich regelmäßig Sport treiben, z.B. Schwimmen, Gymnastik.

!? Übungsfrage

❶ Welche Hormone sind an der Regulation des Kalzium- und Phosphathaushaltes beteiligt?

8.4 Nebenniere

❶ Die Nebennieren *(Glandulae suprarenales,* Abb. 13.1) liegen jeweils am oberen Pol der rechten und linken Niere. Sie sind etwa 5 g schwer und gliedern sich in Mark und Rinde.

8.4.1 Nebennierenrinde

3 Zonen produzieren 3 verschiedene Hormone

❷ Die Nebennnierenrinde (NNR) besteht histologisch aus drei Schichten, in denen jeweils verschiedene Hormone produziert werden:

- *Zona glomerulosa,* als äußere Schicht, ist Produktionsort der **Mineralokortikoide,** z.B. Aldosteron
- *Zona fasciculata,* als mittlere Schicht, ist Produktionsort der **Glukokortikoide,** z.B. Kortisol
- *Zona reticularis,* als innere Schicht, ist Produktionsort männlicher Sexualhormone, der **Androgene.**

Glukokortikoide

Hypothalamus (CRH)
↓
Hypophyse (ACTH)
↓
NNR (Kortisol)
↓
negative Rückkopplung

Das wichtigste Glukokortikoid ist **Kortisol.** Seine Ausschüttung wird von Hypothalamus und Hypophyse kontrolliert. Im Hypothalamus wird das **Corticotropin Releasing Hormon** (CRH) gebildet, das in der Hypophyse die Sekretion des **adrenocorticotropen Hormons** (ACTH) stimuliert. ACTH seinerseits stimuliert die Ausschüttung von Kortisol und weiterer Glukokortikoide wie *Kortison* und *Kortikosteron.* Diese wirken auf Hypothalamus und Hypophyse über eine negative Rückkopplung.

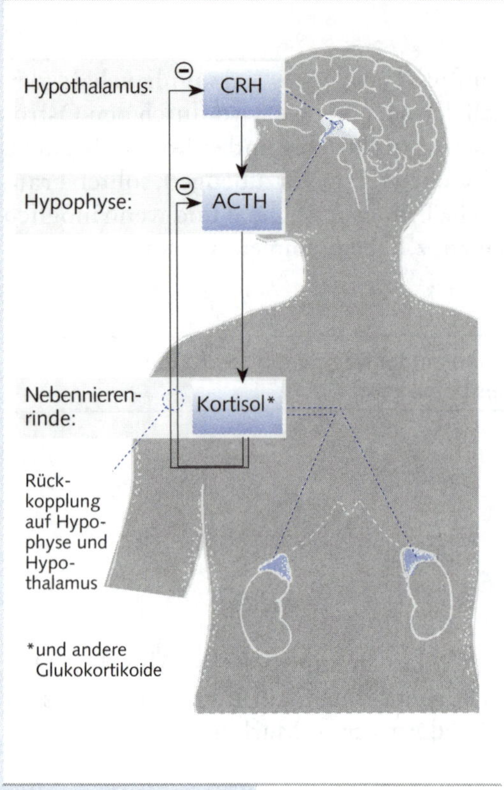

Abb. 8.2 Regelkreis der Glukokortikoide

CRH und damit auch die Glukokortikoide werden vermehrt in Streßsituationen (emotionale Belastung, Hitze, Kälte, Verletzungen) ausgeschüttet. Ihre Aufgabe ist die Bereitstellung von Energieträgern. Dazu laufen folgende Mechanismen ab:

- **Glukoneogenese:** vermehrte Bildung von Glukose aus Aminosäuren in der Leber (☞ 7.5.1)
- **Eiweißabbau** in Haut, Muskel- und Knochengewebe und damit Bereitstellung von Aminosäuren
- **Lipolyse** (Fettabbau, ☞ 7.5.3) zur Bereitstellung von Fettsäuren.

Neben diesen Stoffwechselwirkungen führen die Glukokortikoide außerdem zu:

- Hemmung von Entzündungsprozessen
- Senkung der Lymphozytenzahl im Blut und damit Hemmung der Immunabwehr (immunsuppressive Wirkung)
- Stimulation der Magensaftsekretion
- Blutdruckanstieg über eine Wirksamkeitssteigerung der Katecholamine.

Mineralokortikoide

Wirkort des Aldosteron sind die Nierenkanälchen:
- Na^+ und H_2O-Rückresorption
- K^+-Sekretion.

Das wichtigste Mineralokortikoid ist **Aldosteron.** Seine Ausschüttung wird durch eine erniedrigte Na^+- oder eine erhöhte K^+-Konzentration im Blut, durch einen Mangel an Blutvolumen, einen erniedrigten Blutdruck und durch das in der Niere gebildete Enzym Renin (☞ 13.3.1) stimuliert.

Die Mineralokortikoide entfalten ihre wichtigste Wirkung an den Nierenkanälchen. Dort fördern sie die Na^+- und Wasserrückresorption sowie die K^+-Sekretion, wodurch Störungen im Elektrolyt- und Wasserhaushalt ausgeglichen werden.

Sexualhormone

Dehydroepiandrosteron ist das bedeutenste männliche Sexualhormon der Nebennierenrinde. Es spielt jedoch aufgrund der deutlich höheren Sexualhormonproduktion im Hoden insgesamt eine untergeordnete Rolle. Die männlichen Sexualhormone werden als **Androgene** bezeichnet. Auch bei der Frau werden geringe Mengen davon in der Nebenniere gebildet.

8.4.2 Nebennierenmark

- Schüttet bei Streß Katecholamine aus
- Erhöht damit Leistungsfähigkeit

❸ Das Nebennierenmark (☞ 4.3.1) ist keine Hormondrüse im engeren Sinne, sondern ein verlängerter Arm des vegetativen Nervensystems (☞ 4.3). Die von ihm gebildeten **Katecholamine Adrenalin** und **Noradrenalin** werden in Ruhe nur in geringem Umfang freigesetzt. Erst in Streßsituationen werden sie vermehrt ausgeschüttet – ähnlich wie Glukokortikoide. Die Katecholamine führen zu einer gesteigerten Leistungsfähigkeit durch:

- Steigerung der Glykogenolyse mit Anstieg der Blutglukosekonzentration
- Fettabbau (Lipolyse) mit Bereitstellung von Fettsäuren
- Steigerung der Frequenz und Kontraktionskraft des Herzens
- Steigerung der Durchblutung von Herz, Muskulatur und Lunge auf Kosten von Haut und inneren Organen
- Weitstellung der Bronchien zur besseren O_2-Versorgung
- Hemmung von Verdauungsprozessen.

Übungsfragen

❶ Beschreiben Sie den Aufbau der Nebenniere!

❷ Welche Hormone werden in der Nebenniere gebildet?

❸ Welche Wirkungen rufen Katecholamine hervor?

8.5 Inselorgan der Bauchspeicheldrüse

Hormone der Bauchspeicheldrüse sind:
- Insulin
- Glukagon
- Somatostatin.

In den LANGERHANS-**Inseln** der Bauchspeicheldrüse (☞ 7.2.3) werden die Hormone **Insulin** (in den B-Zellen) und **Glukagon** (in den A-Zellen) produziert. Sie wirken im Organismus als Gegenspieler. Insulin senkt den Blutzuckerspiegel, Glukagon erhöht ihn. Außerdem wird in den D-Zellen der LANGERHANS-Inseln **Somatostatin** gebildet.

Insulin

Insulin senkt Blutzuckerspiegel.

❶ Insulin wird bei einem erhöhten Blutzuckerspiegel z.B. nach Nahrungsaufnahme ausgeschüttet. Bei einem Überschuß an Glukose senkt es den Glukosespiegel, indem Energiereserven angelegt werden. Dies geschieht über folgende Mechanismen:

- Verbesserung der Glukoseaufnahme v.a. in Muskel-, Leber- und Fettzellen
- Steigerung der Synthese von Glukosespeichersubstanzen wie Glykogen, Proteinen und Fetten
- Hemmung des Abbaus von Glykogen, Proteinen und Fetten.

Glukagon

- Ausschüttung bei erniedrigtem Blutglukosespiegel
- Energieversorgung der Gewebe
- Insulin und Glukagon als Gegenspieler.

Glukagon wird bei einem erniedrigten Blutglukosespiegel ausgeschüttet. Seine Aufgabe ist die Bereitstellung von Substraten für die Energieversorgung. Es sichert so gemeinsam mit anderen Hormonen wie z.B. Kortisol die Versorgung der Gewebe, insbesondere des Gehirns, mit Glukose. Dies geschieht über den Abbau von Glykogen, Fetten und Proteinen sowie über den Aufbau von Glukose aus Aminosäuren.

Somatostatin

Hemmt Verdauungsprozesse.

Somatostatin wird nicht nur in den LANGERHANS-Inseln der Bauchspeicheldrüse gebildet, sondern auch innerhalb des gesamten Verdauungstraktes. Es führt zu einer Abnahme der Magen-Darm-Bewegungen, einer verminderten Ausschüttung der Verdauungssäfte und hemmt damit die Verdauungsprozesse. Daneben wird es vom Hypothalamus ausgeschüttet und wirkt als Inhibiting-Hormon auf die Somatotropin-Ausschüttung (☞ 8.1).

Pflege

Ein Diabetes wird hervorgerufen durch einen Insulinmangel oder eine verminderte Insulinwirkung. Er ist gekennzeichnet durch einen erhöhten Blutglukosespiegel. Dieser kann durch die tägliche Injektion von Insulin gesenkt werden. Dabei muß der Injektionsort regelmäßig gewechselt werden.

Übungsfrage

1. Was ist die Aufgabe von Insulin?

9 Blut

9.1 Aufgaben und Zusammensetzung

9.1.1 Aufgaben des Blutes

❶ Das Blut steht aufgrund des weit verzweigten Gefäßsystems und der Durchlässigkeit der Gefäßwände mit sämtlichen Geweben des Organismus in Verbindung. Dies ist Voraussetzung für die Erfüllung seiner vielfältigen Aufgaben:

- **Transportfunktion:** Blut transportiert verschiedene Substanzen (Sauerstoff (O_2), Nährstoffe, Hormone) zu den Verbrauchsorganen und befördert deren Stoffwechselendprodukte und Kohlendioxid (CO_2) zu den Ausscheidungsorganen
- **Wärmeregulation:** Blut transportiert die im Stoffwechsel gebildete Wärme und hält damit eine konstante Körpertemperatur von etwa 36,5 °C aufrecht
- **Abwehr:** Bakterien, Viren, Pilze und krankhaft veränderte Körperzellen werden von spezialisierten Blutzellen, den Leukozyten, und den von ihnen produzierten Antikörpern unschädlich gemacht
- **Schutz vor Blutverlust:** Bei Verletzungen des Gefäßsystems dichten spezialisierte Blutzellen, die Thrombozyten, die defekten Stellen mit Hilfe spezieller Proteine, den Gerinnungsfaktoren, ab.

9.1.2 Zusammensetzung des Blutes

Hämatokrit: Volumenanteil der Zellen am Gesamtblutvolumen.

❶ Das Blut macht etwa 7–8 % des Körpergewichts aus. Dies entspricht einem Blutvolumen von 4–6 l bei einem 70 kg schweren Menschen. Blut besteht aus Zellen, den **Erythrozyten** (rote Blutkörperchen), den **Leukozyten** (weiße Blutkörperchen) und den **Thrombozyten** (Blutplättchen), sowie aus der umgebenden Flüssigkeit, dem **Blutplasma.** Der Volumenanteil der Zellen am Gesamtblutvolumen wird **Hämatokrit** genannt. Er beträgt abhängig vom Geschlecht 0,40–0,45, d.h. 40–45 % des Blutes bestehen aus Zellbestandteilen, die restlichen 55–60 % aus Blutplasma.

Pflege

Die Blutsenkungsgeschwindigkeit weist auf den Gehalt an Blutzellen hin. Ist sie erhöht, so ist dies ein Hinweis für einen entzündlichen Prozeß.

Übungsfragen

❶ Welche Aufgaben erfüllt das Blut?

❷ Woraus ist das Blut zusammengesetzt?

9.2 Blutplasma

Das Blutplasma ist eine klare, gelbe Flüssigkeit. Es besteht aus 90 % *Wasser,* 7 % *Plasmaproteinen* (Albumin, Globuline), 3 % *Elektrolyten* (z.B. Na^+, K^+) und *kleinmolekularen Substanzen* (z.B. Glukose, Hormone, Vitamine).

Plasmaproteine

- Albumin
- α_1-Globulin
- α_2-Globulin
- β-Globulin
- γ-Globulin.

Plasmaproteine haben lebenswichtige Funktionen.

Die Plasmaproteine sind ein Gemisch aus mehr als hundert verschiedenen Proteinen. Sie lassen sich durch ein spezielles Verfahren, die *Eiweißelektrophorese,* in fünf Gruppen trennen: *Albumine,* α_1-*Globuline,* α_2-*Globuline,* β-*Globuline* und γ-*Globuline.*

❶ Die Plasmaproteine erfüllen eine Reihe von Aufgaben:

- **Aufrechterhaltung des kolloidosmotischen Druckes:** Der kolloidosmotische Druck spielt bei der Wasserverteilung zwischen Plasma und Interstitium (☞ 13.3) eine Rolle. Proteine können aufgrund ihrer Größe die Wand des Gefäßlumens im Gegensatz zu den Elektrolyten und kleinmolekularen Substanzen kaum durchdringen. Sie wirken so einem Ausstrom von Plasmawasser in das Gewebe entgegen.
- **Transportfunktion:** Viele kleinmolekulare Stoffe (z.B. Hormone, Enzyme, Fettsäuren, Bilirubin) und Elektrolyte (z.B. Ca^{2+}) werden an Proteine gebunden und zu ihren Verbrauchsorten transportiert.
- **Schutz vor Blutverlusten:** Gerinnungsfaktoren (☞ 9.7.2) gehören zu den Plasmaproteinen
- **Abwehrfunktion:** Antikörper (☞ 9.6.2) gehören zu den Plasmaproteinen

- **Vorratssystem:** Bei akutem Bedarf können dem Plasma Proteine zur Versorgung der Organe entnommen werden.

Übungsfrage

1. Was ist die Aufgabe der Plasmaproteine?

9.3 Erythrozyten

- Anteil von 95 % des Hämatokrits
- Bildung im roten Knochenmark aus Stammzellen
- Abbau in der Milz nach ca. 120 Tagen.

Die Erythrozyten machen 95 % der im Blut vorhandenen Zellen aus. In einem µl Blut liegen ca. 5 Millionen Erythrozyten vor. Sie sind flache, runde, in der Mitte eingedellte, kernlose Scheiben mit einem Durchmesser von etwa 7,5 µm. Gebildet werden sie im roten Knochenmark. Dieses enthält **Stammzellen,** aus denen sämtliche Blutzelltypen gebildet werden (Abb. 9.1).

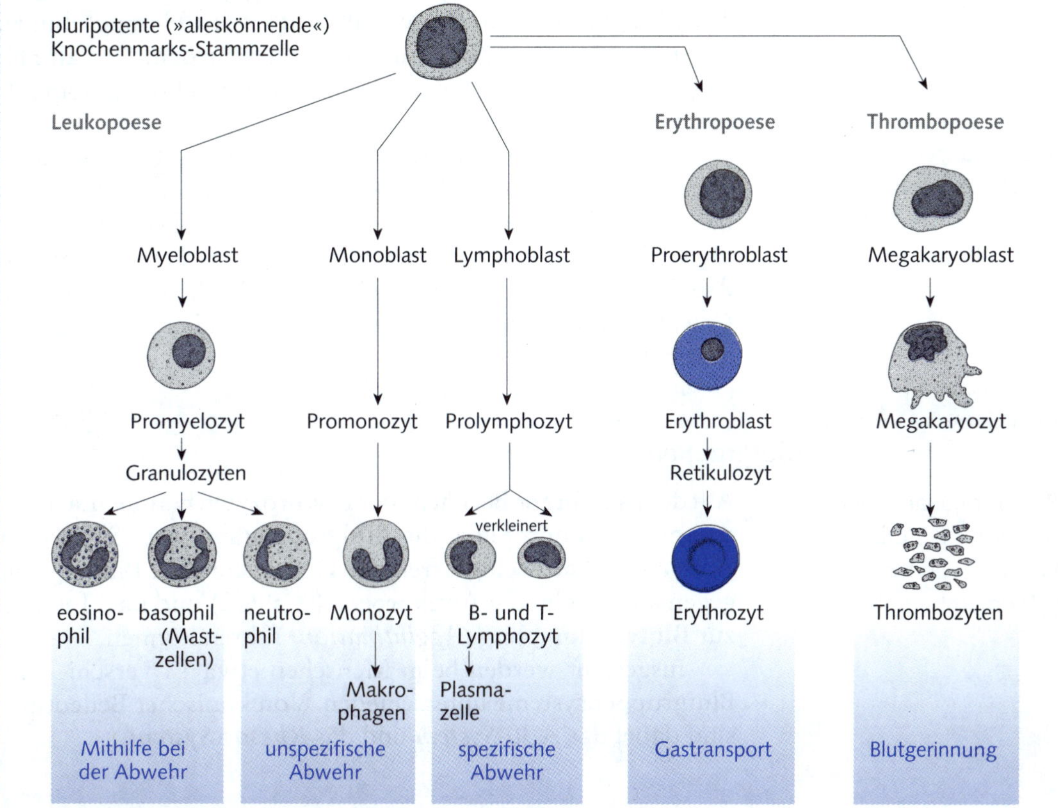

Abb. 9.1 Vereinfachtes Schema der Blutzellbildung

Erythrozyten sind kernlos.

In mehreren Reifungsschritten entstehen aus den Stammzellen während der **Erythropoese** (Erythrozytenbildung) *Retikulozyten,* die das Knochenmark verlassen und zu Erythrozyten heranreifen. Erythrozyten enthalten keinen Zellkern mehr und können sich daher nicht mehr teilen. Ihre Bildung wird durch das Hormon **Erythropoetin** (☞ 13.1.6) stimuliert. Dieses wird bei O_2-Mangel ausgeschüttet und führt zu einer gesteigerten Erythrozytenbildung mit verbessertem O_2-Transport im Blut.

Eine Besonderheit der Erythrozyten ist ihre hohe Verformbarkeit. Sie ermöglicht ihnen die ungehinderte Passage durch enge und gekrümmte Kapillarabschnitte.

Mit zunehmendem Alter der Erythrozyten (Lebensdauer 100–120 Tage) nimmt diese Verformbarkeit ab, weshalb ältere Erythrozyten im Maschenwerk der Milz (☞ 9.5.3) hängenbleiben und daraufhin von Freßzellen durch Phagozytose (☞ 9.6.1) abgebaut werden. Beim Abbau wird der in den Erythrozyten enthaltene rote Blutfarbstoff, das Hämoglobin (Hb), freigesetzt.

O_2-bindendes Element ist Häm.

Hämoglobin besteht aus vier Untereinheiten, die je ein O_2-bindendes *Häm* und eine Eiweißkette, *Globin,* aufweisen. Sein Normalwert im Blut beträgt abhängig vom Geschlecht 12–14 mg/dl. Über mehrere Teilschritte wird Hämoglobin zu *Bilirubin* (☞ 7.2.5) abgebaut und ausgeschieden. Das an Hämoglobin gekoppelte **Eisen** wird erneut zum Hämoglobinaufbau verwendet.

- O_2-Transport
- CO_2-Transport.

Wichtigste **Aufgabe der Erythrozyten** ist der *O_2- und CO_2-Transport.* O_2 wird in der Lunge aufgenommen und dort an das Hämoglobin der Erythrozyten gebunden. Das gebundene O_2 wird zu den Geweben transportiert und an diese abgegeben. Auf dem Rückweg zur Lunge nehmen die Erythrozyten das vom Gewebe produzierte CO_2 auf, welches dann über die Lunge abgeatmet wird.

Blutgruppen

Blutgruppenantigene liegen auf der Oberfläche der Erythrozytenmembran.

Auf der Membranoberfläche der Erythrozyten befinden sich bestimmte Glykoproteine, die **Blutgruppenantigene.** Sie heißen Antigene, da sie in einem fremden Organismus zur Bildung von gegen sie gerichteten Antikörpern (☞ 9.6.2) und nachfolgend zur **Blutverklumpung** *(Agglutination)* führen können.

Insgesamt werden beim Menschen etwa 15 verschiedene Blutgruppensysteme unterschieden. Von klinischer Bedeutung sind dabei das *AB0-System* und das *Rhesus-System.*

AB0-System

Häufigkeit der Blutgruppen:
- A: 44 %
- 0: 45 %
- B: 10 %
- AB: 4 %.

❶ Menschliche Erythrozyten tragen auf ihrer Zellmembranoberfläche das Antigen A, B, A und B oder keines dieser Antigene. Abhängig von der Verteilung dieser Antigene werden vier verschiedene Blutgruppen unterschieden: Blutgruppe A besitzen 44 %, Blutgruppe B 10 %, Blutgruppe AB 4 % und Blutgruppe 0 42 % der deutschen Bevölkerung. Die Blutgruppen werden nach den MENDELschen Regeln (☞ 1.5) vererbt. Im Blutplasma jedes Menschen sind jeweils Antikörper gegen das auf der Oberfläche seiner Erythrozyten nicht vorkommende Antigen vorhanden. Also enthält Blut der

Verteilung der Antikörper:

- **Blutgruppe A:** Antigen A auf der Erythrozytenmembran und den Antikörper Anti-B im Blutplasma
- **Blutgruppe B:** Antigen B auf der Erythrozytenmembran und den Antikörper Anti-A im Blutplasma
- **Blutgruppe AB:** Antigen A und B auf der Erythrozytenmembran und keine Antikörper im Blutplasma
- **Blutgruppe 0:** Kein Antigen auf der Erythrozytenmembran und die Antikörper Anti-A und Anti-B im Blutplasma.

Bestimmung der Blutgruppe: Vermischen der Erythrozyten mit Antikörperseren.

Zur Bestimmung der Blutgruppe eines Menschen werden seine Erythrozyten mit Testseren, die die Antikörper Anti-A oder Anti-B oder beide Antikörper enthalten, zusammengebracht. Durch das Auftreten bzw. Fehlen einer Verklumpung läßt sich die Blutgruppe bestimmen. Dieses Verfahren wird z.B. im Bedside-Test vor einer Bluttransfusion angewandt.

Rhesus-System

- Rhesus-positiv: Antigen D auf Erythrozytenoberfläche
- Rhesus-negativ: Antigen D nicht auf Erythrozytenoberfläche .

Neben dem AB0-System spielt das Rhesus-System der Erythrozyten eine klinisch relevante Rolle. Menschen, die das *Antigen D* auf ihrer Erythrozytenoberfläche besitzen, werden als **Rhesus-positiv** (Rh) bezeichnet (ca. 85 % der deutschen Bevölkerung). Fehlt ihnen das Antigen D auf ihrer Erythrozytenoberfläche, werden sie als **Rhesus-negativ** (rh) bezeichnet (ca. 15 % der deutschen Bevölkerung). Im Gegensatz zum AB0-System, bei dem die Antikörper schon bei der Geburt vorhanden sind, werden die Antikörper des Rhesus-Systems erst nach Kontakt mit dem jeweiligen Antigen gebildet. Auch sie führen bei falscher Blutübertragung zu Unverträglichkeitsreaktionen.

Pflege

Um einen Transfusionszwischenfall zu vermeiden, müssen die Blutkonserve und das Patientenblut immer zu zweit kontrolliert werden. Während einer Transfusion werden die Vitalzeichen anfangs engmaschig kontrolliert. Bei Zeichen der Unverträglichkeit wie Atemnot, Übelkeit oder Unruhe muß die Transfusion sofort abgebrochen werden.

Übungsfrage

❶ Welche Blutgruppen mit ihren zugehörigen Antikörpern gibt es?

9.4 Leukozyten

- verschiedene Gruppen
- Abwehr von Krankheitserregern
- Bildung aus Knochenmarksstammzellen.
- Anzahl: 4 000–9 000/µl

❶ Die Leukozyten werden aufgrund verschiedener Merkmale, z.B. Zellgröße, Kernform, Anfärbbarkeit des Zytoplasmas, in unterschiedliche Gruppen eingeteilt. Mit einer Gesamtzahl von 4 000–9 000/µl kommen sie weitaus seltener im Blut vor als die Erythrozyten. Die genaue Verteilung der Leukozyten im Blut und ihre Form ist in Abb. 9.2 dargestellt.

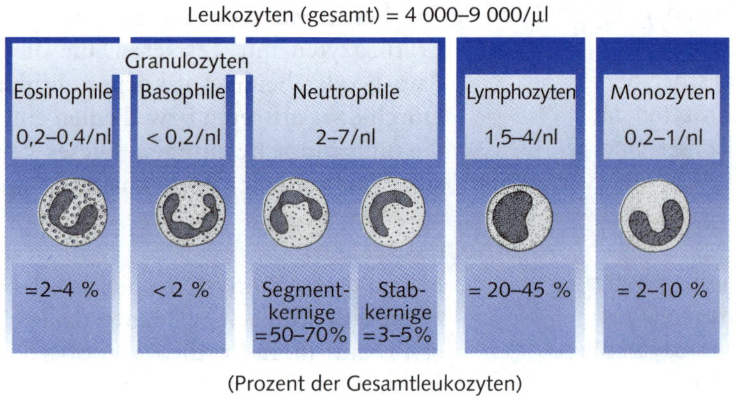

Abb. 9.2 Verteilung und Aussehen der Leukozyten [L 190/M 100]

Auch die Leukozyten stammen – wie die Erythrozyten – von einer gemeinsamen Stammzelle im roten Knochenmark ab (Abb. 9.1). In mehreren Reifungsschritten entstehen die unterschiedlichen Zelltypen, die ins Blut abgegeben werden. Diese können das Gefäßsystem auch verlassen und in das Gewebe gelangen.

Leukozyten sind alle in irgendeiner Form an der Abwehr von Krankheitserregern und Fremdstoffen beteiligt. Dabei erfüllen sie innerhalb des Abwehrsystems des menschlichen Organismus unterschiedliche Funktionen.

Übungsfrage

❶ In welche Gruppen können Leukozyten eingeteilt werden?

9.5 Das lymphatische System

Das lymphatische System als »Abwehrnetz« körperfremder Substanzen ist im gesamten Körper verteilt.

❶ Das lymphatische System umfaßt die Gesamtheit aller *Lymphbahnen* mit den zwischengeschalteten *Lymphknoten* sowie *Milz, Thymus,* das *lymphatische Gewebe des Darms* (z.B. PEYER-Plaques des Dünndarmes ☞ 7.2.2) und den *lymphatischen Rachenring* mit Rachen-, Zungen- und Gaumenmandel (Abb. 7.3).

Ein großer Teil der in den Körper eingedrungenen Fremdsubstanzen wird von diesen lymphatischen Organen abgefangen. In den lymphatischen Geweben befinden sich sogenannte *Lymphfollikel,* die eine Vielzahl von Lymphozyten enthalten. Beim Kontakt mit Fremdsubstanzen werden die Lymphozyten hier aktiv.

9.5.1 Lymphbahnen und Lymphknoten

Lymphsystem ist über Ductus thoracicus und Ductus lymphaticus mit dem Venensystem verbunden.

Der menschliche Körper ist von einem dichten Netz aus Lymphkapillaren (Abb. 9.3) durchzogen. Diese sind im Gegensatz zu den Blutgefäßen an einem Ende blind verschlossen. Sie vereinigen sich zu größer werdenden Lymphgefäßen und münden schließlich über den **Ductus thoracicus** (Milchbrustgang) und über den **Ductus lymphaticus dexter** (rechter Hauptlymphgang) in das Venensystem ein. In den Lymphbahnen wird die **Lymphe** transportiert, die aus dem interstitiellen Raum aufgenommen wird (☞ 13.3). Im Verlauf der Lymphgefäße liegen **Lymphknoten,** bohnenförmige Körperchen, die von einer Bindegewebekapsel umgeben sind. In ihnen wird die Lymphe filtriert und körperfremde Stoffe, aber auch körpereigene Zellen (z.B. Krebszellen) soweit wie möglich unschädlich gemacht. Beim Durchströmen des Lymphknotens kommt die Lymphe in Kontakt mit Makrophagen, die auch hier zu Phagozytose fähig sind. B-Lymphozyten werden in den Lymphknoten aktiviert und sind so an der Neutralisation von Antigenen beteiligt.

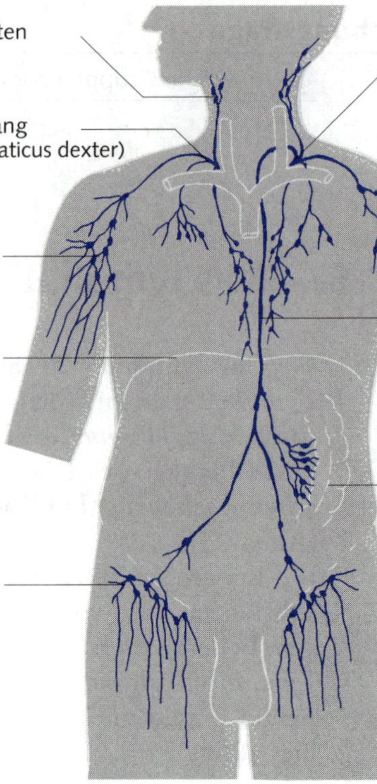

Abb. 9.3
Wichtige Lymphbahnen und Lymphknotenstationen

Pflege

Sind Lymphknoten, z.B. im Rahmen einer Brustamputationen entfernt worden oder durch Tumorwachstum in ihrer Funktion eingeschränkt, kommt es zum Lymphödem an der entsprechenden Extremität. Bewegungsübungen und Hochlagern der Extremität unterstützen den Lymphrückfluß und wirken dem Ödem entgegen.

9.5.2 Thymus

Ausreifung der T-Lymphozyten

Der Thymus liegt mit seinen zwei Lappen hinter dem Brustbeinkörper im Mittelfellraum (Mediastinum). Bis zur Pubertät nimmt er kontinuierlich an Gewicht zu, bildet sich dann jedoch zurück, so daß beim Erwachsenen lediglich ein kleiner Thymusrestkörper vorhanden ist. Im Thymus werden Vorläuferzellen der Lymphozyten zu den funktionstüchtigen *T-Lymphozyten* (☞ 9.6.2) geprägt. Von dort wandern sie in die Blutbahn und besiedeln die lymphatischen Organe.

9.5.3 Milz

Die Milz (Abb. 7.6) liegt im linken Oberbauch unmittelbar unter dem Zwerchfell. Im Gegensatz zu den Lymphknoten ist die Milz in den Blutkreislauf eingebunden und wirkt hier als Filter für körperfremde und körpereigene Strukturen. Am Milzhilus tritt die Milzarterie ein und die Milzvene aus.

Das Gewebe der Milz wird in die rote und weiße Pulpa unterteilt. Die **rote Pulpa** besteht aus retikulärem Bindegewebe (☞ 2.2.3), das von zahlreichen Blutgefäßen durchsetzt ist. Die **weiße Pulpa** besteht aus den Milzknötchen, die neben einer Zentralarterie zahlreiche Lymphozyten und Makrophagen enthalten.

❷ Aufgaben der Milz sind:
- Abwehr von Fremdkörpern bzw. Antigenen, die ins Blut gelangt sind
- Erythrozytenabbau
- Bildung von Leukozyten und Erythrozyten beim Fetus vor der Geburt sowie beim Erwachsenen bei krankhaften Veränderungen des Knochenmarks.

!? Übungsfragen

❶ Was gehört zum lymphatischen System?

❷ Was sind die Aufgaben der Milz?

9.6 Das Abwehrsystem des menschlichen Organismus

- Zelluläre Abwehr: Leukozyten
- Humorale Abwehr: chem. Substanzen.

In der Umgebung kommen eine Vielzahl von Mikroorganismen vor, die im menschlichen Organismus eine Krankheit auslösen können (z.B. Bakterien, Viren, Pilze). Dieser reagiert auf das Eindringen eines Krankheitserregers mit verschiedenen Abwehrmechanismen, um diesen zu zerstören.

Beim Versuch in den Körper einzudringen, stoßen die möglichen Krankheitserreger auf unterschiedliche Schutzbarrieren (Abb. 9.4). Sind diese Hindernisse überwunden, werden Leukozyten in Blut und Gewebe *(zellulär)* sowie in Flüssigkeit gelöste körpereigene Substanzen *(humoral)* aktiv.

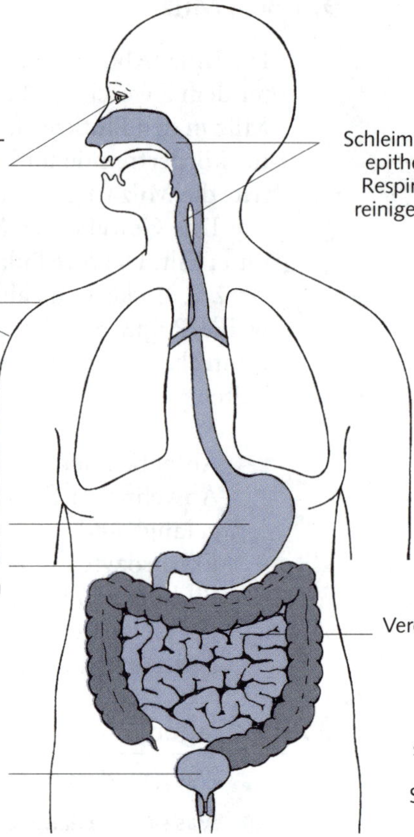

Abb. 9.4
Schutzbarrieren des menschlichen Organismus gegen Krankheitserreger

9.6.1 Unspezifische Abwehr

- zellulär unspezifisch:
  → neutrophile Granulozyten
  → Makrophagen
- humoral unspezifisch:
  → Komplementsystem
  → Lysozym u.a.

Phagozytose:
- Aufnahme von Fremdkörpern durch Freßzellen
- Fremdkörperzerstörung durch Zellenzyme.

❶ Die unspezifischen Abwehrmechanismen sind bereits bei der Geburt voll ausgeprägt. Sie wirken unspezifisch gegen jegliche Fremdkörper. Zum unspezifischen zellulären Abwehrsystem gehören *neutrophile Granulozyten* und *Makrophagen* (umgewandelte Monozyten, die ins Gewebe auswandern). Sie betätigen sich als **Freßzellen** *(Phagozyten),* indem sie Krankheitserreger und Zelltrümmer aufnehmen und abbauen. Dieser Prozeß wird als **Phagozytose** bezeichnet. Hierbei werden die Fremdkörper zunächst von Ausstülpungen der Freßzellen umflossen und schließlich eingeschlossen. Dann wird der Fremdkörper durch Enzyme dieser Zellen abgebaut.

Sind die in den Organismus eingedrungenen Krankheitserreger zu groß (z.B. Würmer) um direkt phagozytiert zu werden, übernehmen die *basophilen* und *eosinophilen Granulozyten* (Abb. 9.1) eine wichtige Funktion bei ihrer Vernichtung.

Komplementsystem fördert Phagozytose.

Ein weiterer wichtiger Bestandteil des unspezifischen Abwehrsystems sind die *humoralen Faktoren* (in Körperflüssigkeiten gelöste Stoffe). Dazu zählt z.B. das **Komplementsystem,** eine aus vielen Proteinkomponenten bestehende Gruppe von Abwehrstoffen, die

- Freßzellen zum Fremdkörper hin anlocken
- die Phagozytose fördern
- Bakterienzellwände auflösen *(Lyse).*

Außerdem wird die unspezifische Abwehr durch humorale Faktoren wie das C-reaktive Protein, Lysozym und Interferon auf unterschiedliche Art unterstützt.

Die unspezifischen Abwehrmechanismen geben dem Organismus einen ersten Schutz vor eingedrungenen Krankheitserregern bevor die spezifischen Abwehrmechanismen einsetzen.

9.6.2 Spezifische Abwehr

- T-Lymphozyten
- B-Lymphozyten
- Antikörper.

❷ Das spezifische Abwehrsystem richtet sich immer gegen eine bestimmte Substanz, ein **Antigen.** Antigene sind in der Regel körperfremde Strukturen (z.B. Krankheitserreger), können aber auch körpereigen sein (z.B. Krebszellen). Zum spezifischen Abwehrsystem gehören die **Lymphozyten** und die **Antikörper.** Die gegen Antigene gerichteten Lymphozyten werden außer im Knochenmark auch im Thymus geprägt. Nach dem Ort ihrer Prägung werden *T-Lymphozyten* (Prägung im Thymus) von *B-Lymphozyten* (Prägung im Knochenmark – engl.: bone marrow) unterschieden. Lymphozyten erkennen ein Antigen und können es auf unterschiedliche Weise vernichten.

B-Lymphozyten

Antigenkontakt:
→ Plasmazelle
→ Produktion von Immunglobulinen
→ teilweise Umwandlung zu Gedächtniszellen

Beim Kontakt mit einem Antigen vermehren sich die B-Lymphozyten und wandeln sich in **Plasmazellen** um. Plasmazellen bilden unzählig viele gegen das Antigen spezifisch gerichtete Antikörper, die **Immunglobuline** (Ig), die die spezifische humorale Abwehr vermitteln. Sie werden in fünf Klassen unterteilt: *IgG, IgM, IgA, IgE, IgD.* Die Immunglobuline bilden mit den Antigenen einen Komplex und neutralisieren sie auf diese Weise. Krankheitserreger werden vernichtet. Dabei reagiert ein Antikörper spezifisch mit dem nach dem Schlüssel-Schloß-Prinzip zu ihm passenden Antigen. Ein Teil der B-Lymphozyten wandelt sich in **B-Gedächtniszellen** um. Bei einem wiederholten Kontakt mit demselben Antigen erfolgt dann über die B-Gedächtniszellen eine schnellere und stärkere Antikörperbildung.

- T-Helfer-Zellen
- T-Suppressor-Zellen
- T-Gedächtniszellen
- Zytotoxische T-Zellen.

T-Lymphozyten

Die T-Lymphozyten zirkulieren in Blut, Lymphe und den zu schützenden Organgeweben, wo sie die spezifische zelluläre Abwehr vermitteln. Bei Kontakt mit einem Antigen vermehren sich die T-Lymphozyten und spezialisieren sich zu *T-Helfer-Zellen, T-Suppressor-Zellen, T-Gedächtniszellen* oder *zytotoxischen T-Zellen.* T-Lymphozyten besitzen auf ihrer Zelloberfläche einen spezifischen Rezeptor, der ein bestimmtes Antigen erkennt und nach Bindung an dessen Zerstörung beteiligt ist.

9.6.3 Immunität

Immunität durch:
- Kontakt mit einem Antigen
- Impfungen.

Hat der Körper mit demselben Antigen ein zweites Mal Kontakt, werden über die B- und T-Gedächtniszellen sehr schnell die Antikörperproduktion sowie die Abwehrmechanismen des Körpers gestartet. In der Regel treten keine Krankheitserscheinungen auf. Der Körper ist **immun** (unempfindlich) gegen dieses Antigen, so daß man an der entsprechenden Krankheit (z.B. Masern) nur einmal in seinem Leben erkrankt.

Dieser Mechanismus wird auch bei den aktiven **Impfungen** ausgenutzt: Dem menschlichen Organismus werden kleine Mengen abgeschwächter oder abgetöteter Krankheitserreger verabreicht. Daraufhin bildet der Körper Gedächtniszellen und Antikörper, die dann bei einer wirklichen Infektion schnell aktiv werden.

9.6.4 Defekte innerhalb des Immunsystems

- Allergien
- Autoimmunerkrankungen
- Angeborene bzw. erworbene Immundefekte.

Innerhalb des Abwehrsystems des menschlichen Organismus kann es jedoch auch zu fehlerhaften Reaktionen mit der Ausbildung von *Allergien, Autoimmunerkrankungen* oder *Immundefekten* kommen.

Allergie

Eine Allergie ist eine *Überempfindlichkeitsreaktion* gegen ein bestimmtes Antigen. Es werden vier Allergietypen unterschieden:

- **Soforttyp:** Beim wiederholten Kontakt mit einem Antigen, z.B. Blütenpollen, Penicillin, bildet der Körper überschießend Antikörper der Klasse IgE. Diese bewirken die Freisetzung von entzündungsfördernden Substanzen. Es kommt zu Symptomen wie Augenbrennen, Schnupfen (z.B. Heuschnupfen), aber auch Blutdruckabfall mit Schocksymptomatik (z.B. anaphylaktischer Schock auf Insektenstiche).

- **Zytotoxischer Typ:** Antikörper richten sich gegen körpereigene oder körperfremde Zellen wie es z.B. bei der Übertragung einer Blutkonserve mit falscher Blutgruppe vorkommen kann.
- **Immunkomplex-Typ:** Die Bildung der Komplexe aus Antigen und passendem Antikörper ruft eine gewebsschädigende Entzündung hervor.
- **Überempfindlichkeit vom Spättyp:** Aktivierte Makrophagen rufen nach Tagen eine Gewebeschädigung hervor.

Autoimmunerkrankung

In der Regel bildet der menschliche Organismus keine Antikörper gegen körpereigene Strukturen. Diesen Sachverhalt bezeichnet man als **immunologische Toleranz.** Bei einigen Erkrankungen geht diese immunologische Toleranz gegenüber bestimmten eigenen Geweben jedoch verloren. Der menschliche Organismus bildet dann Antikörper gegen eigenes Gewebe (z.B. bei Myasthenia gravis). Diese Antikörper werden in solchen Fällen als **Autoantikörper** bezeichnet und die daraus resultierende Erkrankung als Autoimmunerkrankung.

Immundefekte

Immundefekte können angeboren oder erworben sein. Zu den angeborenen Immundefekten zählt z.B. das Fehlen des Thymus mit daraus resultierenden T-Zell-Defekten. Erworbene Immundefekte können als Folge einer medikamentösen Behandlung (z.B. nach Chemotherapie) oder einer Virusinfektion (z.B. AIDS) auftreten.

Pflege

Um schwere allergische Reaktionen zu vermeiden, müssen Allergien in der Patientenakte dokumentiert und ggf. am Bett des Patienten sichtbar vermerkt werden.

Übungsfragen

1. Was versteht man unter Phagozytose?
2. Was ist ein Antigen, was ist ein Antikörper?

9.7 Thrombozyten und Blutgerinnung

9.7.1 Thrombozyten

- Bildung im Knochenmark
- Anzahl 150 000–300 000/µl
- Erster Gefäßverschluß zur Blutstillung.

Die Thrombozyten (Abb. 9.1) sind kernlose Scheiben mit einem Durchmesser von 1–4 µm. Sie entstehen durch Abschnürungen aus den **Megakaryozyten** des Knochenmarks. Bei diesem Vorgang, der **Thrombopoese,** werden aus einem Megakaryozyten ca. 1 000 Thrombozyten gebildet, die ins Blut abgegeben werden. Im Blut sind 150 000–300 000 Thrombozyten/µl Blut vorhanden. Ihre Lebensdauer beträgt 5–10 Tage.

Aufgabe der Thrombozyten ist es, bei einer Gefäßverletzung innerhalb kürzester Zeit für einen ersten Wundverschluß zu sorgen. Thrombozyten bewirken eine Blutstillung, indem sie sich schnell an verletzte Gefäßwände anheften und zu einem Pfropf, einem *weißen Thrombus,* verkleben. Dieser Vorgang, die **Thrombozytenaggregation,** ist innerhalb von 1–3 Minuten abgeschlossen. Unterstützend wirken dabei Substanzen, die aus den Thrombozyten freigesetzt werden. Sie verstärken die Thrombozytenaggregation und führen zu einer Gefäßverengung.

Der von den Thrombozyten gebildete Thrombus ist jedoch kein dauerhafter Verschluß der Verletzung. Erst durch Aktivierung des plasmatischen Gerinnungssystems werden Nachblutungen verhindert.

9.7.2 Blutgerinnung

- Exogenes System
→ bei größeren, äußeren Gewebsverletzungen
- Endogenes System
→ bei Verletzungen der Gefäßinnenhaut.

❶ Bei der Blutgerinnung kommt es zur Bildung eines stabilen Maschenwerks aus Fibrinfäden, in das auch Erythrozyten eingelagert werden. Die für die Fibrinbildung notwendige Aktivierung verschiedener **Gerinnungsfaktoren** kann über zwei verschiedene Wege erfolgen, die als *exogenes* und *endogenes System* bezeichnet werden. Das exogene System wird bei größeren, äußeren Gewebeverletzungen aktiviert. Ist die Verletzung auf die Gefäßinnenhaut beschränkt, wird das endogene System aktiviert. Über mehrere Teilschritte aktivieren beide Systeme den *Gerinnungsfaktor X.* Dafür muß Ca^{2+} vorhanden sein. Faktor X aktiviert **Thrombin,** das durch Spaltung des langkettigen Fibrinogenmoleküls **Fibrin** bildet. Fibrinfäden vernetzen sich und bilden mit Erythrozyten ein festes Maschenwerk, den *roten Thrombus.* Dieser haftet fest an den Wundrändern und zieht sich zu einem Bruchteil seines ursprünglichen Volumens zusammen. Dadurch wird die Wunde fest verschlossen.

Fibrinolyse

Auflösung von Fibrinfäden

Die Fibrinolyse ist ein Prozeß, der zur Auflösung der durch die Blutgerinnung gebildeten Fibrinfäden führt. Dafür wird im Blut über eine Kette verschiedener Gewebeaktivatoren **Plasminogen** zu **Plasmin** umgesetzt. Plasmin kann die Fibrinfäden in *Fibrinspaltprodukte* zerlegen und sie so auflösen. Dieses Prinzip wird auch therapeutisch angewandt bei Thrombosen und Embolien.

Pflege

Heparin verhindert die Bildung von Thrombin, so daß die intravasale Thrombusbildung verringert wird. Kumarine (Marcumar®) hingegen verhindert schon die Bildung von Gerinnungsfaktoren in der Leber direkt.

Übungsfrage

1. Was geschieht während der Blutgerinnung?

10 Das Kreislaufsystem

Bestandteile:
- Gefäßsystem
- Herz.

Das Kreislaufsystem setzt sich aus den Blutgefäßen und dem Herzen zusammen. Dabei wirkt das Herz als Pumpe, die das Blut durch das Gefäßsystem befördert. Das Gefäßsystem ist ein geschlossenes Röhrensystem. Es werden unterschieden:

- **Arterien** (Schlagadern) und **Arteriolen,** die das Blut vom Herz zu den Organen leiten
- **Venen** (Blutadern), die das Blut zurück zum Herz führen und als Blutreservoir dienen
- **Kapillaren,** die die kleinsten Blutgefäße darstellen und Arterien und Venen miteinander verbinden. Sie dienen dem Stoff- und Gasaustausch zwischen Blut und Gewebe.

10.1 Körper- und Lungenkreislauf

❶ Das Herz steht im Zentrum des Kreislaufsystems. Der linke Vorhof und die linke Kammer stellen die Pumpe des **großen** oder **Körperkreislaufs** (Abb. 10.1) dar, der rechte Vorhof und die rechte Kammer sind die Pumpe für den **kleinen** oder **Lungenkreislauf** (Abb. 10.1).

Körperkreislauf

Linke Herzkammer
↓
Hauptschlagader
↓
Arterien
↓
Arteriolen
↓
Kapillaren
↓
Venolen
↓

Die linke Herzkammer preßt das arterielle Blut in die **Hauptschlagader** *(Aorta).* Diese teilt sich in die verschiedenen Arterien, die das Blut zu den Organen und Regionen des Körpers leiten. Abb. 10.2 zeigt die genauen Verzweigungen der Arterien mit ihren Namen. Die Arterien teilen sich in immer feinere **Arteriolen.** In den haardünnen Kapillaren werden schließlich O_2 und Nährstoffe an die Gewebe abgegeben und das von den Geweben produzierte CO_2 und Stoffwechselprodukte wieder aufgenommen. Durch die Körpervenolen und -venen, die sich zur **oberen** und **unteren Hohlvene** *(V. cava superior* und *inferior)* vereinigen, gelangt das Blut zum rechten Herzvorhof und zur rechten Herzkammer und von dort in den Lungenkreislauf.

Venen
↓
Obere und untere Hohlvene
↓
Rechter Herzvorhof
↓
Rechte Herzkammer

Kapillaren: Austausch von O_2 und Nährstoffen.

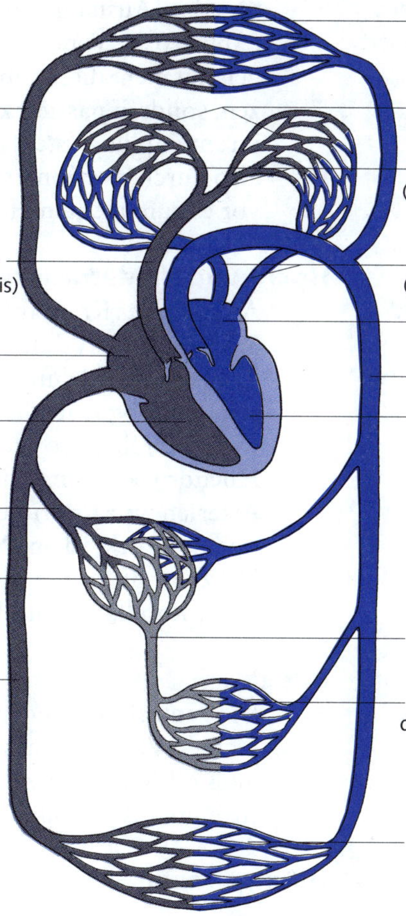

Abb. 10.1 Schema des Körper- und Lungenkreislaufs mit Pfortadersystem [L 157]

Rechte Herzkammer
↓
Lungenarterien
↓
Lungenkapillaren
↓
Lungenvenen
↓
Linker Herzvorhof
↓
Linke Herzkammer

Lungenkapillaren: O_2-Aufnahme und CO_2-Abgabe.

Lungenkreislauf

Die rechte Herzkammer preßt das O_2-arme Blut durch die **Lungenschlagader** *(Truncus pulmonalis)* und **Lungenarterien** *(Aa. pulmonales)* in die Lungenkapillaren, in denen es mit dem O_2 der Atemluft angereichert wird. Das CO_2 des Blutes wird mit der Atemluft abgegeben. O_2-reiches Blut wird über die **Lungenvenen** *(Vv. pulmonales)* zum linken Herzvorhof und der linken Herzkammer geleitet und steht erneut für den Körperkreislauf zur Verfügung.

Das venöse Blut der Bauchorgane passiert erst die Leberkapillaren bevor es zum rechten Herzen gelangt.

Pfortadersystem

❷ Eine Ausnahme dieses Systems bildet das **Pfortadersystem** (Abb. 10.1). Venöses Blut aus den Kapillaren der Bauchorgane gelangt nicht direkt über die untere Hohlvene zum rechten Herzen, sondern passiert zunächst über die Pfortader die Leber mit ihrem Kapillarsystem (Lebersinusoide, ☞ 7.2.4). Das Blut fließt also durch zwei hintereinander geschaltete Kapillarsysteme bevor es zum rechten Herzen gelangt.

Blutströmung wird durch die Druckdifferenzen innerhalb des Gefäßsystems hervorgerufen.

Hoch- und Niederdrucksystem

Aufgabe des Kreislaufsystems ist der Transport von Gasen und Stoffwechselprodukten innerhalb des Organismus. Dieser Transport wird durch die *Blutströmung* innerhalb des Gefäßsystems ermöglicht, die durch *Druckdifferenzen* hervorgerufen wird. Blut fließt von zentralen Regionen mit hohem Druck, dem **Hochdrucksystem** (linke Herzkammer während der Systole, Arterien und Arteriolen), zu den peripheren Gefäßen mit niedrigem Druck, dem **Niederdrucksystem** (rechter und linker Herzvorhof, rechte Kammer, linke Kammer während der Diastole, Kapillaren und Venen).

Pflege

Der zentrale Venendruck wird in der oberen Hohlvene vor dem rechten Vorhof gemessen. Um einen genauen Wert zu erhalten, muß die Spitze des zentralen Venenkatheters genau dort liegen (Röngten-Kontrolle).

Übungsfragen

❶ Beschreiben Sie den Weg des Blutes im Körper- und Lungenkreislauf!

❷ Was ist die Besonderheit des Pfortadersystems?

10.2 Gefäße

10.2.1 Arterien

Normaler Blutdruck: 120/80 mmHg.

❶ Der Druck in den Arterien beträgt während der Austreibung des Blutes aus dem Herzen *(Systole)* ca. 120 mmHg und während der Herzerschlaffung *(Diastole)* ca. 80 mmHg. Das entspricht einem **Blutdruck** von 120/80 mmHg. Diese Druckschwankungen werden durch die **Windkesselfunktion** der

Dämpfung der Druckschwankungen durch »Windkessel«.

Aorta und der großen Arterien innerhalb des Gefäßsystems gedämpft. Das vom Herzen stoßartig ausgeworfene Blutvolumen dehnt die Gefäßwand der Aorta und der großen Arterien. Daraufhin speichern diese kurzfristig einen Teil des Blutes, das dann kontinuierlich in die Peripherie weiterfließen kann, so daß es zu einem gleichmäßigen Blutstrom kommt.

Pflege

Die Kontraktion der Herzkammer erzeugt eine Druckwelle, die als Puls tastbar ist, z.B. am Handgelenk (A. radialis) oder in der Leiste (A. femoralis).

Zur Blutdruckmessung muß die Größe der Druckmanschette entsprechend dem Armumfang des Patienten gewählt werden. Blutdruckmessungen sollten möglichst immer unter den gleichen Bedingungen erfolgen.

10.2.2 Venen

- Speichern etwa 2/3 des Blutvolumens
- Venendruck: zentral 2–4 mmHg peripher 15–20 mmHg.

❷ Nachdem das Blut die Kapillaren passiert hat, gelangt es in kleine Venen, die **Venolen,** die das Blut sammeln und den größeren Venen zuleiten, die es dann zum Herzen zurückführen. Die Venen und Venolen enthalten etwa 2/3 des gesamten Blutvolumens. Aufgrund dieses Blutreservoirs nennt man die Venen auch **Kapazitätsgefäße.**

Im Gegensatz zu der muskulären Tunica media der Arterien finden sich in der Tunica media der Venen überwiegend kollagene Faserbündel. Die Wand der Venen ist dünn und weist eine hohe Dehnbarkeit auf. Ein liegender Mensch hat einen durchschnittlichen Venendruck von 15–20 mmHg (20–27 cm H_2O), in den herznahen Venen liegt dieser sogar nur zwischen 2 und 4 mmHg (3–5 cm H_2O, *zentraler Venendruck, ZVD).*

Der Rücktransport des Blutes zum Herzen wird durch die **Venenklappen** und die **Skelettmuskelpumpe** erleichert. Venenklappen sind ins Gefäßlumen hineinragende Falten der Tunica interna, die sich in der Regel paarweise gegenüberstehen. Bei herzwärts gerichtetem Blutstrom weichen sie auseinander, einen Blutrückfluß verhindern sie durch Klappenschluß. Unterstützt wird dieser Mechanismus durch die die Venen umgebende Skelettmuskulatur. Bei der Kontraktion der Skelettmuskulatur werden die Venen komprimiert und das Blut Richtung Herz gepreßt.

Venen begleiten in ihrem Verlauf Arterien und haben häufig ähnliche Namen. Abb. 10.3 gibt eine Übersicht der wichtigsten Venen des menschlichen Organismus.

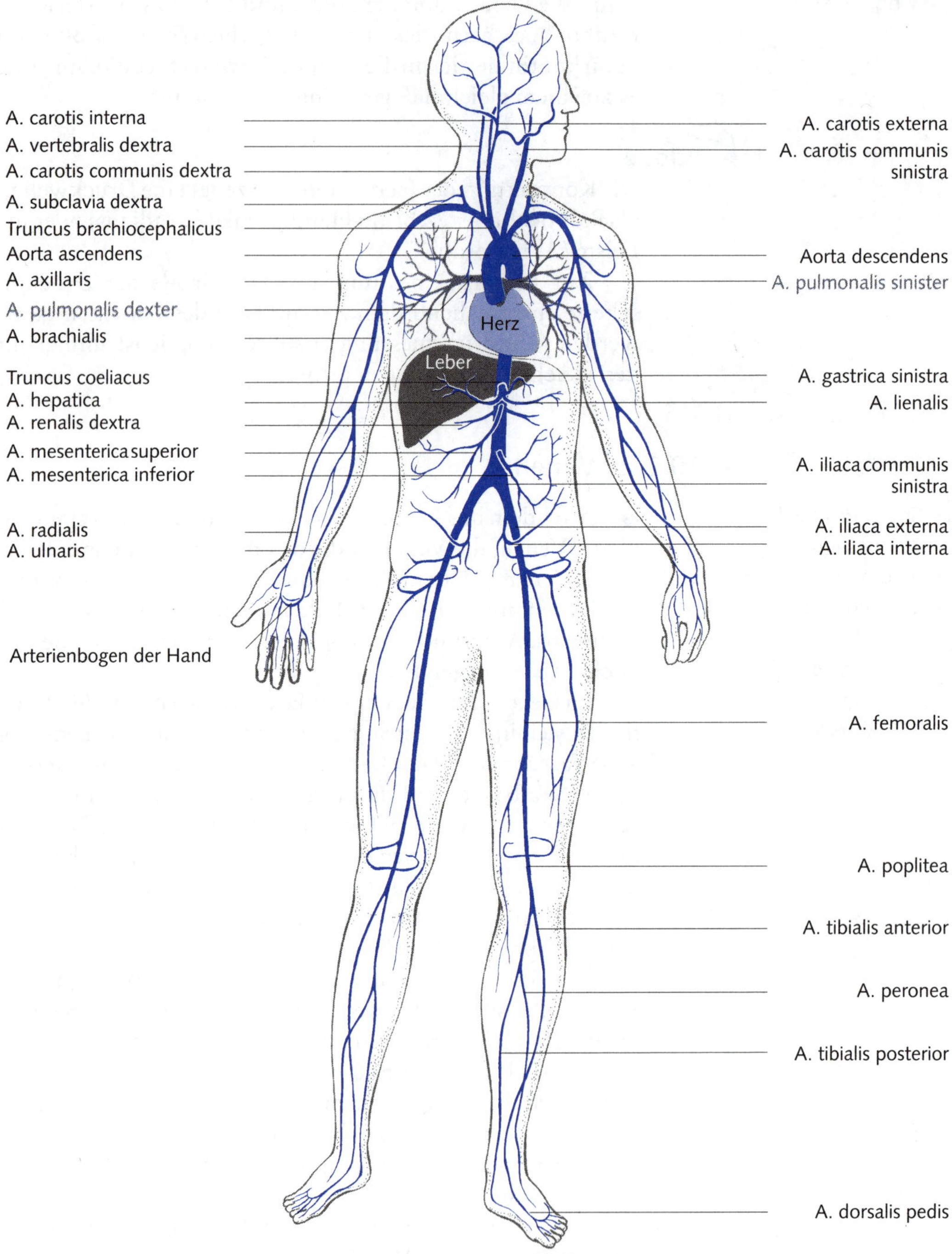

Abb. 10.2 Wichtige Arterien des menschlichen Organismus

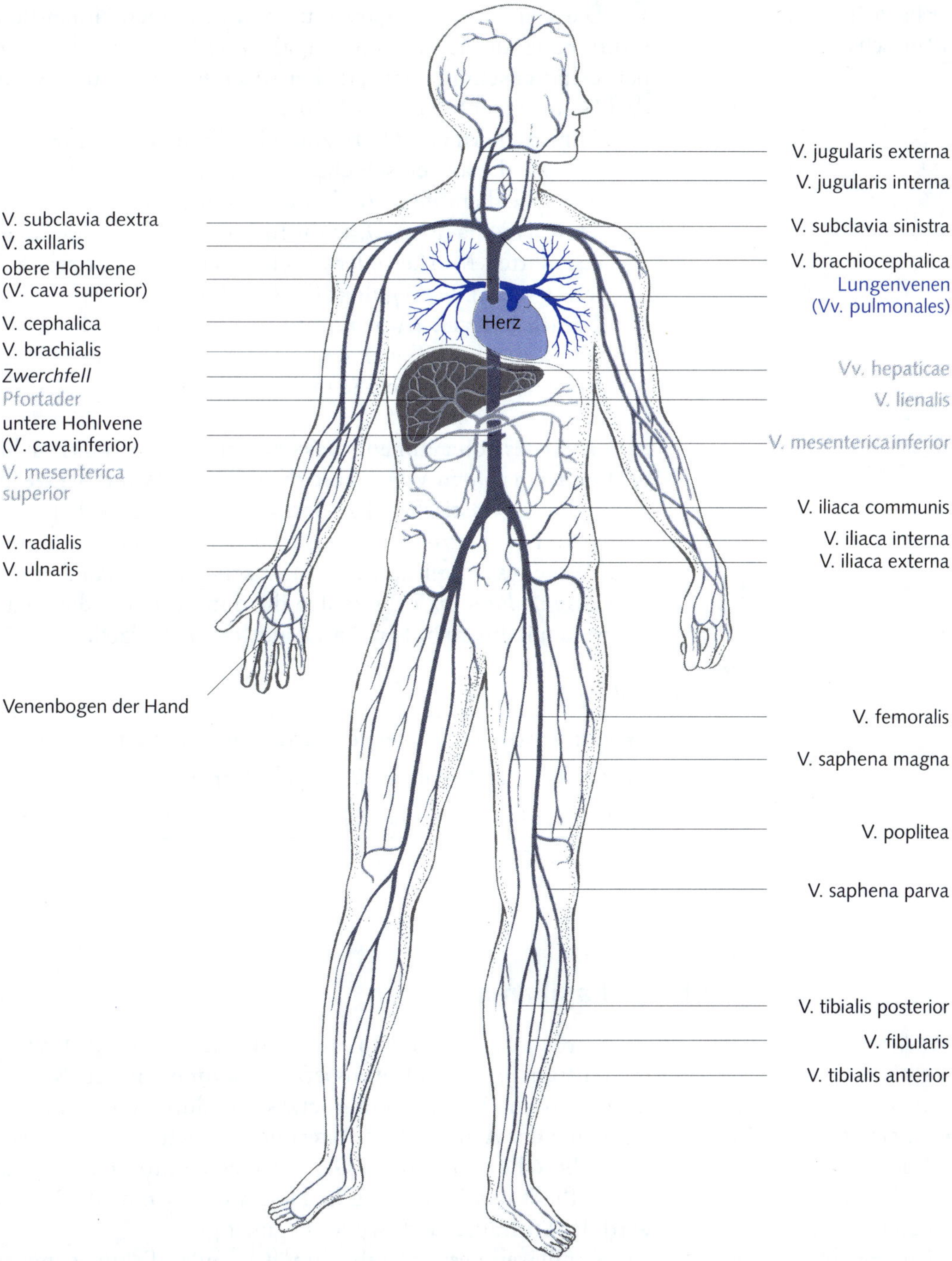

Abb. 10.3 Wichtige Venen des menschlichen Organismus

10.2.3 Wandaufbau der Gefäße

Einheitlich drei Wandschichten

❸ Die Gefäße des Organismus besitzen einen einheitlichen Grundbauplan, der je nach Aufgabe und Belastung des einzelnen Gefäßabschnitts variiert. Bei Arterien und Venen werden drei Wandschichten unterschieden:

- **Tunica interna** *(Intima):* zum Gefäßlumen gerichtete Zellschicht, die aus einschichtigem Plattenepithel (☞ 2.1) besteht. Sie dient dem Stoff- und Gasaustausch.
- **Tunica media** *(Media):* an die Intima anschließende Schicht aus glatten Muskelzellen, kollagenen und elastischen Fasern (☞ 2.2). Sie reguliert die Gefäßweite.
- **Tunica externa** *(Adventitia):* äußere Schicht der Gefäßwand, die aus kollagenen und elastischen Fasern besteht. Sie verankert die Gefäße in ihrer Umgebung.

Aufgrund des hohen Innendrucks in den Arterien besitzen diese im Vergleich zu den Venen eine relativ dicke Wand. Es werden Arterien vom elastischen Typ und vom muskulären Typ unterschieden. Die *Arterien vom elastischen Typ* besitzen aufgrund ihrer Windkesselfunktion viele elastische Fasern. Zu den *Arterien des muskulären Typs* zählen die mittleren und die kleinen Arterien mit einem hohen Anteil glatter Muskelzellen.

!? Übungsfragen

❶ Was versteht man unter der Windkesselfunktion der Aorta?

❷ Welche Aufgaben haben die Venenklappen?

❸ Aus welchen drei Wandschichten sind Blutgefäße aufgebaut?

10.2.4 Kapillaren

Kapillarnetz
- großer Gesamtquerschnitt
- sehr langsame Blutströmung
- erleichtert Stoffaustausch zwischen Blut und Interstitium.

❶ Kapillaren dienen dem Stoffaustausch zwischen Blut und Interstitium (☞ 13.3). Voraussetzung dafür ist eine große Oberfläche innerhalb des Kapillarnetzes, die durch die starke Verzweigung der Arterien und Arteriolen erreicht wird. Aufgrund des so bestehenden großen Gesamtquerschnittes des Kapillarnetzes fließt das Blut hier sehr langsam (0,5 mm/s). Dadurch wird der Stoffaustausch weiter begünstigt.

Kapillaren besitzen sehr dünne Wände, die aus einer von Poren durchsetzten Endothelschicht bestehen. Viele Substanzen, mit Ausnahme der Blutzellen und sehr großer Moleküle wie Plasmaeiweiße, können diese Poren frei passieren.

Diffusion

Konzentrationsausgleich durch Konzentrationsgefälle.

Eine wesentliche Rolle für den Austausch von Atemgasen, Nährstoffen und Stoffwechselprodukten spielt die Diffusion. Dabei wandern die im Blut bzw. der interstitiellen Flüssigkeit gelösten Teilchen vom Ort hoher Konzentration zum Ort niedriger Konzentration, so daß es zu einer Mischung der Stoffe zwischen Interstitium und Zelle kommt. Treibende Kraft der Diffusion ist also ein *Konzentrationsgefälle*.

Filtration und Reabsorption

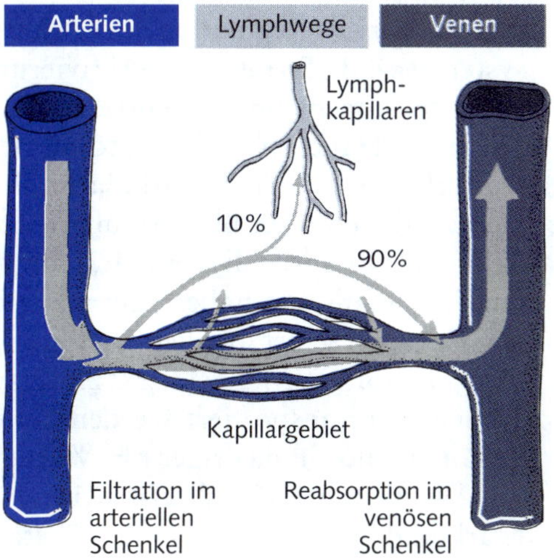

Abb. 10.4 Filtration und Reabsorption

Für den Austausch von Flüssigkeiten zwischen Kapillarinnerem und umgebendem Gewebe sind **Filtration** und **Reabsorption** erforderlich.

Treibende Kräfte sind dabei der *Blutdruck (hydrostatischer Kapillardruck)*, und die wasseranziehende Kraft der Plasmaproteine, d.h. der *kolloidosmotische Druck*.

Hydrostatischer Druck: Filtration von Flüssigkeit aus Kapillaren in umliegendes Gewebe.

Kolloidosmotischer Druck: Reabsorption von Flüssigkeit aus Gewebe in die Kapillaren.

Der im arteriellen Gebiet hohe hydrostatische Druck führt zu einer Filtration von Flüssigkeit aus den Kapillaren in das umliegende Gewebe. Im venösen Gebiet überwiegt der kolloidosmotische Druck, so daß die Flüssigkeit aus dem Gewebe in die Kapillaren zurückfließen kann (Reabsorption, Abb. 10.4).

Täglich werden so ca. 20 l Flüssigkeit filtriert und 18 l Flüssigkeit reabsorbiert. Die im Gewebe verbleibenden 2 l werden als Lymphe von den Lymphkapillaren aufgenommen und wieder in das venösen System geleitet (☞ 9.5.1).

Übungsfrage

❶ Was ist die Aufgabe der Kapillaren?

10.3 Kreislaufregulation

Regulation der Gefäßweite:
- nerval
- humoral
- autoregulatorisch.

Durch die **Kreislaufregulation** wird die Versorgung aller Organe mit O_2 und Nährstoffen sowie deren Entsorgung entsprechend dem jeweiligen Bedarf gewährleistet. Dabei muß der Blutstrom zu den jeweils aktiven Organen auf Kosten ruhender Organe umverteilt werden. Dies geschieht in erster Linie über eine Änderung der Gefäßweite. **Nervale, humorale** und **lokale Einflüsse** wirken auf die Muskulatur eines Gefäßes und regulieren so dessen Weite.

Die nervale Regulation erfolgt über das vegetative Nervensystem (☞ 4.3). So führt eine Aktivierung des Sympathikus über α-Rezeptoren zu einer **Gefäßverengung** *(Vasokonstriktion)* in Niere und Haut, über β-Rezeptoren zu einer **Gefäßerweiterung** *(Vasodilatation)* in der Muskulatur. Ergänzt wird diese nervale Steuerung durch im Blut zirkulierende *Katecholamine* (Adrenalin und Noradrenalin, ☞ 8.4.2), die verschiedene Wirkungen auf die Gefäßweite haben. Ein weiterer Mechanismus, der in den Organen selbst lokalisiert ist (lokale Einflüsse), ist die **Autoregulation.** O_2-Mangel wirkt z.B. gefäßerweiternd, so daß O_2 schneller antransportiert werden kann. Ebenso wirken CO_2, K^+-Ionen und ein niedriger pH-Wert gefäßerweiternd.

Die **zentrale Kreislaufsteuerung** findet im verlängerten Mark und in der Brücke (☞ 4.1.5) statt.

10.4 Der Kreislauf des Ungeborenen

Plazenta (O_2 undNährstoffe)
↓
V. umbilicalis
↓
Ductus venosus (Umgehung der Leber)
↓
rechter Vorhof
↓
Foramen ovale
↓
linker Vorhof
↓
Aorta

❶ Beim Ungeborenen, dem **Fetus,** liegen einige Besonderheiten des Herz- und Kreislaufsystems vor. Der Fetus wird über die Nabelschnurvene *(V. umbilicalis)* der mütterlichen **Plazenta** (Mutterkuchen) mit O_2 und Nährstoffen versorgt. Die Plazenta trennt den mütterlichen Blutkreislauf von dem des Feten. Da der Fetus noch nicht atmet und folglich das Blut in seiner Lunge nicht mit O_2 angereichert werden kann, wird der Lungenkreislauf des Feten umgangen. Ein solcher Umgehungskreislauf ist auch im Bereich der Leber des Feten vorhanden. Er heißt Ductus venosus.

Das O_2-angereicherte Blut gelangt aus der Plazenta über die Nabelschnurvene in den Ductus venosus, weiter in die untere Hohlvene und schließlich in den rechten Herzvorhof des Feten. Dort befindet sich in der Vorhofscheidewand eine ovale Öffnung, das **Foramen ovale,** das eine Verbindung zum linken Vorhof herstellt, so daß das Blut direkt vom rechten Herz ins linke Herz und von dort in den Körperkreislauf fließen kann.

Der Lungenkreislauf wird so umgangen. Ein weiterer Kurzschluß zur Umgehung des Lungenkreislaufs ist der *Ductus arteriosus botalli,* eine Verbindung zwischen Truncus pulmonalis und Aorta.

Vom Körperkreislauf des Feten ausgehend zweigen die zwei Nabelschnurarterien *(Aa. umbilcales)* ab, die das CO_2-haltige Blut wieder zurück zur Plazenta transportieren.

Übungsfrage

1. Welche Gefäße befinden sich in der Nabelschnur?

11 Das Herz

4 Herzhöhlen:
- rechter Vorhof
- rechte Kammer
- linker Vorhof
- linke Kammer.

Das Herz *(Cor,* Abb. 11.1) ist ein muskuläres Hohlorgan. Es wirkt als zentrale Kreislaufpumpe, um die Transportvorgänge in den Blutgefäßen (☞ 10.2) anzutreiben. Dafür ist es durch eine **Scheidewand** *(Septum)* in eine rechte und eine linke Herzhälfte getrennt. Diese bestehen jeweils aus einem **Vorhof** *(Atrium)* und einer **Kammer** *(Ventrikel).* Die rechte Herzhälfte pumpt das aus der **oberen** und **unteren Hohlvene** *(V. cava superior* und *inferior)* stammende venöse Blut durch die Kontraktion der rechten Herzkammer über die linken und rechten **Lungenarterien** *(Aa. pulmonales)* in den Lungenkreislauf. Die linke Herzhälfte pumpt das aus der Lunge stammende mit O_2 angereicherte Blut durch die Kontraktion der linken Kammer über

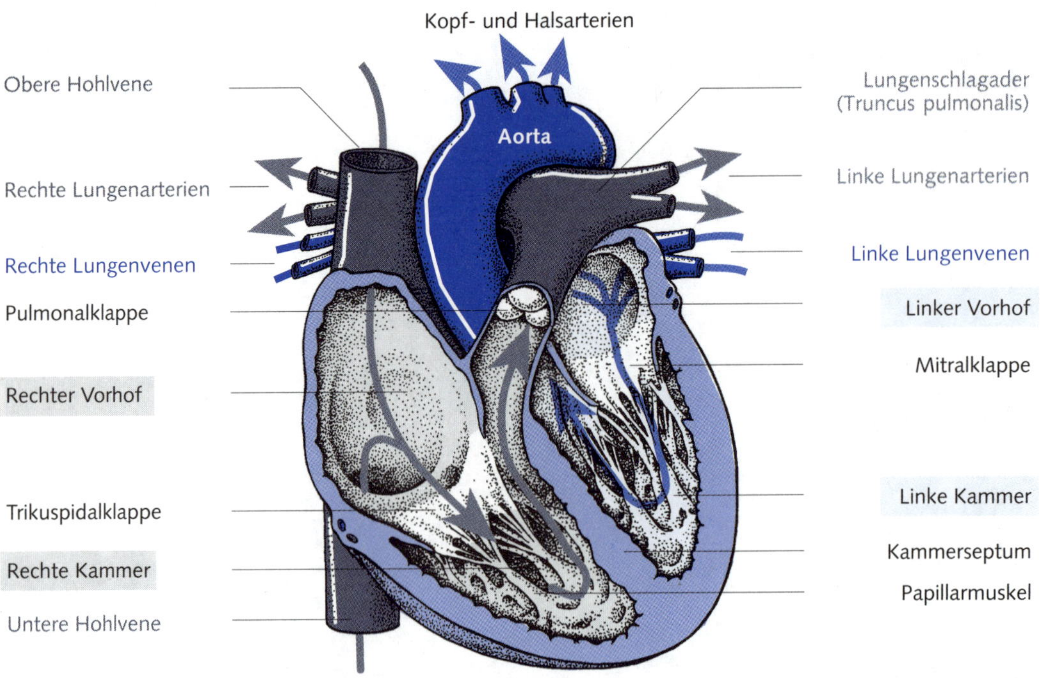

Abb. 11.1 Das Herz mit seinen Kammern und Klappen, Pfeile geben Blutflußrichtung an

die **Hauptschlagader** *(Aorta)* in den Körperkreislauf (☞ 10.1 und Abb. 10.1). Die Kontraktion der rechten und linken Herzkammer erfolgt dabei gleichzeitig.

11.1 Aufbau des Herzens

❶ Das Herz hat annähernd die Form eines Kegels und wiegt ca. 300 g. Es liegt zwischen den beiden Lungenflügeln, hinter dem Brustbein und vor der Speiseröhre. Kaudal liegt es dem Zwerchfell an. Die Längsachse des Herzens verläuft schräg, so daß die Herzspitze nach links kaudal und die Herzbasis nach rechts kranial gerichtet ist.

Rechter Vorhof

- Einmündung von oberer und unterer Hohlvene
- Trikuspidalklappe (Segelklappe).

In den rechten Vorhof (Abb. 11.1) münden die untere und die obere Hohlvene. Die obere Hohlvene leitet das Blut von Kopf, Hals, Armen und Brustwand, die untere Hohlvene transportiert das Blut von Beinen, Rumpf und Bauchorganen in den rechten Vorhof. Der rechte Vorhof wird von der rechten Kammer durch eine *Segelklappe* getrennt, die vom Blutstrom aufgedrückt werden kann. Die rechte Segelklappe (auch *Atrio-Ventrikular-Klappe, AV-Klappe)* besteht aus drei Segeln und heißt daher **Trikuspidalklappe.** Sie ist über feine *Sehnenfäden* in der rechten Herzkammer verankert.

Rechte Kammer

- Abgang des Truncus pulmonalis.
- Pulmonalklappe (Taschenklappe).

Die rechte Kammer (Abb. 11.1) hat eine relativ dünne, muskuläre Wand. In ihrem Innenraum befinden sich drei vorspringende Muskelbälkchen, die **Papillarmuskeln,** an denen die Sehnenfäden für die Verankerung der Trikuspidalklappe entspringen. Von der rechten Kammer wird das O_2-arme venöse Blut in den **Lungenarterienstamm** *(Truncus pulmonalis)* mit seinen zwei linken und rechten Ästen ausgeworfen. Rechte Kammer und Lungenarterienstamm sind durch eine *Taschenklappe,* die **Pulmonalklappe,** getrennt. Die Taschenklappe besteht aus drei halbmondförmigen Taschen, die die rechte Kammer verschließen bzw. öffnen.

Linker Vorhof

- Einmündung der Lungenvenen
- Mitralklappe (Segelklappe).

In den linken Vorhof (Abb. 11.1) münden jeweils zwei linke und zwei rechte **Lungenvenen** *(Vv. pulmonales),* die O_2-reiches arterielles Blut führen. Von der linken Kammer wird der linke Vorhof durch die linke Segelklappe getrennt. Diese besteht aus zwei Segeln und heißt aufgrund ihrer Ähnlichkeit mit einer Bischofsmütze (Mitra) auch **Mitralklappe.** Sie ist genau wie die Trikuspidalklappe über feine Sehnenfäden an den Papillarmuskeln der linken Kammer verankert.

Linke Kammer

- Starke Muskulatur
- Aortenklappe (Taschenklappe).

Die linke Kammer (Abb. 11.1) besitzt die muskelstärkste Wand des gesamten Herzens. Von hier wird das Blut in die Hauptschlagader und weiter in den Körperkreislauf gepumpt. Linke Kammer und Hauptschlagader werden durch eine Taschenklappe, die **Aortenklappe,** voneinander getrennt.

!? Übungsfrage

❶ Beschreiben Sie den Aufbau des Herzens (Kammern, Klappen)!

11.1.1 Aufbau der Herzwand

3schichtiger Aufbau

❶ Die Herzwand gliedert sich von innen nach außen in drei Schichten:

- Das **Endokard** besteht aus einer einschichtigen Lage Endothelzellen und kleidet die Hohlräume des Herzens vollständig aus. Es bildet die Segel- und Taschenklappen.
- Das **Myokard** ist die Muskelschicht des Herzens. Es besteht aus Herzmuskelzellen (☞ 2.3.2). Durch seine Kontraktion pumpt es das Blut in den Lungen- und Körperkreislauf. Seine Stärke ist abhängig von der jeweiligen Leistung. So ist das Myokard der Vorhöfe dünn, das der linken Kammer dicker als das der rechten Kammer.
- Das **Epikard** besteht aus einer Lage platter Epithelzellen, die das Herz von außen bedecken. Gemeinsam mit dem Perikard bildet es den Herzbeutel.

Herzbeutel

Der Herzbeutel umgibt das Herz. Er besteht aus zwei Blättern zwischen denen sich 15–20 ml Flüssigkeit befinden. Diese Flüssigkeit dient als Gleitfilm, die ein reibungsloses Pulsieren des Herzens ermöglicht.

Das **Perikard** ist der äußere Anteil des Herzbeutels. Es besteht aus straffem Bindegewebe, das nach kaudal mit dem Zwerchfell und seitlich mit dem Lungenfell verwachsen ist.

!? Übungsfrage

❶ Aus welchen drei Schichten besteht die Herzwand?

11.1.2 Blutversorgung des Herzens

- 2 Herzkranzgefäße
- Abgang aus Aorta
- O_2-Versorgung des Herzens
- Vereinigung im Sinus coronarius.

Auch das Herz selbst muß mit Blut versorgt werden. Dies erfolgt über zwei, aus der Aorta abzweigende Gefäße, die **Herzkranzgefäße** *(Koronararterien)*:

- die **linke Herzkranzarterie** *(A. coronaria sinistra)* teilt sich in zwei Äste und versorgt den linken Vorhof, die linke Kammer und den Großteil der Herzscheidewand
- die **rechte Herzkranzarterie** *(A. coronaria dextra)* versorgt den rechten Vorhof, die rechte Kammer und einen kleinen Teil der Herzscheidewand.

Das Netz der Herzkranzgefäße ist in Fett eingebettet und wird vom Epikard bedeckt.

Die **Venen des Herzens** verlaufen etwa parallel zu den Arterien, vereinigen sich zu immer größer werdenden Gefäßen und münden schließlich als *Sinus coronarius* in den rechten Vorhof.

11.2 Der Herzzyklus

Diastole
- Erschlaffungsphase
- Füllungsphase

Systole
- Anspannungspase
- Austreibungsphase.

❶ Der Pumpmechanismus des Herzens beruht auf einer koordiniert ablaufenden Kontraktion, der *Systole,* und Erschlaffung, der *Diastole,* der Herzmuskulatur. Ein **Herzzyklus** setzt sich jeweils aus der Abfolge von Systole und Diastole zusammen. Dabei kann die Diastole in zwei Phasen unterteilt werden: die **Erschlaffungsphase** und die **Füllungsphase.** Während der Füllungsphase sind die Segelklappen zwischen Vorhof und Kammer geöffnet, so daß das Blut von den Vorhöfen in die erschlafften Kammern fließen kann. Außerdem werden die Kammern durch die Kontraktion der Vorhöfe gefüllt. Mit steigendem Druck in den Kammern schließen sich die Segelklappen bedingt durch die zunehmende Blutfüllung, so daß zwischen Vorhöfen und Kammern keine Verbindung mehr besteht. Damit ist die Diastole beendet, und die Systole beginnt.

Auch die Systole kann in zwei Phasen unterteilt werden: die **Anspannungsphase** und die **Austreibungsphase.** Während der Anspannungsphase sind sowohl Segelklappen als auch Taschenklappen geschlossen. Der Druck in den mit Blut gefüllten Kammern steigt steil an und stößt schließlich die Taschenklappen auf. Jetzt beginnt die Austreibungsphase. Die Kammern kontrahieren und leeren sich, und das Blut wird in den Körper- bzw. Lungenkreislauf ausgeworfen, bis sich die Taschenklappen wieder schließen. Damit ist die Systole beendet, und die Diastole beginnt erneut mit der Erschlaffungsphase.

Richtung des Blutflusses durch Herzklappen

Die Richtung des Blutflusses während eines Herzzyklus wird durch die Herzklappen gewährleistet.

!? Übungsfrage

❶ Was versteht man unter Systole und Diastole?

11.2.1 Erregungsbildung und Erregungsleitung

Das Erregungsbildungs- und leitungssystem arbeitet autonom.

- Sinusknoten
- AV-Knoten
- HIS-Bündel
- Kammerschenkel
- PURKINJE-Fasern.

❶ Das Erregungsbildungs- und Erregungsleitungssystem des Herzens ist für die rhythmischen Kontraktionen der Herzmuskulatur verantwortlich. Es arbeitet *autonom,* d.h. es bildet Aktionspotentiale ohne dafür einen Anstoß von außen zu benötigen. Anders als die Skelettmuskulatur, die durch einen Nerv erregt werden muß, um sich zu kontrahieren, besitzt das Herz ein eigenes Erregungszentrum.

Dieses Erregungsbildungs- und -leitungssystem besteht aus Sinusknoten, AV-Knoten, HIS-Bündel, Kammerschenkel und PURKINJE-Fasern.

Sinusknoten

Schrittmacher des Herzens.

Der Sinusknoten (Abb. 11.2) ist im gesunden Herzen der Ausgangspunkt der Erregung, der sog. Schrittmacher. Er liegt in der Wand des rechten Vorhofs und besteht aus spezialisierten Herzmuskelzellen. Ausgehend vom Sinusknoten breitet sich die Erregung *(Aktionspotential)* von einer Herzmuskelzelle zur nächsten über die beiden Vorhöfe aus. Als Folge kommt es zur Vorhofkontraktion.

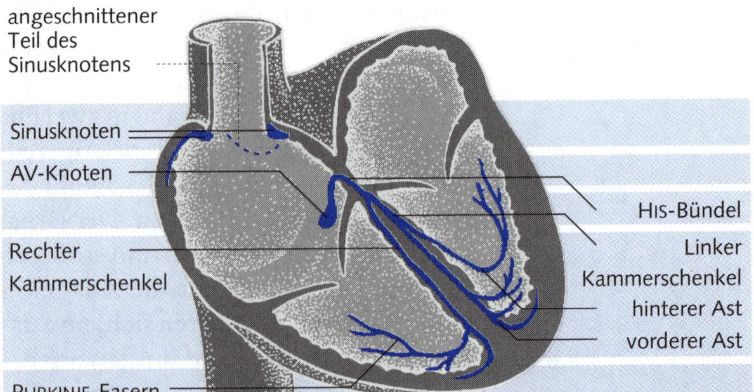

Abb. 11.2
Das Erregungsbildungs- und -leitungssystem des Herzens

Verzögert Erregungsleitung.

AV-Knoten

Dem Sinusknoten ist in der Erregungsleitung der AV-Knoten *(Atrio-Ventrikular-Knoten,* Abb. 11.2) nachgeschaltet. Er liegt an der Grenze zwischen Vorhöfen und Kammern am Boden des rechten Ventrikels. Hier wird die Erregungsleitung verzögert, so daß sich die Vorhöfe zeitlich vor den Kammern kontrahieren und ein geregelter Blutfluß ermöglicht wird. Die Erregung wird dann anschließend weiter über **HIS-Bündel, Kammerschenkel** (TAWARA-Schenkel) und **PURKINJE-Fasern** (Abb. 11.2) zur Kammermuskulatur geleitet, so daß sich die Kammern kontrahieren können.

11.2.2 Das Elektrokardiogramm (EKG)

- Messung elektrischer Potentialschwankungen
- Rückschlüsse auf Erregungsvorgänge im Herzen

❷ Mit Hilfe des Elektrokardiogramms (EKG) können Rückschlüsse auf die Erregungsvorgänge im Herzen gezogen werden. Breitet sich ein Aktionspotential entlang der Herzmuskelzellen aus, fließt ein Strom zwischen den erregten und den nicht erregten Anteilen. Diese elektrischen *Potentialschwankungen* können, wenn auch stark abgeschwächt, an der Körperoberfläche mit Hilfe von Elektroden abgeleitet und als EKG registriert werden. Um vergleichbare EKG-Registrierungen zu erhalten, müssen die Elektroden immer an den gleichen Körperstellen angebracht werden. Es werden unterschieden:

- **Brustwandableitungen** mit sechs Elektroden auf der Brustwand
- **Extremitätenableitungen** mit je einer Elektrode am rechten und linken Hand- und Fußgelenk.

Abb. 11.3 zeigt eine Standard EKG-Registrierung mit den typischen Potentialschwankungen und dem jeweiligen Ort der Erregung.

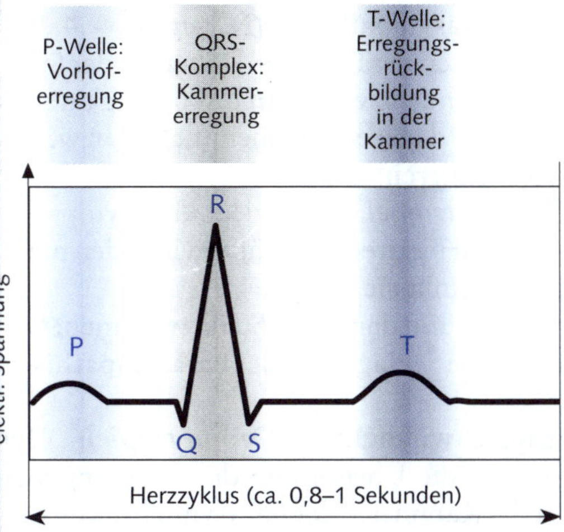

Abb. 11.3 Standard-EKG-Registrierung [M 100]

Pflege

Lage und Reihenfolge der EKG-Ableitungen sind genau festgelegt. Werden diese nicht korrekt angelegt, so kommt es zu verfälschten Ableitungen, die schlechter interpretiert werden können.

Übungsfragen

❶ Aus welchen Anteilen besteht das Erregungsbildungs- und leitungsystem?

❷ Was wird mit Hilfe des EKGs registriert?

11.3 Herzleistung und ihre Regulation

Da der menschliche Organismus während körperlicher Tätigkeit mehr O_2 und Nährstoffe verbraucht als in Ruhe, muß das Herz sich schnell an geänderte Bedingungen anpassen können. Diese Aufgabe übernimmt das *vegetative Nervensystem* (☞ 4.3) mit seinen zwei Anteilen, dem **Sympathikus** und dem **Parasympathikus.**

11.3.1 Die Herznerven

Vegetatives Nervensystem reguliert:
- Herzfrequenz
- Schlagkraft
- Erregungsleitungsgeschwindigkeit.

Sympathikus:
- Transmitter: Noradrenalin
- »positive« Wirkung.

Parasympathikus:
- Transmitter: Acetylcholin
- »negative« Wirkung.

❶ **Sympathikus** und **Parasympathikus** *(N. vagus,* ☞ 4.1.6) regulieren ständig die Tätigkeit des Herzens. Dabei hat der Sympathikus eine jeweils steigernde bzw. *positive* Wirkung auf das Herz, der Parasympathikus dagegen eine hemmende bzw. *negative* Wirkung. Beide regulieren:

- **Herzfrequenz** *(Chronotropie):* Überwiegt der sympathische Einfluß steigt die Herzfrequenz, überwiegt der parasympathische Einfluß sinkt sie
- **Schlagkraft** *(Inotropie)* und damit das **Schlagvolumen:** Der Sympathikus steigert die Schlagkraft, der Parasympathikus verringert sie
- **Erregungsleitungsgeschwindigkeit** *(Dromotropie):* Der Sympathikus verkürzt die Überleitung der Erregung von den Vorhöfen auf die Kammern, der Parasympathikus verlängert sie.

Transmitter des Sympathikus ist *Noradrenalin,* der über β-Rezeptoren an den Herzmuskelzellen wirkt. Der Parasympathikus setzt aus seinen Nervenendigungen *Acetylcholin* als Transmitter frei.

11.3.2 Herztätigkeit bei Ruhe und Belastung

- Herzfrequenz: ca. 70/Minute
- Schlagvolumen: ca. 70 ml/Ventrikel
- Restvolumen: ca. 70 ml
- Herz-Minuten-Volumen = Herzfrequenz x Schlagvolumen (ca. 5 l).

❷ In Ruhe beträgt die **Herzfrequenz** etwa 70/Min. Sowohl rechter als auch linker Ventrikel werfen pro Kontraktion etwa 70 ml Blut aus. Dieses Volumen ist das sogenannte **Schlagvolumen.** Weitere 70 ml bleiben in den Herzkammern. Sie bilden das **Restvolumen.** Das **Herz-Minuten-Volumen** ist das Blutvolumen, das pro Minute ausgeworfen wird.

Herzfrequenz x Schlagvolumen = Herz-Minuten-Volumen

In Ruhe beträgt es etwa: 70/Min. x 70 ml = 4900 ml/Min. In Ruhe pumpt das Herz also etwa 5 l/Min. sowohl in den Lungen- als auch in den Körperkreislauf.

Unter Belastung steigen Herzfrequenz und Schlagvolumen und damit auch das Herz-Minuten-Volumen an. Dies entspricht dem gesteigerten Bedarf des Organismus bei körperlicher Tätigkeit.

Übungsfragen

❶ Auf welche Regelgrößen haben Sympathikus und Parasympathikus am Herzen Einfluß?

❷ Was ist das Herz-Minuten-Volumen?

12 Das Atmungssystem

Unterscheidung innere und äußere Atmung.

Zur Aufrechterhaltung des menschlichen Lebens wird ständig **Sauerstoff** (O_2) benötigt. Dieser gelangt aus der Umgebungsluft über die Atmung in die Lunge, wo er vom Kapillarblut aufgenommen wird. Dies ist die **äußere Atmung**. Der Weitertransport des O_2 zu den einzelnen Organen erfolgt mit dem Blut innerhalb des Kreislaufsystems(☞ 10). In den Körperzellen wird O_2 über die **innere Atmung** unter Energiegewinnung zu **Kohlendioxid** (CO_2) umgesetzt. Das CO_2 wird mit dem Blut zurück zur Lunge transportiert und an die Umgebungsluft abgegeben.

Über die Atmung spielt die Lunge außerdem eine wichtige Rolle bei der Regulation des **Säure-Basen-Haushalts.**

12.1 Die Atmungsorgane

Die Atmungsorgane (Abb. 12.1) werden unterteilt in:

- **Obere Atemwege:** Nase, Rachen
- **Untere Atemwege:** Kehlkopf, Luftröhre, Bronchien, Lunge.

12.1.1 Nase

Oberer, mittlerer und unterer Nasengang zwischen den Conchae nasales.

Die Nase (Abb. 12.1) besteht aus den äußeren sichtbaren Anteilen und der innen liegenden **Nasenhöhle.** Nach kaudal wird die Nasenhöhle durch den harten Gaumen, nach kranial durch die Siebbeinplatte der Schädelbasis begrenzt. Die seitlichen Wände werden von Knochen des Gesichtsschädels gebildet. An ihnen befinden sich die jeweils paarig angelegten **Nasenmuscheln** *(Conchae nasales,* Abb. 3.2), von denen die obere und die mittlere Muschel zum Siebbeinknochen gehören, die untere dagegen einen eigenständigen Knochen bildet. Zwischen den Nasenmuscheln verlaufen *oberer, mittlerer* und *unterer Nasengang.* Durch die **Nasenscheidewand** *(Septum)* wird die Nasenhöhle in eine rechte und in eine linke Hälfte unterteilt. Nach hinten ist sie über die *Choanen* mit dem Rachenraum (☞ 7.1.6) verbunden.

- Tuba Eustachii verbindet Nasenrachen mit Mittelohr
- Tränenflüssigkeit:

→ Tränennasengang

→ Nasenhöhle.

Die Nasenhöhle ist über die Ohrtrompete (Tuba Eustachii) des Nasenrachens mit dem Mittelohr (☞ 5.2.1) verbunden.

Die Tränenflüssigkeit der Augen fließt über den Tränennasengang (☞ 5.1.2) in die Nasenhöhle ab.

❶ Aufgaben der Nase sind:

- *Erwärmung der Atemluft* durch das dichte Blutgefäßnetz der Nasenschleimhaut
- *Anfeuchtung der Atemluft* durch Abgabe von Nasensekret, das in den Becherzellen der Nasenschleimhaut produziert wird

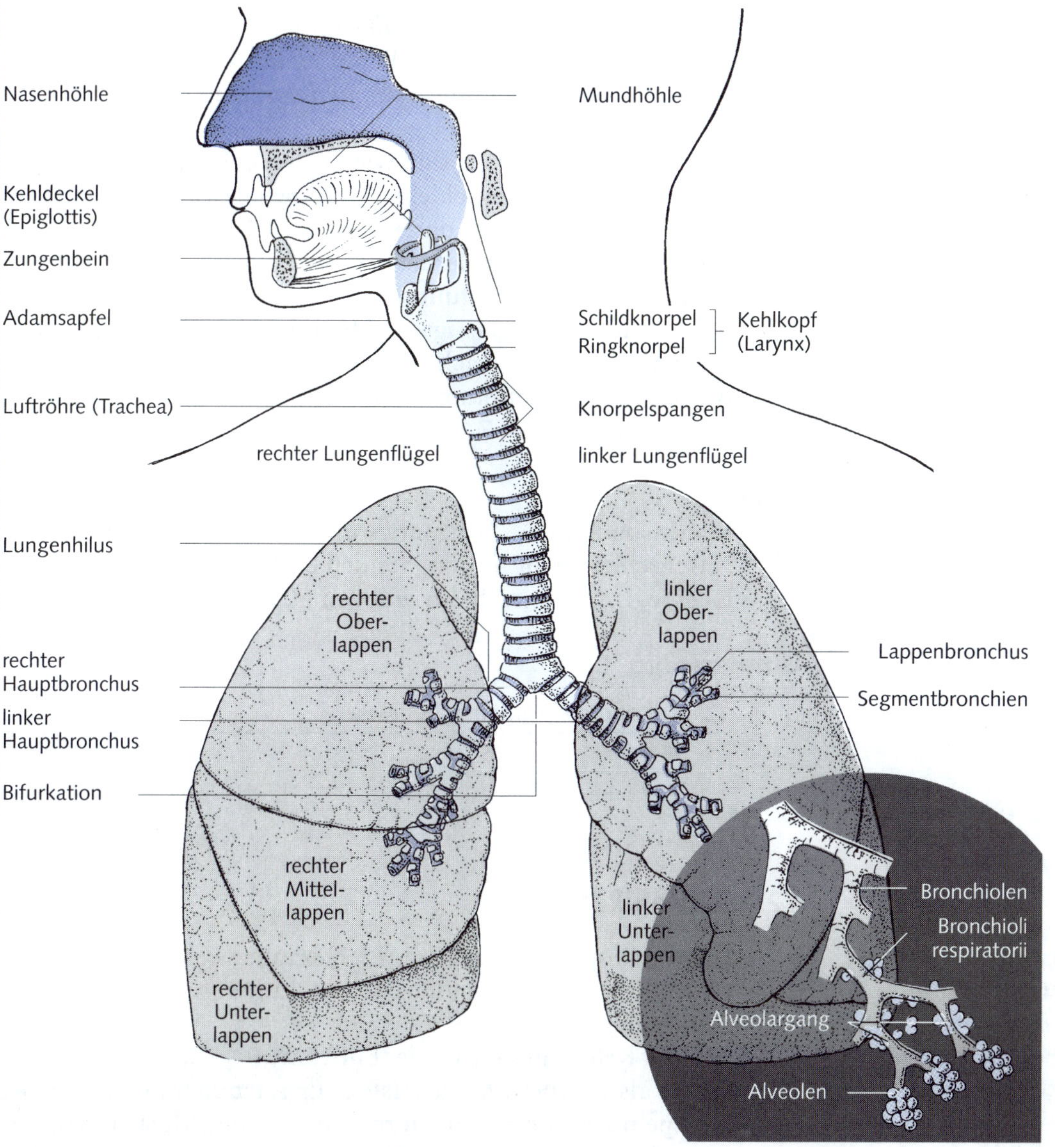

Abb. 12.1 Aufbau des Atmungssystems

- *Reinigung der Atemluft* von Staubteilchen und anderen Fremdkörpern durch das Flimmerepithel, das die Nasenhöhle auskleidet. Die Flimmerhärchen transportieren die Fremdkörper mit dem Sekretstrom zum Rachen.
- Beherbergung des *Riechorgans* (☞ 5.3)
- Resonanzraum beim Sprechen.

Nasennebenhöhlen

Es werden verschiedene paarig angelegte Nasennebenhöhlen unterschieden:

- **Stirnhöhlen** *(Sinus frontales,* Abb. 7.3)
- **Kieferhöhlen** *(Sinus maxillares)*
- acht bis zehn **Siebbeinzellen** *(Cellulae ethmoidales)*
- **Keilbeinhöhlen** *(Sinus sphenoidales,* Abb. 7.3).

Die Nasennebenhöhlen sind wie die Nasenhöhle mit Flimmerepithel (☞ 2.1.1) ausgekleidet und mit dieser über feine Öffnungen verbunden. Sie unterstützen die Nasenhöhle bei ihren Aufgaben und vermindern das Gewicht des knöchernen Schädels, da sie mit Luft gefüllt sind.

Bei der Einatmung gelangt der Hauptluftstrom von der Nasenhöhle weiter in den Rachenraum zum Kehlkopf. Aufgabe und Aufbau des Rachenraums wurden bereits im Kapitel Verdauung beschrieben (☞ 7.1.6).

Pflege

Magensonden und Beatmungstuben können zu Dekubiti der Nasenschleimhaut führen. Sonden deshalb schonend fixieren, Lage regelmäßig wechseln und den Naseneingang pflegen.

!? Übungsfrage

1. Was sind die Aufgaben der Nase?

12.1.2 Kehlkopf

Larynx: Verschluß der unteren Atemwege beim Schlucken.

Der Kehlkopf *(Larynx,* Abb. 12.1) erfüllt zwei Funktionen: Er verschließt bei Bedarf die unteren Luftwege und dient der Stimmbildung.

Der Kehlkopf sitzt auf der Luftröhre (☞ 12.1.3) und ist von außen als *Adamsapfel* zu tasten. Er setzt sich aus mehreren Knorpeln zusammen, die durch Bänder und Muskeln zusammengehalten werden. **Schildknorpel** und **Ringknorpel** sind durch Gelenke miteinander verbunden. Der Ringknorpel ist außerdem mit den zwei kleinen **Stellknorpeln** über ein Gelenk verbunden. Mit Hilfe dieser Gelenke kann die Stellung und der Spannungszustand der **Stimmbänder** verändert werden.

Beim Schluckvorgang (☞ 7.1.7) verschließt der **Kehldeckel** *(Epiglottis)* den Kehlkopfeingang und damit den Zugang zu den unteren Atemwegen. Er besitzt die Form eines Tischtennisschlägers, der mit seinem Stiel am Schildknorpel befestigt ist.

Stimmbänder und Stimme

Stimmbildung durch Schwingung der Stimmbänder.

Modifizierung von Tonhöhe und Lautstärke durch:
- Spannungszustand der Stimmbänder
- Stärke des Luftstroms.

Zur Schallerzeugung sind innerhalb des Kehlkopfes die zwei **Stimmbänder** zwischen den Stellknorpeln und dem Ringknorpel ausgespannt. Sie lassen einen Spalt offen, die **Stimmritze,** durch den während der Atmung die Luft ein- und ausströmen kann. Bei der **Stimmbildung** *(Phonation)* werden die Stimmbänder durch einen Luftstrom in Schwingungen versetzt, so daß ein Ton entsteht. Mit Hilfe der Kehlkopfmuskulatur kann der Spannungszustand der Stimmbänder und damit die Tonhöhe reguliert werden. Soll ein hoher Ton erzeugt werden, werden die Stimmbänder gespannt, für einen tiefen Ton werden sie entspannt. Die Lautstärke eines Tones ist abhängig von der Stärke des Luftstroms, der die Stimmbänder in Schwingungen versetzt.

Für die **Lautbildung** *(Artikulation)* wird der gesamte Hohlraum zwischen Stimmlippenebene und Mund- bzw. Nasenöffnung als Resonanzraum benötigt. Je nach gebildetem Laut (Mitlaut, Selbstlaut) bewegen sich weicher Gaumen, Zunge und Lippen. Sie formen den jeweiligen Laut an Zähnen, hartem Gaumen und Nasenraum.

Pflege

Bei intubierten Patienten oder Patienten mit Trachealkanüle fehlt die Anfeuchtung und Erwärmung der Atemluft durch die oberen Luftwege, deshalb ist eine regelmäßige und sorgfältige Pneumonieprophylaxe notwendig.

12.1.3 Luftröhre

Aufbau:
- 10–12 cm lang
- 16–20 hufeisenförmige Knorpelspangen
- Flimmerepithel mit Becherzellen
- »vorne Knorpel, hinten Muskelplatte«.

Die Luftröhre *(Trachea,* Abb. 12.1) beginnt unterhalb des Ringknorpels, ist 10–12 cm lang und endet an der Gabelungsstelle *(Bifurkation)* in die beiden Hauptbronchien. Ihre Wand besteht aus 16–20 hufeisenförmigen Knorpelspangen, die durch Bänder miteinander verbunden sind. Die Rückseite der Luftröhre wird von einer bindegewebigen Muskelplatte gebildet, die Kontakt zur Speiseröhre hat. Wie der gesamte untere Atemtrakt ist die Luftröhre von Flimmerepithel (☞ 2.1.1) mit eingelagerten Becherzellen ausgekleidet. Die Flimmerhärchen transportieren Fremdkörper und Sekret Richtung Rachen.

12.1.4 Bronchien

Hauptbronchien
↓
Lappenbronchien
↓
Segmentbronchien
↓
Bronchiolen
↓
Alveolargänge
↓
Lungenbläschen.

❶ Die beiden Hauptbronchien (Abb. 12.1) setzen die Luftröhre bis zum Eintritt in die Lunge fort. Der rechte Hauptbronchus teilt sich nach wenigen Zentimetern in drei **Lappenbronchien,** während der linke Hauptbronchus sich lediglich in zwei Lappenbronchien teilt (Abb. 12.1). Diese fünf Lappenbronchien ziehen jeweils zu einem Lungenlappen. Dort teilen sie sich weiter in **Segmentbronchien** (Abb. 12.1). Durch mehr als zwanzig solcher Teilungsschritte entsteht das weit verzweigte System des **Bronchialbaums** (Abb. 12.1). Die kleinsten Bronchien haben einen Durchmesser von weniger als 1 mm und werden **Bronchiolen** genannt. Sie setzen sich in die mit den **Lungenbläschen** *(Alveolen)* besetzten **Alveolargänge** (Abb. 12.1) fort.

Die Bronchien besitzen einen Wandaufbau ähnlich dem der Luftröhre. Je kleiner sie werden, desto unregelmäßiger werden ihre Knorpelspangen, bis in den Wänden der Bronchiolen schließlich keine Knorpeleinlagerungen mehr vorhanden sind. Die Wände der Bronchiolen bestehen aus glatten Muskelzellen und elastischen Fasern.

Aufgabe der Bronchien wie auch der Luftröhre ist neben der Zuleitung und Verteilung der Atemluft deren Erwärmung, Anfeuchtung und Reinigung.

!? Übungsfrage

❶ Beschreiben Sie die Aufzweigungen des Bronchialbaumes!

12.1.5 Lunge

Rechter Lungenflügel:
- Drei Lappen
- Zehn Segmente.

Linker Lungenflügel:
- Zwei Lappen
- Neun Segmente.

Mediastinum:
- Herz
- Luft- u. Speiseröhre
- Thymus
- Gefäße, Nerven.

Die Lunge *(Pulmo,* Abb. 12.1) besteht aus dem rechten und dem linken **Lungenflügel.** Der rechte Lungenflügel wird durch zwei schräg verlaufende Spalten in drei **Lappen** und diese durch Bindegewebe wiederum in zehn **Segmente** unterteilt. Durch das nach links verschobene Herz ist der linke Lungenflügel kleiner als der rechte. Er wird durch eine schräg verlaufende Spalte in nur zwei Lappen und diese wiederum in neun Segmente unterteilt.

Die Lungenflügel werden durch den **Mittelfellraum** *(Mediastinum)* voneinander getrennt. Der Mittelfellraum ist ein Bindegewebsraum, der das Herz, die Luft- und Speiseröhre, Thymus (☞ 9.5.2), Gefäße und Nerven enthält.

Die Lunge ist durch die Rippen geschützt und liegt mit ihrer Basis dem Zwerchfell auf. Die Lungenspitzen ragen etwas über die Schlüsselbeine hinaus. An den medialen Seiten der Lungenflügel treten im **Lungenhilus** Bronchien, Arterien und Nerven in die Lunge ein, Venen und Lymphbahnen aus.

Blutversorgung

2 Gefäßsysteme:
- Lungenarterien und -venen
→ Lungenkreislauf
- Bronchialarterien
→ Blutversorgung des Lungengewebes.

❶ Die Lunge verfügt über zwei Gefäßsysteme. **Lungenarterien** und **-venen** *(Aa.* und *Vv. pulmonales)* bilden den Lungenkreislauf (☞ 10.1), über den die Atemgase zwischen Blut und Atemluft ausgetauscht werden. Am Lungenhilus treten die Lungenarterien gemeinsam mit dem Hauptbronchus in die Lunge ein und schließen sich im weiteren Verlauf den Bronchien und Bronchiolen an. Die Lungenvenen verlaufen demgegenüber im Bindegewebe der Lunge, treten durch den Lungenhilus aus und münden in den linken Herzvorhof.

Daneben existiert ein eigenes Versorgungssystem für das Lungengewebe, das von Ästen aus der Aorta, den **Bronchialarterien** *(Aa. bronchiales)* gebildet wird. Auch sie verlaufen mit den Bronchien, sind jedoch nicht am Gasaustausch zwischen Blut und Atemluft beteiligt. Ihr O_2-armes Blut verläßt über die Bronchialvenen *(Vv. bronchiales)* die Lunge.

Pleura

Pleura visceralis überzieht die Lunge.

Pleura parietalis überzieht:
- Zwerchfell
- Mediastinum
- Rippen
- Wirbelsäule
- Brustbein.

Die Oberfläche der Lunge ist vom **Lungenfell** *(Pleura visceralis)* überzogen. Am Lungenhilus schlägt das Lungenfell in das **Rippenfell** *(Pleura parietalis)* um. Das Rippenfell kleidet das Zwerchfell, den Mittelfellraum, Rippen, Wirbelsäule und Brustbein zur Lunge hin aus. Die beiden Pleurablätter (Pleura visceralis und Pleura parietalis) bilden zwischen sich einen geschlossenen Spalt, den **Pleuraspalt,** der nicht mit dem Außenraum verbunden ist. Er ist mit ca. 5 ml seröser Gleitflüssigkeit pro Pleuraspalt gefüllt, so daß sich die Lunge bei der Atmung reibungsfrei bewegen kann.

12.2 Atemmechanik

12.2.1 Einatmung und Ausatmung

Einatmung *(Inspiration)* und **Ausatmung** *(Exspiration)* sind Folge der Aktivität der **Atemmuskulatur** (☞ 3.6.4), durch deren Kontraktion das Volumen der Lunge rhythmisch verändert wird.

Einatmung

Erweiterung des Brustraumes
↓
Unterdruck in der Lunge
↓
Lufteinstrom

❷ Bei der Einatmung, die u.a. durch die *Formatio reticularis* (☞ 4.1.5) des ZNS gesteuert wird, führt die Kontraktion des **Zwerchfells** *(Diaphragma)* sowie der **äußeren Zwischenrippenmuskulatur** *(Mm. intercostales externi)* zu einer Erweiterung des Brustraumes und der Lunge.

In der Lunge entsteht so gegenüber der Außenluft ein Unterdruck, wodurch die Luft angesaugt wird und in die Lunge einströmt.

Ausatmung

Passiver Vorgang aufgrund der Eigenelastizität von Lungengewebe und Brustkorb

Während die Einatmung aktiv erfolgt, läuft die Ausatmung vorwiegend passiv ab. Nach Erschlaffung der Einatemmuskulatur kommt es aufgrund der Eigenelastizität von Lungengewebe und Brustkorb zu einer passiven Verengung des Brustkorbs und zum Ausströmen der Atemluft. Genau wie ein aufgeblasener Luftballon von selbst in seinen Ausgangszustand zurückkehrt. Die Ausatmung kann durch die **innere Zwischenrippenmuskulatur** *(Mm. intercostales interni)* und die Bauchmuskulatur unterstützt werden.

12.2.2 Lungen- und Atemvolumina

Bei normaler Ruheatmung werden ca. 0,5 l Luft pro Atemzug im Atmungssystem hin- und herbewegt. Dies entspricht dem **Atemzugvolumen.** Davon gelangen jedoch nur 2/3 in die Lungenalveolen und stehen damit für den Gasaustausch (☞ 12.2.3) zur Verfügung. Der Rest bleibt in Kehlkopf, Luftröhre und Bronchien und bildet den sogenannten **Totraum.**

- Atemfrequenz: ca. 15/Minute
- Atemzugvolumen: ca. 0,5 l
- Atemfrequenz: Atemzüge pro Minute, ca.15
- Atemzeitvolumen: ca. 7,5 l/Minute
- Inspiratorisches Reservevolumen: ca. 2,5 l/Atemzug
- Exspiratorisches Reservevolumen: ca. 1,5 l/Atemzug

❸ Bei einer **Atemfrequenz** von 14–16 Atemzügen/Min. atmet ein gesunder Erwachsener etwa 7,5 l in der Minute ein und wieder aus. Das **Atemzeitvolumen** beträgt somit 0,5 l x 15/Min. = 7,5 l/Min. Bei verstärkter Einatmung kann ein zusätzliches Atemvolumen, das **inspiratorische Reservevolumen,** von etwa 2,5 l pro Atemzug eingeatmet werden, bei verstärkter Ausatmung können etwa 1,5 l zusätzlich ausgeatmet werden. Dies ist das **exspiratorische Reservevolumen.** Die Summe aus Atemzugvolumen und in- und exspiratorischem Reservevolumen entspricht dem Gesamtspielraum, in dem das Lungenvolumen aktiv verändert werden kann. Sie wird als **Vitalkapazität** bezeichnet und beträgt ca. 4,5 l. Das bei normaler Ausatmung in der Lunge verbleibende Volumen ist das **funktionelle Residualvolumen** und beträgt etwa 3 l. Aber auch bei stärkster Ausatmung bleibt noch Luft in der Lunge zurück. Diese Restluft wird **Residualvolumen** genannt und beträgt ca. 1,5 l. Das ma-

- Vitalkapazität: ca. 4,5 l
- Funktionelles Residualvolumen: ca. 3 l
- Residualvolumen: ca.1,5 l
- Totraum: Atemwege, dem Gasaustausch nicht zur Verfügung stehend.

ximal mögliche Luftvolumen, das die Lunge aufnehmen kann, beträgt demnach 6 l (Vitalkapazität + Residualvolumen).

Diese Lungenvolumina sind stark variabel und abhängig von Körperbau, Alter, Geschlecht und Trainingszustand. Ihre Werte können mit einem speziellen Meßgerät, dem **Spirometer,** gemessen werden (Abb. 12.2).

Besondere Bedeutung bei der Diagnose bestimmter Lungenerkrankungen hat die **Ein-Sekunden-Ausatmungskapazität** *(TIFFENEAU-Test)*. Sie gibt an, welches Volumen aus maximaler Einatemstellung in 1 Sekunde ausgeatmet werden kann. Beim Gesunden beträgt sie 80 % der Vitalkapazität, also 3,6 l.

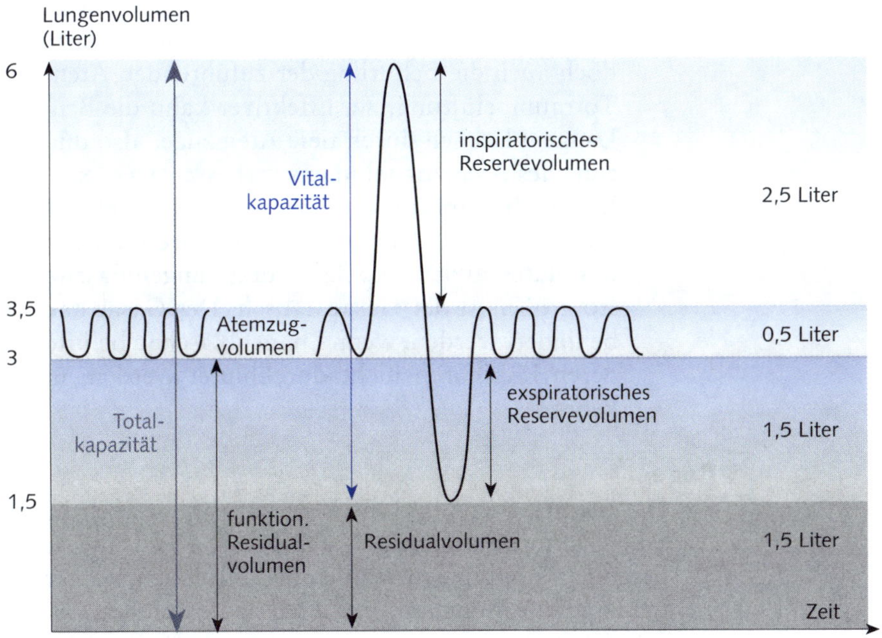

Abb. 12.2 Lungen- und Atemvolumina eines jüngeren Erwachsenen [M 100]

12.2.3 Gasaustausch

- CO_2 aus Blut in die Lungenbläschen
- O_2 aus Lungenbläschen ins Blut

Der Gasaustausch findet in den Lungenbläschen *(Alveolen)* statt. Diese sind außen netzförmig von den Kapillaren des Lungenkreislaufs umgeben. Über die Lungenarterien gelangt O_2-armes und CO_2-reiches Blut von der rechten Herzkammer an die Lungenbläschen. Dort diffundiert das CO_2 durch die Wand der Kapillaren und Lungenbläschen in die Lungenbläschen hinein, während das O_2 in entgegengesetzter Richtung aus den Lungenbläschen in die Lungenkapillaren diffundiert. Dieser

- O_2 wird im Blut an Hämoglobin gebunden
- CO_2 wird abgeatmet.

Vorgang der Diffusion (☞ 10.2.4) ist ein passiver Prozeß, der keine Energie benötigt. Nach Beendigung des Gasaustausches enthält der ableitende Schenkel der Lungenkapillaren O_2-reiches und CO_2-armes Blut, das über die Lungenvenen zur linken Herzhälfte und von dort in den Körperkreislauf gelangt. O_2 wird im Blut an das Hämoglobin der roten Blutkörperchen (☞ 9.3) gebunden. Das CO_2 in den Lungenbläschen wird abgeatmet.

Verbesserung des Gasaustauschs:
- Steigerung der Lungenbelüftung
- Verbesserung der Durchblutung von Lungenkapillaren.

Der Gasaustausch in der Lunge wird durch mehrere Faktoren beeinflußt:

- **Lungenbelüftung** *(Ventilation):* Je mehr Alveolen belüftet werden, desto mehr O_2 steht für den Gasaustausch zur Verfügung. Dies kann durch eine Steigerung des Atem-Minuten-Volumens (= Atemfrequenz x Atemzugvolumen) erreicht werden. Bei Zunahme der Atemfrequenz nimmt jedoch auch die Belüftung der zuführenden Atemwege, die Totraumbelüftung, zu. Effektiver kann die Belüftung der Lungenbläschen durch tiefe Atemzüge, also durch Steigerung des Atemzugvolumens verbessert werden.
- **Lungendurchblutung** *(Perfusion):* Je mehr Kapillaren durchblutet werden, desto größer wird die Kontaktfläche des Blutes zu den Kapillaren und Lungenbläschen und desto größer ist der Gasaustausch. Der Gasaustausch kann behindert werden, wenn Lungenbläschen belüftet werden, deren Kapillaren nicht durchblutet werden, und umgekehrt.

Pflege

Die Atemfrequenz und die Ventilation sind auch von psychischen Faktoren abhängig. Gutes Zureden oder eine Atemstimulierende Einreibungen können bei unruhigen, aufgeregten Patienten die Atmung normalisieren und damit den Gasaustauch verbessern.

Übungsfragen

1. Was ist die Aufgabe der zwei unterschiedlichen Gefäßsysteme der Lunge?
2. Welche Muskeln sind an der Ein- bzw. Ausatmung beteiligt?
3. Was ist das Atemzeitvolumen?

12.2.4 Atmungsregulation

Regulation über Atemzentrum
Chemorezeptoren messen O_2- und CO_2-Gehalt im Blut

Die Atmung muß, wie auch das Herz-Minuten-Volumen (☞ 11.3.2), an die wechselnden Bedürfnisse des menschlichen Organismus angepaßt werden. Dies erfolgt im Atemzentrum des verlängerten Marks (☞ 4.1.5). Ziel ist ein weitgehend konstanter O_2- und CO_2-Gehalt im Blut. Eine Veränderung dieser Größen im Blut wird über **Chemorezeptoren,** die u.a. in der Halsschlagader *(A. carotis)* und der Hauptschlagader *(Aorta)* liegen, gemessen und über den N. vagus und den N. glossopharyngeus (IX. und X. Hirnnerv, ☞ 4.1.6) an das verlängerte Mark weitergeleitet. Vom Atemzentrum werden dann Impulse ausgesendet, die über Halsmark und periphere Nerven die Atemmuskulatur zur Kontraktion veranlassen.

Atemtätigkeit steigt:
- Blut-CO_2-Gehalt ↑
- Blut-O_2-Gehalt ↑
- Blut-pH-Wert ↓.

Bei erniedrigtem pH-Wert (☞ 12.3.3), erhöhtem CO_2- oder erniedrigtem O_2-Gehalt im Blut wird so die Atemtätigkeit gesteigert. Es wird vermehrt O_2 aufgenommen, gleichzeitig vermehrt CO_2 abgeatmet, die Konzentration der Wasserstoffionen gesenkt und damit der pH-Wert normalisiert.

12.3 Säure-Basen-Haushalt

Die Lebensprozesse im menschlichen Organismus können nur bei einer weitgehend konstanten Konzentration von Wasserstoffionen (H^+-Ionen) in den Körperflüssigkeiten aufrechterhalten werden. Dabei ist die Lunge neben der Niere ein wichtiges Regulationsorgan.

12.3.1 Säuren, Basen, pH-Wert

- Säuren geben H^+-Ionen ab
- Basen nehmen H^+-Ionen auf
- pH-Wert: Einheit für H^+-Konzentration der Lösung

sauer:
- viele H^+-Ionen
- pH < 7

basisch:
- wenig H^+-Ionen
- pH > 7.

❶ Als Säuren bezeichnet man chemische Verbindungen, die **H^+-Ionen** abgeben können. **Basen** (Laugen) sind chemische Verbindungen, die H^+-Ionen aufnehmen können. Je mehr H^+-Ionen in einer Lösung vorhanden sind, desto **saurer** *(azider)* ist diese Lösung, je weniger H^+-Ionen vorhanden sind, desto **basischer** *(alkalischer)* ist sie. Die Konzentration an H^+-Ionen läßt sich messen, Maßeinheit ist der **pH-Wert.** Ein pH-Wert von 7 entspricht dabei einer neutralen Lösung. Saure Lösungen haben eine hohe H^+-Ionenkonzentration und einen pH-Wert kleiner 7, basische Lösungen haben eine niedrige H^+-Ionenkonzentration und einen pH-Wert größer 7. Je größer also die H^+-Ionenkonzentration bzw. je kleiner der pH-Wert ist, desto saurer ist die Lösung und umgekehrt.

12.3.2 Puffer

pH-Wert des Blutes: 7,35–7,45.

Puffer halten pH-Wert konstant.

Puffer:
- Kohlensäure-Bikarbonat-System ($HCO_3^- + H^+ \downarrow\uparrow H_2CO_3 \downarrow\uparrow H_2O + CO_2$)
- Proteinpuffer
- Phosphatpuffer.

Regulation des Säure-Basen-Haushaltes über Lunge und Niere

❷ Innerhalb des menschlichen Organismus muß der pH-Wert in einem sehr engen Bereich zwischen 7,35 und 7,45 konstant gehalten werden. Dafür sorgen Puffer und die Regulationsorgane Lunge und Niere.

Puffer sind Substanzen, die überschüssige H^+-Ionen auffangen und bei Bedarf wieder abgeben, um so den pH-Wert konstant zu halten. Im menschlichen Organismus sind die wichtigsten Puffer:

- **Kohlensäure-Bikarbonat-System**
- **Proteinpuffer** *(Hämoglobin* und *Plasmaproteine)*
- **Phosphatpuffer.**

Dabei spielt das Kohlensäure-Bikarbonat-System die wichtigste Rolle. Bikarbonat (HCO_3^-) kann H^+-Ionen binden. Dabei entsteht Kohlensäure (H_2CO_3): $HCO_3^- + H^+ \leftrightarrow H_2CO_3$. Kohlensäure zerfällt wiederum in Wasser (H_2O) und Kohlendioxid (CO_2): $H_2CO_3 \leftrightarrow H_2O + CO_2$. CO_2 kann über die Lunge aus dem Körper entfernt werden.

Außerdem kann die Niere – allerdings wesentlich langsamer – H^+-Ionen ausscheiden.

Umgekehrt ist bei einem erhöhten pH-Wert (Mangel an H^+-Ionen) die Ausscheidung von Bikarbonat über die Nieren möglich. In begrenztem Umfang kann durch verlangsamte Atmung auch über die Lunge CO_2 im Körper zurückgehalten werden, so daß ein Defizit an H^+-Ionen ausgeglichen werden kann.

Auch Proteine und Phosphate können überschüssige H^+-Ionen binden oder abgeben und als Puffer wirken.

12.3.3 Störungen des Säure-Basen-Haushalts

- Azidose: pH < 7,4
- Alkalose: pH > 7,4

- respiratorische Störung
→ metabolischer Ausgleich
- metabolische Störung
→ respiratorischer Ausgleich.

Störungen in der Regulation des Säure-Basen-Haushalts können bei Erkrankungen der Lunge oder der Niere auftreten sowie bei einem verstärkten Anfall oder Verlust von Säuren oder Basen z.B. über den Darm (Durchfall) oder den Magen (Erbrechen). Eine Verschiebung des pH-Wertes in den sauren Bereich (< 7,4) wird als **Azidose** bezeichnet, in den basischen Bereich (> 7,4) als **Alkalose.** Liegt dieser Verschiebung eine Lungenstörung zugrunde, wird sie als **respiratorisch** bezeichnet, bei Nieren- oder anderen Stoffwechselstörungen ist sie **metabolisch.** Eine metabolische Störung wird vom menschlichen Organismus durch die Lunge, also respiratorisch, ausgeglichen, eine respiratorische Störung wird u.a. durch die Niere, also metabolisch, ausgeglichen.

Pflege

Bei starkem Erbrechen kommt es zum Verlust von H^+-Ionen (Salzsäuregehalt des Magensaftes), bei Durchfällen zum Verlust von basischen Substanzen.

Übungsfragen

1. Was gibt der pH-Wert an?
2. Was sind wichtige Puffersysteme im menschlichen Organismus?

13 Das Harnsystem

- 2 Nieren
- 2 Harnleiter
- Harnblase
- Harnröhre

❶ Das Harnsystem (Abb. 13.1) besteht aus *linker* und *rechter Niere,* den beiden *Harnleitern,* der *Harnblase* und der *Harnröhre.* Die Nieren erfüllen lebensnotwendige Aufgaben:

- Ausscheidung von Stoffwechselprodukten, z.B. Harnstoff, Kreatinin, Harnsäure. Diese Substanzen können den Organismus nur über die Niere mit dem Urin verlassen. Sie heißen daher **harnpflichtige Substanzen.**
- Ausscheidung von Fremdsubstanzen wie Medikamenten
- Regulation des Wasser- und Elektrolythaushaltes
- Regulation des Säure-Basen-Haushaltes (☞ 12.3)
- Produktionsort der Hormone Erythropoetin (☞ 9.3) und Kalzitriol (☞ 8.3).

13.1 Niere

Lage: retroperitoneal, neben Wirbelsäule

Die beiden Nieren *(Ren,* Abb. 13.1) liegen links und rechts der Wirbelsäule dicht unter dem Zwerchfell im Retroperitonealraum (☞ 7). Sie sind bohnenförmig, 10–18 cm lang, 5–6 cm breit und etwa 4 cm dick. Umgeben sind sie von einer derben *Bindegewebshülle* und einer *Fettkapsel.*

13.1.1 Aufbau der Niere

❷ Wird die Niere der Länge nach aufgeschnitten, erkennt man drei verschiedene Zonen (Abb. 13.2):

- **Nierenmark** *(Medulla renalis).* Es wird in 12–18 kegelförmige *Markpyramiden* unterteilt, die in paralleler Lagerung feine Kanälchen enthalten. Die Spitzen dieser Pyramiden, die *Nierenpapillen,* sind zum Nierenhilus gerichtet. Sie sind mit zahlreichen Öffnungen versehen, durch die der Harn in die trichterförmigen *Nierenkelche* gelangt. Von dort wird er weitergeleitet in das

- **Nierenbecken.** Es liegt im Inneren der Niere und entsteht durch die Vereinigung von 8–12 Nierenkelchen. Das Nierenbecken hat Verbindung zum *Harnleiter.*
- **Nierenrinde** *(Cortex renalis)* bildet die äußere Schicht der Niere. Sie reicht an den Pyramidenseiten entlang bis zum Nierenhilus.

13.1.2 Blutversorgung der Niere

❸ Die Niere hat die Aufgabe, das Blut von harnpflichtigen Substanzen zu reinigen. Diese erreichen die Niere mit dem Blut über die **Nierenarterie** *(A. renalis),* werden in der Niere abfiltriert und über die **Harnkanälchen** (Tubulusapperat ☞ 13.1.3) ausgeschieden.

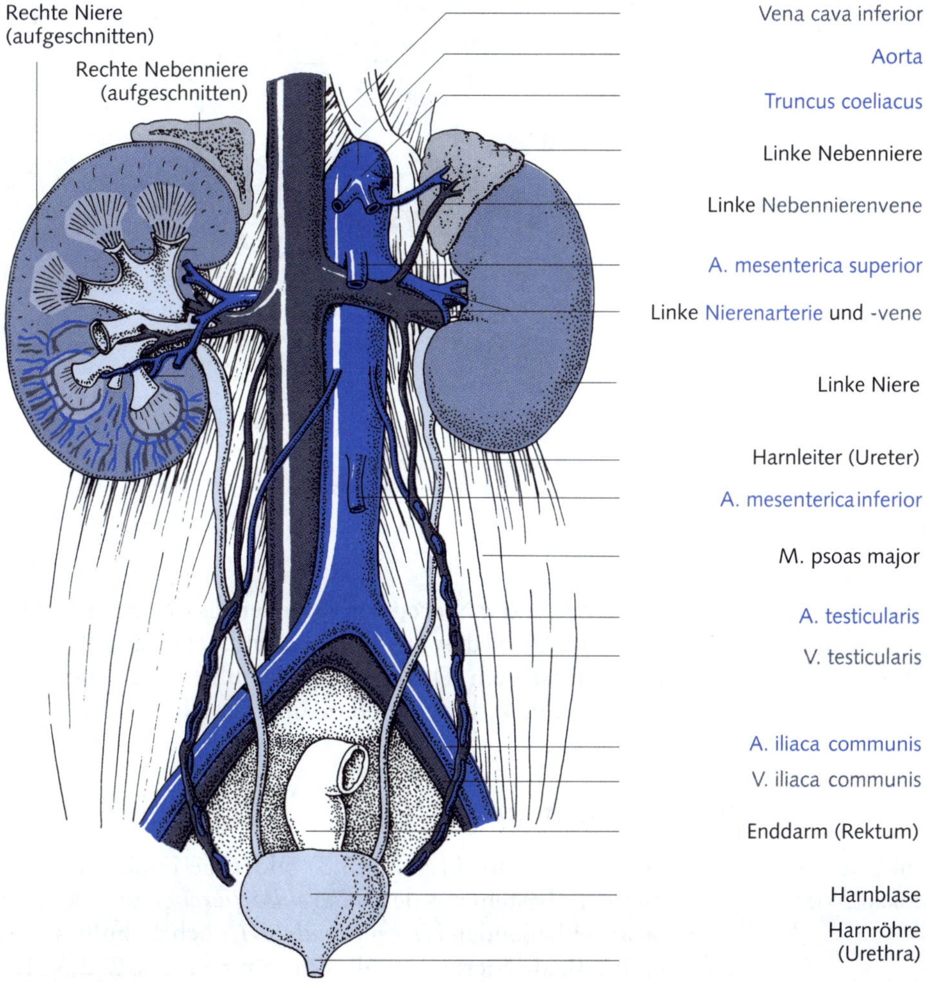

Abb. 13.1 Aufbau des Harnsystems.

Zuführender Nierenarterienast
↓
Glomerulus (Blutfilter)
↓
Abführender Nierenarterienast
↓
Kapillarnetz der Rinde
↓
Abfluß über venöses Kapillarnetz

Die Nierenarterie verzweigt sich nach ihrem Eintritt durch den Nierenhilus und verläuft mit ihren zahlreichen Ästen zwischen den Markpyramiden zur Nierenrinde. Aus den Verzweigungen gehen Arteriolen hervor, die in der Nierenrinde **Kapillarknäuel** *(Glomeruli)* bilden. Diese sind von einer Kapsel, der *BOWMANschen Kapsel* umgeben. Zwischen der Kapsel und dem Kapillarknäuel liegt ein Spaltraum, in den hinein der Primärharn mit den harnpflichtigen Substanzen aus dem Blut abfiltriert wird. Aus dem Kapillarknäuel geht eine abführende Arteriole hervor, die sich erneut in Kapillaren aufzweigt. Diese Kapillaren ziehen in das Nierenmark und umgeben hier die **Nierenkanälchen.**

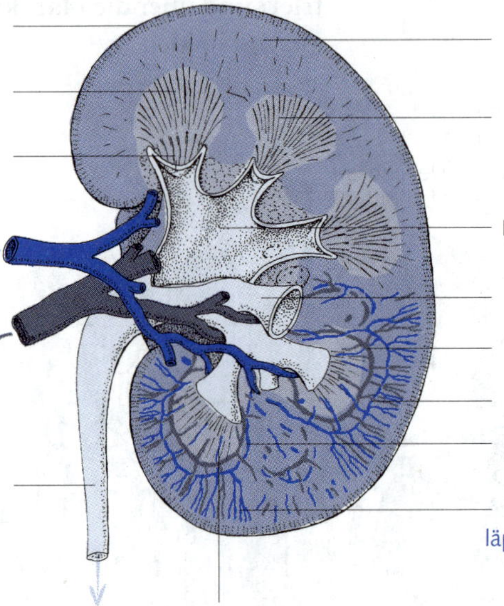

Abb. 13.2
Längsschnitt durch die Niere

Vasa recta der A. renalis versorgt das Nierenmark

Andere Äste der Nierenarterie ziehen als langgestreckte Gefäße *(Vasa recta)* in das Nierenmark und versorgen dieses mit O_2 und Nährstoffen. Das von den harnpflichtigen Substanzen gereinigte Blut verläßt die Niere über die Nierenvenen.

13.1.3 Nephron

- Nierenkörperchen
- Nierenkanälchen

❹ Das Nephron (Abb. 13.3) bildet die Funktionseinheit der Niere. Es besteht aus dem *Nierenkörperchen* und dem sich daran anschließenden *Nierenkanälchen,* auch Tubulusapparat genannt. Beide Nieren enthalten zusammen etwa 2–2,5 Millionen Nephrone.

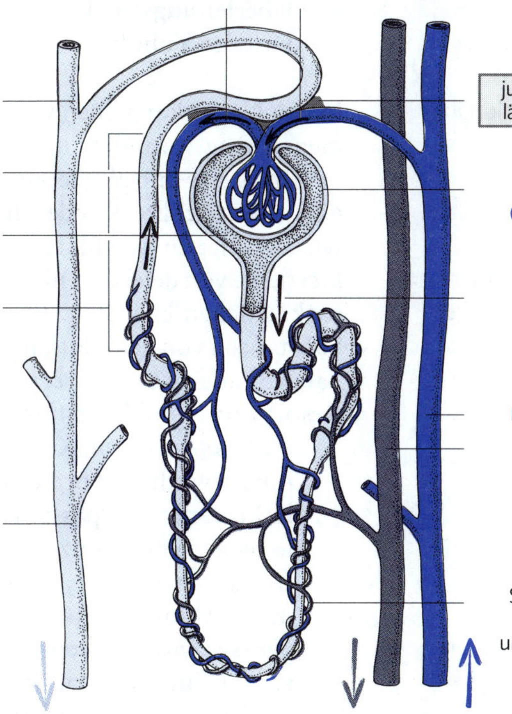

Abb. 13.3
Aufbau eines Nephrons, bestehend aus Nierenkörperchen und Nierenkanälchen

Nierenkörperchen

Filterfunktion:
- Glomeruläre Filtrationsrate GFR: abfiltrierter Primär harn ca. 120 ml/Min
- Pro Tag ergibt das einen Primärharn von ca. 180 l/Tag.

Im Nierenkörperchen (Kapillarknäuel und BOWMANsche Kapsel mit Spaltraum) wird das Kapillarblut filtriert: Die Wände des Kapillarknäuels besitzen Poren, durch die lediglich große Plasmaproteine und Blutzellen aufgrund ihrer Größe nicht hindurchtreten können. Der so abfiltrierte Primärharn besteht aus einer zellfreien wäßrigen Lösung, in der Ionen und kleine Moleküle in der gleichen Konzentration wie im Blutplasma vorhanden sind. Pro Tag entstehen etwa 180 l **Primärharn,** demzufolge in der Minute etwa 120 ml. Dies entspricht der **glomerulären Filtrationsrate** (GFR). Von diesen 180 l werden etwa 178 l vom Organismus wieder aufgenommen, so daß schließlich nur etwa 2 l Harn pro Tag ausgeschieden werden. Der Harn muß daher in den Nierenkanälchen konzentriert werden.

Harnkanälchen

Das System der Nierenkanälchen (Tubulusapparat, Abb. 13.3) hat direkten Kontakt zum Spaltraum des Nierenkörperchens. Von dort gelangt der Primärharn in das sich anschließende Nierenkanälchen. Jedes Nierenkanälchen besteht aus verschiedenen Abschnitten:

- **Proximaler Tubulus**
- **Überleitungsstück** mit der **Henleschen Schleife**
- **Distaler Tubulus.**

Harnkonzentration in den Nierenkanälchen:
- Rückresorption
- der abfiltrierten Substanzen
- Passive und aktive Transportvorgänge
- Sekretion bestimmter Substanzen

→ Ausscheidung von ca.2 l pro Tag

In den Nierenkanälchen wird der Primärharn in seiner Zusammensetzung verändert und stark konzentriert. Dies geschieht durch passive und aktive, energieverbrauchende Transportvorgänge. Der größte Teil der im Primärharn gelösten Substanzen wird wieder in die Blutkapillaren aufgenommen *(rückresorbiert)*, die von den Nierenkörperchen kommen und nun die Nierenkanälchen begleiten. Es werden allerdings auch hier noch Substanzen von den Blutkapillaren in das System der Nierenkanälchen abgegeben *(sezerniert)*. Im einzelnen finden folgende **Resorptions-** und **Sekretionsschritte** statt:

- *Natrium, Kalium, Kalzium, Phosphat, Chlorid* und *Bikarbonat* werden im proximalen und teilweise im distalen Tubulus aktiv und passiv rückresorbiert. Kalium kann dabei je nach seiner Konzentration vom distalen Tubulus nicht nur aufgenommen, sondern unter dem Einfluß des Hormons Aldosteron (☞ 8.4.1) auch sezerniert werden.
- *Wasser* wird aus dem Primärharn zu 99 % rückresorbiert, so daß im Endharn die auszuscheidenden Substanzen in stark konzentrierter Form vorliegen. Im proximalen Tubulus wird das Wasser passiv zusammen mit dem Natrium in die Blutkapillaren rückresorbiert. Im distalen Tubulus sowie im Sammelrohr (☞ 13.1.4) erfolgt die Rückresorption unter Einfluß des Hormons Adiuretin (☞ 8.1).
- *Glukose* und *Aminosäuren* werden im proximalen Tubulus aktiv ins Blut rückresorbiert. Diese Resorption ist sättigbar. Das bedeutet, daß beim Überschreiten einer bestimmten Blutkonzentration der Rückresorptionsmechanismus überlastet ist und ein Überschuß an Glukose oder Aminosäuren mit dem Endharn ausgeschieden wird.
- *harnpflichtige Substanzen: Kreatinin* wird vollständig über die Nieren ausgeschieden; *Harnstoff* und *Harnsäure* werden zu unterschiedlichen Teilen rückresorbiert, aber auch sezerniert.

Aus den Nierenkanälchen gelangt der Harn weiter in die Sammelrohre.

13.1.4 Sammelrohr

Die Sammelrohre liegen in den Markpyramiden. Sie erhalten jeweils Zuflüsse von den Nierenkanälchen mehrerer Nephrone. Über die Sammelrohre erreicht der Harn die Nierenkelche und wird von dort über Nierenbecken und Harnleiter in die Harnblase abgeleitet.

13.1.5 Zusammensetzung des Endharns

Gelöste Bestandteile :
- Harnstoff
- Harnsäure
- Kreatinin
- Elektrolyte.

❺ Täglich werden 1,5–2 l Endharn, der Urin, ausgeschieden. Er besteht zu 95 % aus Wasser und enthält 25–30 g gelöste Bestandteile. Dazu gehören u.a. Harnstoff, Harnsäure, Kreatinin und Elektrolyte. Im Urin des Gesunden werden nur abgeschilferte Zellen der ableitenden Harnwege sowie einige Leukozyten gefunden. Die gelbe Farbe des Harns ist auf das aus dem Abbau des Hämoglobin stammende Urobilinogen (☞ 7.2.5) zurückzuführen, das über die Niere ausgeschieden wird.

13.1.6 Die Niere als Hormondrüse

Die Niere bildet Hormone:
- Erythropoetin
- Kalzitriol.

❻ Die Niere ist auch ein endokrines Organ (☞ 8). Die wichtigsten von ihr gebildeten Hormone sind *Erythropoetin* und *Kalzitriol* (☞ 8.3) **Erythropoetin** steigert die Erythrozytenbildung im Knochenmark (☞ 9.3) und bewirkt dadurch einen besseren O_2-Transport im Blut. Es wird in den Epithelzellen der Glomeruli gebildet und bei O_2-Mangel vermehrt ausgeschüttet.

Daneben wirken eine Vielzahl Hormone auf die Niere und beinflussen so die Ausscheidung körpereigener Substanzen und den Wasser- und Elektrolythaushalt. Dazu gehören u.a. *Adiuretin* (☞ 8.1), *Aldosteron* (☞ 8.4.1), *Parathormon* (☞ 8.3) und *Kalzitonin* (☞ 8.3).

!? Übungsfragen

❶ Was sind die Aufgaben der Niere?

❷ In welche drei Zonen ist die Niere gegliedert?

❸ Beschreiben Sie die Blutversorgung der Niere!

❹ Welchen Weg nimmt der Urin vom Nierenkörperchen bis zum Nierenbecken?

❺ Was ist der Unterschied zwischen Primär- und Endharn?

❻ Welche Hormone werden von der Niere gebildet?

13.2 Ableitende Harnwege

Die ableitenden Harnwege beginnen mit dem Nierenbecken (Abb. 13.1). Dieses ist, wie auch die weiteren ableitenden Harnwege, von *Übergangsepithel* ausgekleidet. Vom Nierenbecken gelangt der Urin in die Harnleiter.

13.2.1 Harnleiter

liegt retroperitoneal

Die paarig angelegten Harnleiter *(Ureter,* Abb. 13.1) sind 25–30 cm lang und haben einen Durchmesser von 4–7 mm mit einem sternförmigen Lumen.

Sie ziehen in das kleine Becken und münden dort beidseits an der oberen äußeren Ecke schräg in die Harnblase ein. Die Einmündungsstelle wirkt als Ventil, durch das bei der Harnblasenentleerung kein Urin in die Harnleiter zurücklaufen kann.

13.2.2 Harnblase

- Urinausscheidung durch Muskelkontraktion
- faßt ca. 1 500 ml
- Verschluß durch M. sphincter internus und externus.
- Harndrang ab einer Füllung von 250–500 ml.

Die Harnblase *(Vesica urinaria,* Abb. 13.1) ist ein aus glatter Muskulatur bestehendes Hohlorgan. Sie liegt im kleinen Becken direkt hinter der Symphyse. Bei der Frau grenzt sie nach dorsal an die Gebärmutter, beim Mann an den Enddarm.

Die Harnblase sammelt den von der Niere kontinuierlich produzierten Urin und scheidet ihn periodisch aus. Bei einer Aufnahme von 250–500 ml tritt Harndrang ein, allerdings kann die Blase bis zu 1 500 ml aufnehmen und sich dann bis Nabelhöhe ausdehnen. Stündlich füllt sie sich mit etwa 50 ml. Der Blase schließt sich nach kaudal die Harnröhre an. Hier wird der Blasenausgang durch zwei **Schließmuskeln** *(M. sphincter internus* und *externus)* verschlossen. Der M. sphincter externus besteht aus der quergestreiften Muskulatur des Beckenbodens.

Harnblasenentleerung

Die Harnblasenentleerung *(Miktion)* erfolgt durch Kontraktion der muskulären Wand der Harnblase *(M. detrusor vesicae)*. Durch diese Kontraktion werden die beiden Harnleiter verschlossen. Der innere und der äußere Schließmuskel erschlaffen, und der Harn kann in die Harnröhre eintreten. Der äußere Schließmuskel kann willkürlich betätigt werden.

13.2.3 Harnröhre

Urethra der Frau
- Ist 2,5–4 cm lang
- Mündet unterhalb der Klitoris

Urethra des Mannes
- 20–25 cm
- Umgeben von Vorsteherdrüse und Schwellkörper

Durch die Harnröhre *(Urethra,* Abb. 13.1) fließt der Urin aus der Harnblase. Sie nimmt bei Mann und Frau einen unterschiedlichen Verlauf. Die Harnröhre der Frau ist 2,5–4 cm lang und mündet 2–3 cm hinter der Klitoris in den Scheidenvorhof (Abb. 14.2).

Die Harnröhre des Mannes ist dagegen 20–25 cm lang. Nach etwa 3 cm mündet der Samenleiter (☞ 14.2.1) in die Harnröhre. In ihrem Anfangsteil ist die Harnröhre von der Vorsteherdrüse (☞ 14.2.1), im weiteren Verlauf von den Schwellkörpern des Penis (☞ 14.2.2) umgeben.

Pflege

Inkontinenz ist keine Indikation für einen Blasenkatheter. Es gibt pflegerische Alternativen, um das Risiko eines Infektes durch den Katheter zu umgehen.

13.3 Wasser- und Elektrolythaushalt

Intrazellulärraum:
- 2/3 des Gesamtkörperwassers

Extrazellulärraum:
- ca. 4 l Blutplasma
- 11 l interstitielle Flüssigkeit und Lymphe
- 1 l transzelluläre Flüssigkeit

Der Mensch besteht abhängig vom Alter zu etwa 2/3 aus Wasser. Dieses ist auf die verschiedenen Flüssigkeitsräume des Organismus verteilt. Innerhalb der Zellen, im **Intrazellulärraum,** sind 2/3 des Gesamtkörperwassers vorhanden. Der Rest befindet sich außerhalb der Zellen, im **Extrazellulärraum,** verteilt auf drei Räume:

- **Plasmaraum** *(Intravasalraum):* In den Blutgefäßen sind ca. 4 l Blutplasma (☞ 9.2) enthalten.
- **Interstitium** (interstitieller Raum, Zwischenzellraum): Es enthält etwa 11 l interstitielle Flüssigkeit (☞ 2.2), die die Körperzellen umgibt. Auch die Lymphe gehört dazu (☞ 9.5.1).
- **Transzellulärer Raum:** Er enthält etwa 1 l Flüssigkeit in Hohlräumen und an Oberflächen des menschlichen Organismus. Dazu gehören u.a. der Liquor, Speichel, Magensaft, Pankreassaft, Schweiß und Endharn.

13.3.1 Wasserbilanz

Wasserausfuhr:
- 1 500 ml Urin
- 200 ml Flüssigkeit im Stuhl

❶ Der Organismus benötigt eine ausgeglichene Wasserbilanz. Das bedeutet, daß sich **Wasseraufnahme**- und -**ausscheidung** die Waage halten müssen.

Die tägliche Urinausscheidung beträgt etwa 1 500 ml. Zusätzlich werden etwa 200 ml mit dem Stuhl und 300 ml Flüs-

- 300 ml Schweiß
- 500 ml Flüssigkeit über die Atmung.

Wasseraufnahme:
- 1 500 ml Trinkflüssigkeit
- 600 ml durch wasserhaltige feste Nahrung
- 400 ml Oxidationswasser.

sigkeit durch Schwitzen über die Haut ausgeschieden. 500 ml Wasser gibt der Körper mit der Atemluft an seine Umwelt ab. Demgegenüber werden durchschnittlich – je nach Ernährungsweise – direkt durch das Trinken 1 500 ml und indirekt über wasserhaltige feste Nahrung etwa 600 ml Flüssigkeit aufgenommen. Durch den Abbau der Nahrungsstoffe stehen dem Körper zusätzlich 400 ml Wasser zu Verfügung. Dieses Wasser, das bei der biologischen Oxidation der Nahrungsstoffe entsteht, wird als **Oxidationswasser** bezeichnet.

Eng an die Regulation des Wasserhaushaltes ist die des Elektrolythaushaltes gekoppelt. Die Tabelle erläutert die im menschlichen Organismus vorhandenen Elektrolyte.

Bedeutung der wichtigsten Elektrolyte des menschlichen Organismus

Elektrolyt	Bedeutung	Normalbereich im Blut
Natrium (Na^+)	Wichtig für den osmotischen Druck im Extrazellulärraum	135–145 mmol/l
Kalium (K^+)	Wichtige Rolle bei der Entstehung des Aktionspotentials und der Erregungsübertragung im Nervensystem am Herzen	3,6–4,8 mmol/l
Kalzium (Ca^{2+})	Am Aufbau von Knochen und Zähnen beteiligt. Wichtige Rolle bei der neuromuskulären Erregungsübertragung und bei der Muskelkontraktion	2,3–2,6 mmol/l
Magnesium (Mg^{2+})	Mitbeteiligung bei der Erregungsüberleitung an den Muskeln	0,7–1,1 mmol/l
Chlorid (Cl^-)	Wichtig für den osmotischen Druck im Extrazellulärraum	97–108 mmol/l
Phosphor (P) Anorganisches Phosphat	Baustein von ATP, Zellmembran und Knochenmineral. Hilft als wichtiges Puffersystem des Blutes, den pH-Wert im Blut konstant zu halten	0,8–1,5 mmol/l

Die mit der Nahrung und Getränken zugeführten Flüssigkeiten und Elektrolyte werden weitgehend unabhängig vom jeweiligen Bedarf im Darm resorbiert. Erst in der Niere wird ein eventueller Überschuß oder Mangel an Wasser und Elektrolyten durch vermehrte oder verminderte Ausscheidung reguliert. Hierbei spielt **Adiuretin** (☞ 8.1) sowie der **Renin-Angiotensin-Aldosteron-Mechanismus** eine wichtige Rolle.

Renin-Angiotensin-Aldosteron-Mechanismus

Bei erniedrigtem Natrium-Gehalt im Blut oder einem Mangel an extrazellulärer Flüssigkeit, z.B. bei Blutungen, Durchfall, Erbrechen, Schwitzen, kommt es zu einer verminderten Durchblutung der Niere. Im *juxtaglomerulären Apparat* der Niere (Abb. 13.3) liegen spezielle Zellen, die das Enzym **Renin** freisetzen. Unter Mitwirkung von Renin und dem converting-En-

Juxtaglomeruläre Zellen
↓
Renin
↓
Angiotensin II
↓
Aldosteron.

Aldosteron stimuliert Na^+- und damit Wasserrückresorption am Tubulus.

zym (»Umwandlungs«-Enzym aus der Lunge) wird aus Angiotensinogen (aus der Leber) **Angiotensin II** und **Angiotensin I** gebildet. Dieses wirkt stark vasokonstriktorisch auf die Arteriolen und steigert so den Blutdruck. Weiterhin fördert Angiotensin II die Ausschüttung von Aldosteron aus der Nebennierenrinde (NNR). Aldosteron stimuliert die Na^+- und damit auch die Wasserrückresorption am Tubulus. Über diesen Mechanismus erfolgt also eine Normalisierung der extrazellulären Flüssigkeit.

!? Übungsfrage

1. Wie sieht die tägliche Flüssigkeitsein- und -ausfuhr des Menschen aus?

14 Die Geschlechtsorgane

Frau: XX
Mann: XY.

❶ Das Geschlecht des Embryos wird bereits bei der Befruchtung durch die *Geschlechtschromosomen* festgelegt (☞ 1.4). Beim weiblichen Embryo liegen in den Zellen zwei X-Chromosomen vor, beim männlichen Embryo ein X- und ein Y-Chromosom. So kommt es zur Bildung der entsprechenden Geschlechtsorgane. Mit der Pubertät entwickeln sich die geschlechtsspezifischen **sekundären Geschlechtsmerkmale.** Dazu gehören z.B. die unterschiedliche Haarverteilung, die Tiefe der Stimme des Mannes, die besondere Fettverteilung der Frau und das Brustdrüsenwachstum.

!? Übungsfrage

❶ Nennen Sie sekundäre Geschlechtsmerkmale der Frau und des Mannes!

14.1 Geschlechtsorgane der Frau

Die inneren Geschlechtsorgane der Frau liegen geschützt im kleinen Becken: *Eierstöcke, Eileiter, Gebärmutter* und *Scheide.* Zu den äußeren Geschlechtsorganen gehören die *großen* und *kleinen Schamlippen* sowie die *Klitoris.*

14.1.1 Innere Geschlechtsorgane der Frau

Eierstöcke

- Beginn der 1. Reifeteilung der Eizellen
→ in der Embryonalphase
→ bis zur Pubertät ruhen die Primär-

Die paarig angelegten Eierstöcke *(Ovarien,* Abb. 14.1) liegen an der Wand des kleinen Beckens und sind dort durch Bänder in ihrer Lage fixiert. In den Eierstöcken erfolgt die Reifung der Eizellen *(Oogenese,* ☞ 1.4). Sie beginnt beim weiblichen Feten bereits in der Embryonalphase, so daß zum Zeitpunkt der Geburt jeder Eierstock etwa 400 000 **Eizellen** *(Oozyten)* enthält,

follikel im Ovar.
- Fortsetzung der 1. Reifeteilung → ab Pubertät während des Menstruationszyklus.
- Beginn der 2. Reifeteilung → nach Befruchtung.

die sich in der ersten Reifeteilung der Meiose befinden. Jede Eizelle wird von einem Follikelepithel umgeben und bildet so den **Primärfollikel.** Bis zum Beginn der Pubertät geht die Mehrzahl dieser Primärfollikel zugrunde. Ab der Pubertät setzt mit jedem Menstruationszyklus eine Eizelle die erste Reifeteilung fort und wird durch den **Eisprung** *(Ovulation)* aus ihrem Follikel und dem Eierstock ausgestoßen. Kommt es zur Befruchtung dieser Eizelle durch eine männliche Samenzelle, erfolgt die zweite Reifeteilung der Meiose (☞ 1.4). Ansonsten stirbt die Eizelle ungefähr 24 Stunden nach dem Eisprung ab.

Eileiter

Transport der Eizelle zur Gebärmutter.

Die Eileiter *(Tubae uterinae,* Tuben, Abb. 14.1) sind 10–18 cm lang und 0,5–1 cm dick. Sie nehmen mit ihrem trichterförmigen Ende die Eizelle nach dem Eisprung auf und transportieren sie mit Hilfe ihres Flimmerepithels zur Gebärmutter. In ihnen findet normalerweise die Befruchtung statt.

Gebärmutter

Drei Wandschichten:
- Perimetrium
- Myometrium
- Endometrium.

Gebärmutter reicht mit Gebärmutterhals in Scheide hinein.

Die Gebärmutter *(Uterus,* Abb. 14.1) ist ein 7–8 cm großes, birnenförmiges Organ, in das oben, seitlich jeweils ein Eileiter einmündet. Nach kaudal reicht die Gebärmutter mit dem **Gebärmutterhals** *(Zervix uteri)* in die Scheide hinein. Verschlossen wird sie durch den **äußeren Muttermund** *(Portio uteri).*

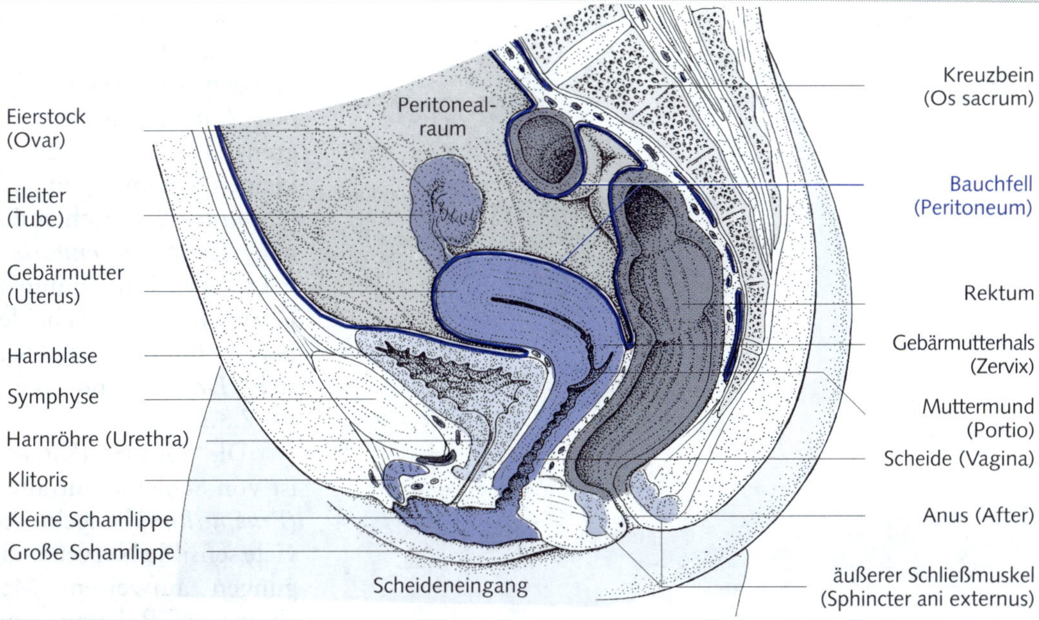

Abb. 14.1 Kleines Becken mit weiblichen Geschlechtsorganen im Längsschnitt

Die Wand der Gebärmutter besteht aus drei Schichten, die die Gebärmutterhöhle umgeben:

- **Perimetrium:** äußere Umkleidung der Gebärmutter mit Peritoneum (☞ 7)
- **Myometrium:** dicke Schicht aus glatten Muskelzellen
- **Endometrium:** innen liegende Gebärmutterschleimhaut, die ihr Aussehen im Verlauf eines Menstruationszyklus verändert.

Scheide

Dehnbarer Muskelschlauch.

Die Scheide *(Vagina,* Abb. 14.1) ist ein etwa 8 cm langer muskulär-bindegewebiger Schlauch. Sie ist 2–3 cm breit und dehnt sich beim Geschlechtsverkehr und der Geburt um ein Vielfaches. Ausgekleidet ist die Scheide mit Schleimhaut. Sie enthält ein saures Sekret (pH-Wert 4,0), das die inneren Geschlechtsorgane vor aufsteigenden Krankheitserregern schützt.

Pflege

Bei der Intimpflege soll immer von der Symphyse zum Anus gewaschen werden, um eine Verschleppung von Darmbakterien in den Scheidenbereich zu vermeiden.

14.1.2 Äußere Geschlechtsorgane der Frau

- Große und kleine Schamlippen
- Scheidenvorhof
- Venushügel
- Klitoris.

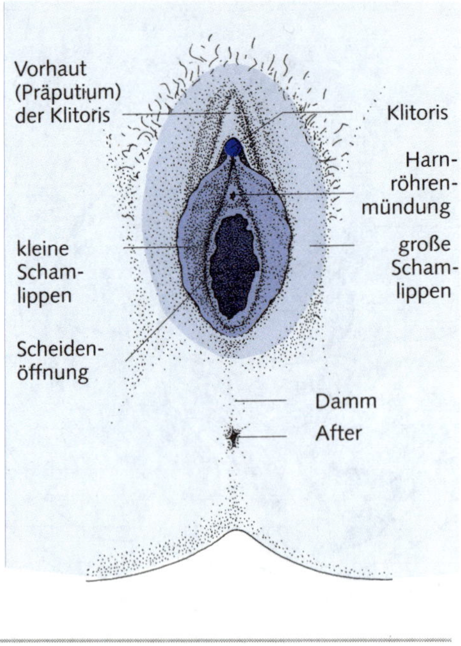

Abb. 14.2 Äußere Geschlechtsorgane

Die äußeren Geschlechtsorgane (Vulva, Abb. 14.2) der Frau werden von dem **Venushügel** *(Mons pubis)* und den **großen Schamlippen** *(Labia majora)* begrenzt. Diese bedecken die **kleinen Schamlippen** *(Labia minora)* zwischen denen der *Scheidenvorhof* liegt. In ihn münden Harnröhre und Scheide. Nach hinten schließen sich *Damm* und *After* (☞ 7.3.2) an.

Die **Klitoris** (Kitzler) ist von Schleimhautfalten *(Praeputium)* bedeckt, die viele sensible Nervenendigungen aufweisen. Mechanische Reizung und psychische Faktoren führen so zu einer vermehrten Blutfüllung der Klitoris und sexueller Erregung.

14.1.3 Weibliche Geschlechtshormone

Hypothalamus:
Gn-RH
↓
Hypophyse :FSH + LH
↓
Ovar:
Östrogen +
Progesteron.

Mit Beginn der Pubertät um das 12.–16. Lebensjahr kommt es bei den Mädchen zu einer gesteigerten Ausschüttung des **follikelstimulierenden Hormons** (FSH) und des **luteinisierenden Hormons** (LH) aus der Hypophyse. Die Ausschüttung dieser beiden Hormone wird durch die Releasinghormone des Hypothalamus, die **Gn-RH,** kontrolliert. Im Ovar bewirken FSH und LH die Freisetzung der weiblichen Geschlechtshormone **Progesteron** und **Östrogen,** die durch negative Rückkopplung auf die Hypophyse und den Hypothalamus wirken.

Wirkung von Östrogenen und Progesteron

❶ Die weiblichen Geschlechtshormone Östrogen und Progesteron haben neben ihrem Einfluß während des Menstruationszyklus folgende Wirkung

Östrogene bewirken:

- *während der Pubertät:* Brustwachstum, Scham- und Achselbehaarung, spezifische weibliche Fettverteilung und Knochenaufbau
- *beim Erwachsenen:* Stimulation des Geschlechtstriebes, Unterstützung des Knochenaufbaus, Anstieg der Fette im Blut.

Progesteron bewirkt Wassereinlagerungen im Gewebe, Brustdrüsenwachstum, Aufrechterhaltung einer Schwangerschaft in den ersten Wochen.

Menstruationszyklus

- Follikelwachstum beginnt mit Menstruationsblutung
- Eisprung um 14. Tag
- keine Befruchtung: Gebärmutterschleimhaut wird etwa am 28. Tag abgestoßen.

❷ Etwa alle 28 Tage reift bei der geschlechtsreifen Frau im Eierstock eine Eizelle mit ihrem Follikel heran. Dabei bildet die Follikelwand Östrogene und Progesteron, die die Eireifung unterstützen und die Gebärmutter auf eine Schwangerschaft vorbereiten. Der Menstruationszyklus wird in drei Phasen unterteilt:

- **Menstruation:** 4–6 Tage anhaltende Blutung, bei der die obere Zellage des Endometriums abgestoßen wird.
- **Proliferationsphase** (Aufbauphase): Unter dem Einfluß von FSH wächst der Follikel heran. Die Wand des Follikels bildet Östrogene und Progesteron, die das Heranreifen der Eizelle weiter unterstützen und gleichzeitig an der Gebärmutter das Wachstum der Schleimhaut mit Drüsen und Blutgefäßen fördern. Etwa am 14. Tag kommt es durch ei-

nen kurzfristigen Anstieg des LH zum **Eisprung.** Danach folgt die

- **Sekretionsphase:** LH und Östrogene bewirken im Ovar die Umwandlung des Follikels in den **Gelbkörper** *(Corpus luteum)*. Der Gelbkörper produziert Progesteron, das den weiteren Aufbau der Gebärmutterschleimhaut fördert. Bleibt eine Befruchtung der gesprungenen Eizelle aus, geht der Gelbkörper nach etwa 14 Tagen zugrunde, die Progesteronbildung wird eingestellt, die Gebärmutterschleimhaut stirbt ab, und die Menstruationsblutung setzt ein (= 1. Tag des Menstruationszyklus).
Bei einer Befruchtung der Eizelle wird vom Gelbkörper weiterhin Progesteron produziert, und die Gebärmutterschleimhaut ist für die Einnistung der Eizelle (Nidation) bereit. Die Menstruationsblutung bleibt aus, und es kommt zur Schwangerschaft.

!? Übungsfragen

❶ Welche Wirkungen haben die weiblichen Geschlechtshormone?

❷ Aus welchen Phasen besteht der Menstruationszyklus der Frau?

14.2 Geschlechtsorgane des Mannes

Zu den inneren Geschlechtsorganen des Mannes zählen *Hoden, Nebenhoden, Samenleiter* und die *Geschlechtsdrüsen* Vorsteherdrüse, Samenbläschen, COWPERsche Drüsen.

Zu den äußeren Geschlechtsorganen des Mannes gehören die *Harnröhre* (auch Harnsamenröhre, ☞ 13.2.3), der *Penis* und der *Hodensack*.

14.2.1 Innere Geschlechtsorgane des Mannes

Hoden

Aufgabe: Spermienbildung.

Die paarig angelegten Hoden *(Testis,* Abb. 14.3) sind pflaumengroß und liegen im **Hodensack** *(Skrotum,* Abb. 14.3). Ihre Aufgabe ist die Produktion der **Samenflüssigkeit** *(Sperma)* mit den **Samenzellen,** den **Spermien.** Dafür ist der Hoden durch bindegewebige Trennwände in kleine Läppchen unterteilt. In den Läppchen liegen jeweils mehrere aufgeknäulte Kanälchen *(Tubuli seminiferi),* die zum Nebenhoden führen. Die Zellen der Wandauskleidung *(SERTOLI-Zellen)* produzieren eine für den

Transport und die Ernährung der Samenzellen notwendige Flüssigkeit. Dazwischen liegen in verschiedenen Stadien die Keimzellen, aus denen die reifen Samenzellen hervorgehen.

Spermienbildung

Keimzellen
- liegen in Hodenkanälchen
- befinden sich in verschiedenen Reifungsstadien
- werden je zu vier Samenzellen
- enthalten X- oder Y-Chromosom.

❶ Im Gegensatz zur Frau werden beim Mann mit Beginn der Pubertät während des ganzen Lebens Spermien gebildet. Sie entstehen durch mitotische und meiotische Teilungen (☞ 1.2.2, 1.4) aus den Keimzellen der Hodenkanälchen. Dabei gehen aus einer Keimzelle schließlich vier Samenzellen (Spermien) hervor, von denen zwei je ein *X-Chromosom* und zwei je ein *Y-Chromosom* enthalten. Bei der Befruchtung bestimmt dieses Geschlechtschromosom das Geschlecht des Embryos.

Spermien bestehen aus vier Abschnitten: *Kopf, Hals, Mittelstück* und *Schwanz* (Abb. 1.4). Durch die Hodenkanälchen gelangen die Samenzellen zu den ableitenden Samenwegen.

Nebenhoden

Im Nebenhodengang reifen die Samenzellen bis zur Befruchtungsfähigkeit.

Der Nebenhoden *(Epididymidis,* Abb. 14.3) liegt kappenförmig am Hoden. In ihm setzt sich das Gangsystem des Hodens fort, bis sich sämtliche Kanälchen zum **Nebenhodengang** *(Ductus epididymidis)* vereinigen. Der Nebenhodengang liegt mit einer Länge von 4–6 m stark geknäult. Die Passage der Samenzellen durch den Nebenhoden dauert etwa 12 Tage. Unter dem Einfluß des männlichen Geschlechthormons **Testosteron** reifen dort die Samenzellen bis zu ihrer Befruchtungsfähigkeit heran.

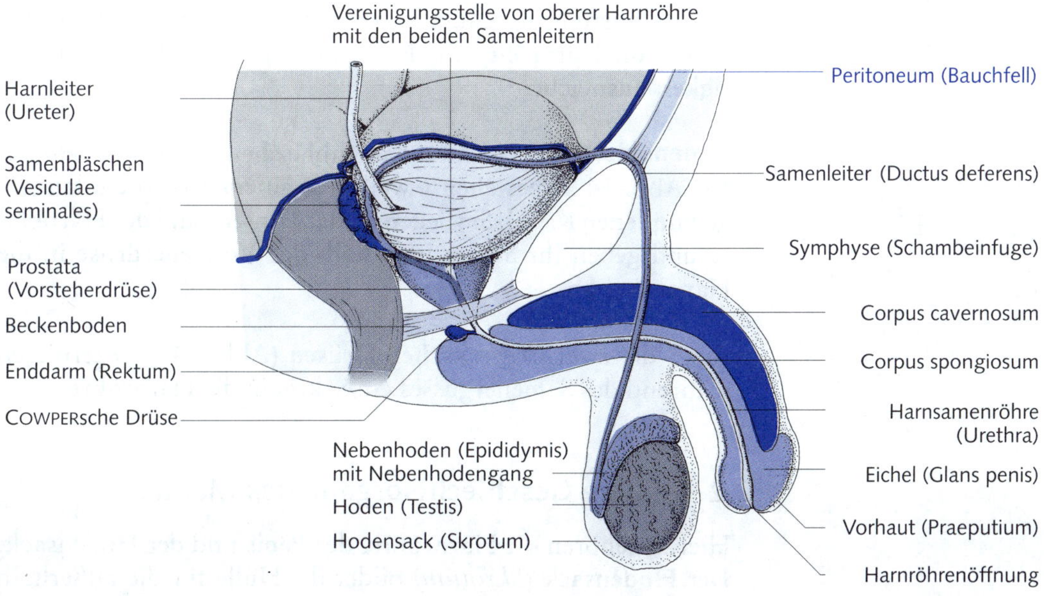

Abb. 14.3 Kleines Becken mit männlichen Geschlechtsorganen im Längsschnitt

Samenleiter

- speichert Samenzellen bis zur Ejakulation
- durchzieht den Leistenkanal
- mündet innerhalb der Vorsteherdrüse in die Harnröhre.

Nach Passage des Nebenhodens werden die Samenzellen bis zum **Samenerguß** *(Ejakulation)* im Samenleiter *(Ductus deferens,* Abb. 14.3) gespeichert. Dieser geht ohne scharfe Begrenzung aus dem Nebenhodengang hervor. Gemeinsam mit Gefäßen und Nerven zieht der Samenleiter durch den **Leistenkanal** in den Bauchraum und verläuft an der Wand des kleinen Beckens zur Harnblase. Der Leistenkanal ist eine 4–5 cm lange röhrenförmige Verbindung zwischen Bauchhöhle und äußerer Schamgegend, der von lateral kranial innen nach medial kaudal außen verläuft.

Innerhalb der Vorsteherdrüse mündet der insgesamt 50–60 cm lange Samenleiter in die Harnröhre. Seine Wand enthält glatte Muskelzellen, die während des Samenergusses den Samen durch Kontraktion in die Harnröhre befördern.

Sperma und Geschlechtsdrüsen

Geschlechtsdrüsen:
- Vorsteherdrüse
- 2 Samenbläschen
- 2 COWPERsche Drüsen.

❷ Die **Samenflüssigkeit,** das *Sperma,* setzt sich aus etwa 300 Millionen Spermien und den Sekreten der männlichen Geschlechtsdrüsen zusammen. Diese Sekrete gelangen erst zum Zeitpunkt des Samenergusses in die Harnröhre und enthalten Wasser, Elektrolyte, Fruktose und Enzyme. Im weiblichen Genitaltrakt neutralisiert das alkalische Sperma das saure Scheidenmilieu.

Vorsteherdrüse Die Vorsteherdrüse *(Prostata,* Abb. 14.3) liegt kaudal der Harnblase und umhüllt die Harnröhre. Ihre 12–20 Ausführungsgänge geben ein trübes, dünnflüssiges Sekret in die Harnröhre ab, das den Hauptanteil der Samenflüssigkeit ausmacht.

Samenbläschen Die zwei Samenbläschen *(Vesiculae seminales,* Abb. 14.3) bestehen jeweils aus einem 15–20 cm langen, gewundenen Kanal. Sie liegen an der Hinterwand der Harnblase und geben ihr Sekret innerhalb der Vorsteherdrüse in die Harnröhre ab.

Auch die zwei **COWPERschen Drüsen** (Abb. 14.3) sezernieren während des Samenergusses ein Sekret in die Harnröhre.

14.2.2 Äußere Geschlechtsorgane des Mannes

Hierzu gehören die Harnröhre, der Penis und der Hodensack. Der **Hodensack** *(Skrotum)* bildet die Hülle für die außerhalb des Bauchraumes liegenden Hoden.

Aufbau:
- Peniswurzel
- Penisschaft mit Schwellkörpern
- Eichel
- Vorhaut.

Erektion erfolgt durch Blutfüllung der Penisschwellkörper.

Penis

Der Penis *(Glied,* Abb. 14.3) enthält die Harnsamenröhre. Er ist aufgebaut aus:

- **Peniswurzel,** die den Penis am Schambein und an der Symphyse des Beckens (Abb. 14.3) befestigt
- **Penisschaft,** der frei beweglich ist und an dessen Ende die **Eichel** *(Glans penis)* liegt. Er ist von einer dehnbaren Haut umhüllt, die sich den wechselnden Größen des Penis anpaßt. Die Eichel ist von der **Vorhaut** *(Praeputium)* bedeckt. Der Penisschaft besteht aus **Schwellkörpern** (zwei *Corpora cavernosa,* ein *Corpus spongiosum),* die sich bei der **Erektion** (Versteifung u. Aufrichtung des Penis) mit Blut füllen und so den prallelastischen Zustand des Penis erzeugen.

Pflege

Ist die Eichel bei der Intimpflege gereinigt, muß die Vorhaut wieder vorgeschoben werden, um eine Paraphimose (Einengung der Vorhaut mit Durchblutungsstörungen an der Eichel) zu vermeiden.

14.2.3 Männliche Geschlechtshormone

Hypothalamus: Gn-RH
↓
Hypohyse: FSH + LH
↓
Hoden: Testosteron.

Mit Beginn der Pubertät setzen beim Jungen hormonelle Veränderungen ein, die Voraussetzung für die Entwicklung der sekundären Geschlechtsmerkmale und der Geschlechtsreife sind.

Die Hypophysenhormone **FSH** und **LH** stehen – wie bei der Frau – unter Kontrolle des Releasing Hormons **Gn-RH** des Hypothalamus. FSH regt beim Mann die Spermienbildung an. LH bewirkt die Ausschüttung von **Testosteron** aus den LEYDIGschen Zellen im Hoden. Testosteron wiederum wirkt auf die Ausschüttung der Hypophysen- und Hypothalamushormone zurück.

❸ Testosteron gehört zur Gruppe der Androgene (☞ 8.4.1). Es hat folgende Wirkungen:

- *während der Pubertät:* Wachstum von Penis und Hoden, männlicher Behaarungstyp mit Bart und Geheimratsecken, tiefe Stimme, Knochen- und Muskelwachstum
- *beim Erwachsenen:* Stimulation des Geschlechtstriebes (Libido), Aufrechterhaltung des Funktionszustandes der Genitalorgane, Spermienreifung.

Übungsfragen

❶ Wo findet die Spermienbildung statt?

❷ Wo wird die Samenflüssigkeit gebildet?

❸ Welche Wirkungen haben die männl. Geschlechtshormone?

15 Allgemeine Krankheitslehre

Gesundheit (WHO): »Zustand völligen körperlichen, seelischen und sozialen Wohlbefindens«.

Krankheit: Reaktion des Organismus auf eine Schädigung.

Die Weltgesundheitsorganisation (WHO) definiert **Gesundheit** als den »*Zustand völligen körperlichen, seelischen und sozialen Wohlbefindens*«. **Krankheit** ist dementsprechend jeder Zustand, der nicht diesem Gesundheitsbegriff entspricht.

Aus eher biologischer Sicht sind Krankheiten Reaktionen des Organismus auf eine Schädigung. Sie gehen in der Regel mit Veränderungen der Zellen bzw. Organe und ihrer Funktionen einher. Obwohl die einzelnen Organe unterschiedlich aufgebaut sind, zeigt sich, daß Krankheiten an ihnen ähnliche Veränderungen und Reaktionen hervorrufen. So liegt z.B. einer Entzündung oder Tumorentstehung an verschiedenen Organen der gleiche Mechanismus zugrunde.

- Morbidität
- Mortalität
- Letalität.

Um die Häufigkeit und Gefährlichkeit einer Krankheit zu charakterisieren, werden folgende Begriffe verwendet:

- **Morbidität** *(Erkrankungshäufigkeit)*: Zahl der Erkrankten bezogen auf 100 000 Einwohner innerhalb eines Jahres
- **Mortalität** *(Sterblichkeit)*: Zahl der an einer Krankheit Verstorbenen bezogen auf 100 000 Einwohner innerhalb eines Jahres
- **Letalität** *(Tödlichkeit)*: Verhältnis der Zahl der Todesfälle zur Zahl der an einer Krankheit Erkrankten.

Diese Zahlen beruhen auf statistischen Angaben. Sie beziehen sich immer auf eine große Anzahl Personen und dürfen nur mit Vorsicht auf den Einzelfall übertragen werden.

15.1 Krankheitsursachen und Krankheitsverlauf

Krankheitsentstehung durch äußere und innere Ursache.

❶ Krankheitsursachen können aus der Umwelt stammen (äußere Krankheitsursachen), oder durch Veränderungen der genetischen Anlagen (innere Krankheitsursache) entstehen.

Meistens wirken äußere und innere Ursachen bei der Krankheitsentstehung zusammen, wobei dem einen oder dem anderen Faktor eine größere Bedeutung zukommt.

15.1.1 Äußere Krankheitsursachen

Beispiele für äußere Krankheitsursachen

Krankheitsursache	Beispiel
Mangelernährung	Eisenmangel → Anämie Vitamin-A-Mangel → Nachtblindheit
Thermische Einwirkung	Hitze → Verbrennung Kälte → Erfrierung
Mechanische Einwirkung	Druck → Quetschung
Strahlen	UV-Licht → Sonnenbrand
Chemische Einwirkung	Säure → Verätzung
Krankheitserreger	Viren → z.B. Grippe Bakterien → z.B. Lungenentzündung

15.1.2 Innere Krankheitsursachen

Innere Krankheits-ursachen:
- Mutationen des Genmaterials
- Disposition.

Innere Krankheitsursachen beruhen auf einer Veränderung des Genmaterials durch Mutationen (☞ 1.5.4). Diese lassen sich auf eine Veränderung der Anzahl der Chromosomen (z.B. Trisomie 21, Down-Syndrom), ihres Aussehens oder – am häufigsten – auf eine Genveränderung zurückführen. Bei vielen Krankheiten liegt eine Genstörung vor, jedoch wird meist erst durch zusätzliche äußere Einflüsse die entsprechende Erkrankung ausgelöst. Familiäre Häufungen einer Krankheit geben einen Hinweis auf genetische Ursachen, können jedoch auch durch gleiche Umweltfaktoren oder zufällig hervorgerufen werden.

Unter **Disposition** versteht man die verstärkte Bereitschaft eines Organismus, eine bestimmte Krankheit zu erwerben:

- *Geschlechtsdisposition:* Männer leiden häufiger an bestimmten Krankheiten (z.B. Gicht) als Frauen und umgekehrt (z.B. Gallenblasenerkrankungen)
- *Altersdisposition:* Bestimmte Erkrankungen treten im hohen Alter gehäuft auf (z.B. Arthrose), andere in der Kindheit (z.B. Windpocken)
- *genetische Dispostition*, z.B. Diabetes mellitus.

15.1.3 Krankheitsverlauf

Eine Krankheit kann je nach Diagnosezeitpunkt, Schweregrad und Therapie verschiedene Verläufe nehmen:

Akut verläuft sie über wenige Tage oder Wochen; **chronisch,** wenn sie sich über Monate oder Jahre erstreckt oder in regelmäßigen Abständen wieder auftritt.

Bestimmte Erkrankungen können nach einiger Zeit erneut auftreten. Man nennt dies **Rezidiv** *(Rückfall).*

Der Ausgang einer Krankheit kann folgende Formen annehmen:

- **Heilung:** Wiederherstellung der Organstrukturen und -funktionen
- **Defektheilung:** Die Organstruktur oder -funktion wird nicht vollständig wiederhergestellt, z.B. durch Narbenheilung, Lähmung
- **Tod** (☞ 15.1.4).

15.1.4 Altern und Tod

Altern

Natürlicher Altersprozeß:
- Schwerhörigkeit
- Weitsichtigkeit
- Verzögerte Wund- u. Knochenheilung.
- Atrophie von Muskulatur, Haut, Gehirn, Leber.

Unabhängig von Krankheiten treten bei jedem Menschen Veränderungen auf, die durch den *natürlichen Prozeß des Alterns* bedingt sind. Dazu gehören beispielsweise Altersschwerhörigkeit, Altersweitsichtigkeit, verzögerte Wund- und Knochenheilung, Rückbildung *(Atrophie)* von Muskulatur, Haut, Gehirn und Leber. Altersvorgänge sind nach heutigen Erkenntnissen genetisch festgelegt, ihre genaue Ursache ist jedoch weitgehend ungeklärt. Der Prozeß des Alterns endet mit dem Tod.

Tod

Unsichere Todeszeichen:
- Herzstillstand
- Pulslosigkeit
- Atemstillstand
- Areflexie
- Abfall der Körpertemperatur.

Sichere Todeszeichen:
- Totenstarre
- Totenflecke
- Autolyse.

❷ Der Tod eines Menschen ist durch das Erlöschen sämtlicher lebenswichtiger Funktionsabläufe gekennzeichnet. Dies spiegelt sich in den **unsicheren Todeszeichen** wider: *Herzstillstand, Pulslosigkeit, Atemstillstand, Areflexie* und *Abfall der Körpertemperatur*. Diese Zeichen gelten als unsicher, da sie z.B. auch bei einer Schlafmittelvergiftung, einem Herzinfarkt o.a. auftreten können. Durch rechtzeitiges Einleiten von Wiederbelebungsmaßnahmen kann in manchen Fällen der Tod verhindert oder verzögert werden. **Sichere Todeszeichen** sind hingegen: *Totenstarre, Totenflecke* und *Autolyse* (Selbstauflösung des Organismus).

Als biologisch tot gilt ein Mensch, wenn sein **Hirntod** eingetreten ist. Der Hirntod ist durch den Verlust aller zentralnervösen Funktionen gekennzeichnet. Die Herzkreislauffunktionen können dabei noch erhalten sein oder auch künstlich auf-

Hirntod: Verlust aller zentralnervösen Funktionen.

recht erhalten werden. Dies spielt eine wichtige Rolle bei der Organtransplantation.

In der Bundesrepublik Deutschland stellen die Haupttodesursachen Erkrankungen des Herzkreislaufsystems (50–55 %), Tumorerkrankungen (ca. 25 %) und Infektionskrankheiten dar.

Pflege

Alter und Tod werden aus dem täglichen Denken häufig ausgegrenzt. Offene Gespräche und Zuwendung zum Patienten und dessen Angehörigen sind wichtig, um das Verständnis für sterbende Patienten zu fördern.

Übungsfragen

❶ Nennen Sie Beispiele für innere und äußere Krankheitsursachen!

❷ Was sind sichere und unsichere Todeszeichen?

15.2 Erkrankungen des Herz-Kreislaufsystems

Risikofaktoren der Arteriosklerose:
- Bluthochdruck
- Zigarettenkonsum
- Diabetes mellitus
- Blutfettwerte ↑
- genetische Dispostition.

❶ Hauptursache von Erkrankungen des Herzkreislaufsystems ist die Schädigung von Blutgefäßen, die **Arteriosklerose.** Sie ist gekennzeichnet durch Veränderungen der zum Gefäßlumen gerichteten Zellschicht, der Tunica interna (☞ 10.2.3). Es kommt zu Verdickungen, Verhärtungen und zum Elastizitätsverlust der Gefäßwand mit daraus folgender Einengung des Gefäßlumens.

Die Entstehung der Arteriosklerose ist nach wie vor Thema der Forschung. Ausgangspunkt ist eine geschädigte Tunica interna, deren Auftreten durch verschiedene *Risikofaktoren* begünstigt wird: Bluthochdruck, Zigarettenkonsum, Diabetes mellitus, erhöhte Blutfettwerte, genetische Disposition. In die Arterienwand lagern sich Fette ein, die von Makrophagen aufgenommen werden *(Lipidplaque)* und sich in eine *arteriosklerotische Plaque* umwandeln. Diese Plaque wird von Bindegewebszellen ummauert und führt schließlich zum typischen Erscheinungsbild der Arteriosklerose. Folgeerkrankungen der Arteriosklerose sind u.a. Infarkte, Thrombosen und Embolien.

Infarkt

Durchblutungsstörung eines Gewebes häufig aufgrund eines Gefäßverschlusses.

Bei einem Infarkt wird die Durchblutung eines Organteils unterbrochen. Ursache ist meistens ein Gefäßverschluß. Es kommt zu einer Mangelversorgung des betroffenen Gewebes, welches dann abstirbt. An seiner Stelle bildet sich *Narbengewebe*, das nicht mehr funktionstüchtig ist. Häufig betroffen sind Herz (Herzinfarkt) und Gehirn (»Schlaganfall«).

Thrombose

Bildung eines Blutgerinnsels innerhalb des Gefäßsystems.

Gerinnt das Blut innerhalb des Gefäßsystems, bildet sich ein Thrombus. Ursachen können sein:

- Veränderungen der Gefäßwand, z.B. Arteriosklerose
- Veränderungen des Blutstromes, z.B. Strömungsverlangsamung (Stase)
- Veränderungen der Blutzusammensetzung mit einem Ungleichgewicht zwischen Gerinnung und Fibrinolyse (☞ 9.7.2).

Ein Thrombus kann als eine Zusammenballung von Thrombozyten fest an der Gefäßwand haften, er kann jedoch auch frei im Gefäßlumen schwimmen und eine Embolie verursachen.

Embolie

Verschleppung thrombotischen Materials innerhalb des Gefäßsystems.

Eine Embolie entsteht, wenn thrombotisches Material (selten Fett, Luft oder Fremdkörper) mit dem Blutstrom im Gefäßsystem zirkuliert. Häufig bleibt dieses verschleppte Material *(Embolus)* in den Lungenarterien stecken und es kommt zu einer Lungenembolie. Es können aber auch Organe wie Gehirn, Nieren oder Milz betroffen sein. Folge ist eine Minderversorgung des betroffenen Gewebes mit Absterben der Zellen (Infarkt).

Pflege

Ziel der Thromboseprophylaxe ist es, den Blutstrom zu verbessern. Dies geschieht über folgende Ansatzpunkte:

- Mobilisation, Bewegungsübungen (Einsatz der Muskelpumpe (☞ 10.2.2)
- Gerinnbarkeit des Blutes herabsetzen, z.B. mit Heparin
- Kompressionsstrümpfe: Die jeweilige Größe wird nach eine Maßtabelle für den Patienten berechnet. Zu kleine Strümpfe engen den Blutstrom ein, zu große verfehlen ihr Ziel.

Übungsfrage

1. Nennen Sie drei Folgeerkrankungen der Arteriosklerose!

15.3 Tumorerkrankungen

Anpassung der Zelle an Umweltbedingungen ist lebenserhaltend.

Die Zelle besitzt zahlreiche Möglichkeiten, sich an veränderte Umweltbedingungen anzupassen. Diese Fähigkeit ist für die einzelnen Zellen sowie für das betroffene Organ und den Gesamtorganismus lebenserhaltend. Neben der Anpassung der Zelle an veränderte Bedingungen kann es aber auch zu ihrer Schädigung oder sogar zum Zelltod kommen.

Mögliche Anpassungsformen der Zelle und damit der Organe sind:

- **Hypertrophie:** Zell- oder Organvergrößerung mit einer Zunahme der Zellorganellen (z.B. Muskelwachstum bei Krafttraining)
- **Hyperplasie:** Organvergrößerung durch Vergrößerung der Zellzahl (z.B. Hühnerauge: Hyperplasie der Haut bei chronischem Druck)
- **Atrophie:** Zell- und Organverkleinerung (z.B. Muskelschwund bei Bettlägerigkeit)
- **Nekrose:** Zelltod
- **Fibrose** und **Sklerose:** Gewebeverhärtung aufgrund einer gesteigerten Kollagensynthese (z.B. Narbenbildung)
- **Regeneration:** Ersatz für verlorengegangenes Gewebe (z.B. Blutzellbildung).

Tumor: Umschriebene Volumenzunahme eines Gewebes durch überschießende Zellvermehrung mit Funktionsveränderung der Zellen.

Die folgenschwersten Störungen des Zellwachstums sind **Tumoren** (Geschwulste, *Neoplasmen)*. Als Tumor wird die umschriebene Volumenzunahme eines Gewebes bezeichnet, deren Ursache eine unkontrollierte Zellvermehrung ist. Die entstehenden Zellen lassen sich von ihrer Funktion her nicht mehr in das bestehende Gewebe eingliedern.

15.3.1 Tumorklassifizierung

Tumoren werden entsprechend ihrer geweblichen Herkunft eingeteilt:

- **mesenchymale Tumoren:** Geschwülste des Binde-, Fett-, Knorpel-, Knochen- und Muskelgewebes
- **epitheliale Tumoren:** Geschwülste des Oberflächen- und Drüsenepithels
- Sonderformen.

❶ Weiterhin werden unterschieden:

- **bösartige** ***(maligne)*** **Tumoren**: Sie führen unbehandelt zum Tod, bilden Tochtergeschwülste in anderen Körperregionen *(Metastasenbildung)*, wachsen schnell und infiltrativ

- **gutartige** *(benigne)* **Tumoren**: Sie führen unbehandelt meist nicht zum Tod, bilden keine Tochtergeschwülste in anderen Körperregionen (keine Metastasenbildung), wachsen langsam und lokalisiert.

Durch Gewebeentnahme können genaue Aussagen über einen Tumor gemacht werden.

Von welchem Gewebe ein Tumor abstammt, und ob er gutartig oder bösartig ist, kann nur durch die mikroskopische Untersuchung seines Gewebes erkannt werden. Dafür ist eine **Gewebeentnahme** *(Biopsie)* notwendig. Bösartige Tumoren können mikroskopisch weiter nach dem Grad ihrer Ähnlichkeit mit dem Ursprungsgewebe differenziert werden *(Grading)*, wodurch ein Rückschluß auf ihre Bösartigkeit möglich ist.

Weiterhin ist es wichtig, das Stadium einer Tumorerkrankung zu bestimmen *(Staging)*. Dabei werden nach der *TNM-Klassifizierung* drei Kriterien zur Hilfe genommen:
- Größe und Ausdehnung des Tumors *(T)*
- Tumorbefall von Lymphknoten *(N)*
- Nachweis von Metastasen *(M)*.

Grading und Staging sind wichtig für die weitere Therapieplanung.

15.3.2 Tumorentstehung

- Umwandlung normaler Körperzellen in bösartige Geschwulstzellen
- Unkontrolliertes Wachstum
- Begünstigung durch verschiedene Faktoren.

Ein Tumor entsteht durch Umwandlung normaler Körperzellen in überschießend wachsende Geschwulstzellen. Dabei verändert sich das genetische Material (DNS) einer Zelle *(Mutationen,* ☞ 1.5.4). Nach einer Latenzphase kommt es zum unkontrollierten Wachstum dieser Zelle und zur Tumormanifestation mit klinischer Symptomatik. Begünstigt wird die Tumorentstehung durch folgende Faktoren:
- genetische Disposition
- ionisierende Strahlen, UV-Strahlen
- Lebensalter: am häufigsten treten Tumoren zwischen dem 55. und 75. Lebensjahr auf
- Nahrungs- und Genußmittel (z.B. Nikotin)
- Chemikalien
- Viren.

Präkanzerosen sind Gewebeveränderungen, die mit einem erhöhten Risiko der Tumorentstehung einhergehen. Beispielsweise können Dickdarmpolypen Vorläufer eines malignen Tumors sein.

15.3.3 Auswirkungen auf den Organismus

Ein bösartiger Tumor zeigt lokale und allgemeine Symptome. Die lokalen Symptome werden häufig durch mechanische Verdrängungen hervorgerufen. Dabei engt der Tumor durch sein Wachstum das Organgewebe seiner Umgebung ein. Folgen können u.a. sein:

- **Verschluß** *(Stenose)* von Hohlorganen, z.B. Bronchusstenose mit Mangelbelüftung der Lunge, Stenosen des Verdauungstraktes mit Beschwerden bei der Nahrungsaufnahme
- **Blutungen** durch Einwachsen des Tumors in das Gefäßsystem, z.B. Bluthusten (Bronchialtumor), Harnblutung (Nierentumor)
- **Organfunktionsstörungen.**

Zu den allgemeinen Folgeerscheinungen einer Tumorerkrankung gehört ein **Kräfteverfall** mit *Gewichtsabnahme, Blutarmut* und *Fieber.*

15.3.4 Krebsvorsorge

Je früher ein Tumor erkannt wird, desto günstiger ist seine Prognose.

Die Erfolge bei der Therapie eines Tumors sind um so größer, je früher der Tumor erkannt wird. In Deutschland steht jeder Frau über 20 Jahren und jedem Mann über 45 Jahren jedes Jahr eine Krebsvorsorgeuntersuchung zu, deren Kosten von den Krankenkassen übernommen werden. Dabei wird auf Veränderungen des Gebärmuttermundes, der Brust, des Enddarms, der Vorsteherdrüse, der Haut, der Niere und der Harnwege geachtet.

!? Übungsfrage

1. Was ist der Unterschied zwischen gut- und bösartigen Tumoren?

15.4 Entzündungen

Eine Entzündung ist die Reaktion des Organismus auf eine lokale Gewebeschädigung. Ursachen dafür können sein:

- infektiöse Erreger, wie Bakterien, Viren, Pilze
- physikalische Reize durch z.B. Temperatur, mechanische Schädigung

- chemische Reize durch z.B. Laugen, Säuren
- Allergene (☞ 9.6.4)
- Fremdkörper, z.B. Dorn.

15.4.1 Ablauf einer Entzündung

❶ In den Grundzügen läuft eine Entzündung unabhängig von dem betroffenen Organ und der Ursache gleich ab. Auf die Gewebeschädigung folgt eine Zunahme der Durchblutung des entzündeten Gewebes, welches sich durch Rötung und Erwärmung zeigt. Gleichzeitig ist die Durchlässigkeit der Gefäßwände erhöht, so daß intravasale Flüssigkeit in das Gewebe austreten kann; es kommt zur Schwellung). Leukozyten wandern in das Gewebe und nehmen dort Gewebstrümmer und Bakterien in ihr Zytoplasma auf und bauen sie ab (Phagozytose ☞ 9.6.1). Die Entzündung bildet sich zurück.

Kardinalsymptome:
- Rubor
- Calor
- Dolor
- Tumor
- Functio laesa

❷ **Kardinalsymptome,** die bei jeder Entzündung in mehr oder weniger stark ausgeprägter Form auftreten, sind:
- *Rötung* = Rubor
- *Überwärmung* = Calor
- *Schmerz* = Dolor
- *Schwellung* = Tumor
- *Bewegungseinschränkung* = Functio laesa.

4 Verlaufsformen der Entzündung:
- perakut
- akut
- chronisch
- primär chronisch

Je nach Ursache einer Entzündung und Abwehrlage des Organismus kann eine Entzündung unterschiedlich verlaufen:
- **perakut:** sehr kurzer Krankheitsverlauf, führt häufig zum Tod
- **akut:** oft dramatischer Beginn, führt, wenn keine Komplikationen auftreten, nach sehr kurzer Zeit zur Heilung
- **chronisch:** kann aus einer akuten Entzündung hervorgehen, deren Heilungsverlauf unterbrochen wird
- **primär chronisch:** kann schleichend ohne wahrnehmbare akute Entzündung beginnen und schubweise fortschreiten, ohne daß eine Ausheilung auftritt.

Pflege

Die Inspektion der Haut gehört zur Krankenbeobachtung und wird regelmäßig bei der Körperpflege durchgeführt. Entzündungen können so unter Umständen frühzeitig erkannt werden.

Einteilung der Entzündungen

Eine Entzündung wird nach Art des austretenden Exsudats eingeteilt:
- serös
- fibrinös
- eitrig
- hämorrhagisch

Bei vielen Entzündungen tritt Gefäßinhalt durch die entzündlich veränderte Gefäßwand in das umliegende Gewebe aus. Je nach Art dieser Ausschwitzung *(Exsudat)* werden folgende Entzündungsformen unterschieden:
- **serös:** Serum tritt aus bei Virusinfekten
- **fibrinös:** Serum mit Fibrinogen tritt aus, z.B. an serösen Häuten wie Pleura, Perikard
- **eitrig:** abgestorbene Leukozyten und Zelltrümmer treten aus, z.B. bei bakteriellen Entzündungen
- **hämorrhagisch:** Blut tritt durch Gefäßeinrisse aus, z.B. bei schweren Virusinfekten.

!? Übungsfragen

1. Beschreiben Sie den Ablauf einer Entzündung!
2. Was sind die Kardinalsymptome einer Entzündung?

Abbildungsnachweis

Die eckigen Klammern am Ende des Legendentextes unter den Abbildungen verweisen auf die verwendete Abbildungsquelle. Alle nicht gekennzeichneten Abbildungen sind der Urheberin Gerda Raichle, Ulm zuzuordnen.

L 157	Susanne Adler, Lübeck
L 190	Gerda Raichle, Ulm
M 100	Arne Schäffler/Sabine Schmidt (Hrsg.): Mensch, Körper, Krankheit, 2. Auflage 1996, Gustav Fischer Verlag
O 141	Tanja Lange, Lübeck

Index

S

T